牙科诊疗辅助概论

第2版

原　著　日本全国齿科衛生士教育協議会

主　审　江　泳　王　磊

总主译　李秀娥

主　译　李秀娥　胡菁颖

副主译　王春丽　马桂娟

秘　书　黄燃丽　曾惠文

译　者（按姓氏笔画排序）

马桂娟　马晓雯　王春丽　代　丽　冯　娜
刘　越　刘海凤　纪　静　李　茜　李　莉
李文文　李秀娥　吴　迪　张立超　陈云涛
周倩妹　胡菁颖　息思扬　郭佩华　黄慧萍
黄燃丽　崔　静　梁天一　彭　兰

审　校（按姓氏笔画排序）

马桂娟　王春丽　王　磊　李　茜　李　莉
李秀娥　李晓光　周倩妹　胡菁颖　姜　婷
夏　斌　黄燃丽　廖　宇

人民卫生出版社
·北京·

版权所有，侵权必究！

图书在版编目（CIP）数据

牙科诊疗辅助概论 / 日本全国齿科卫生士教育协议会原著；李秀娥, 胡菁颖主译 . —北京：人民卫生出版社, 2022.11

ISBN 978-7-117-33335-1

Ⅰ. ①牙… Ⅱ. ①日… ②李… ③胡… Ⅲ. ①牙疾病 –诊疗 Ⅳ. ①R78

中国版本图书馆 CIP 数据核字（2022）第 120326 号

人卫智网	www.ipmph.com	医学教育、学术、考试、健康，购书智慧智能综合服务平台
人卫官网	www.pmph.com	人卫官方资讯发布平台

图字：01-2019-5468 号

牙科诊疗辅助概论

Yake Zhenliao Fuzhu Gailun

主　　译：李秀娥　胡菁颖

出版发行：人民卫生出版社（中继线 010-59780011）

地　　址：北京市朝阳区潘家园南里 19 号

邮　　编：100021

E - mail：pmph @ pmph.com

购书热线：010-59787592　010-59787584　010-65264830

印　　刷：三河市宏达印刷有限公司（胜利）

经　　销：新华书店

开　　本：787 × 1092　1/16　印张：20　字数：487 千字

版　　次：2022 年 11 月第 1 版

印　　次：2022 年 11 月第 1 次印刷

标准书号：ISBN 978-7-117-33335-1

定　　价：198.00 元

打击盗版举报电话：010-59787491　E-mail: WQ @ pmph.com

质量问题联系电话：010-59787234　E-mail: zhiliang @ pmph.com

数字融合服务电话：4001118166　E-mail: zengzhi @ pmph.com

● 执笔（按编写顺序排列）

石井　拓男　東京歯科大学短期大学学長
松田　裕子　鶴見大学名誉教授
山崎　忍　鶴見大学短期大学部歯科衛生科
仁井谷善恵　広島大学大学院助教
鈴鹿　祐子　千葉県立保健医療大学講師
畑山千賀子　神戸常盤大学短期大学部講師
足立　了平　神戸常盤大学短期大学部教授
筋野　真紀　すじの歯科クリニックふじみ野歯科衛生士
荒木　美穂　朝日大学歯科衛生士専門学校教務主任
山田小枝子　朝日大学歯科衛生士専門学校副校長
酒巻　裕之　千葉県立保健医療大学教授
麻賀多美代　千葉県立保健医療大学教授
合場千佳子　日本歯科大学東京短期大学教授
小倉　千幸　日本歯科大学東京短期大学助教
多田美穂子　東京歯科大学短期大学歯科衛生学科助教
宮崎　晶子　日本歯科大学新潟短期大学准教授
大塚　紘未　東京医科歯科大学大学院非常勤講師

中村まゆみ　公益財団法人東京都保健医療公社大久保病院歯科口腔外科歯科衛生士
升井　一朗　福岡医療短期大学教授
前田　豊美　福岡医療短期大学助教
市川　智恵　札幌歯科学院専門学校教務主任
玉木　裕子　鶴見大学短期大学部准教授
渥美　信子　愛知学院大学短期大学部教授
白鳥たかみ　東京歯科大学短期大学歯科衛生学科講師
有井　真弓　京都歯科医療技術専門学校歯科衛生士科教務主任
片岡あい子　神奈川歯科大学短期大学部講師
麻生　智子　千葉県立保健医療大学講師
石井実和子　東京都歯科医師会附属歯科衛生士専門学校教務主任
土田　智子　日本歯科大学新潟短期大学講師
深山　治久　東京医科歯科大学大学院教授
上原　弘美　神戸常盤大学短期大学部准教授
木戸田直実　千葉県立保健医療大学助教
松井　恭平　元千葉県立保健医療大学教授
宮坂　孝弘　日本歯科大学生命歯学部准教授

● 编委

松井　恭平　元千葉県立保健医療大学教授
合場千佳子　日本歯科大学東京短期大学教授
高阪　利美　愛知学院大学短期大学部教授

俞光岩序

　　口腔专科护士是口腔医学团队中不可或缺的重要组成部分,在口腔疾病的防治中发挥重要作用。我国的口腔专科护士制度正在逐步建立和完善中,口腔专科护士的在职培训是提高口腔专科护理水平的重要环节。中华口腔医学会成立了口腔专科护士在职培训工作委员会,对口腔专科护士在职培训的管理、教学大纲制定以及培训基地遴选提出指导性意见。高水平的培训用书是确保培训质量、实现培训水平同质化的关键点。

　　日本的口腔卫生士工作内容和我国口腔专科护士相类似,其院校培养始于1949年,1992年实行口腔卫生士资格认证,确立了执业范畴。日本的口腔卫生士制度已有70余年历史,在教材编写上也积累了较为成熟的经验。这套最新口腔卫生士教材是由日本长期从事口腔卫生士培养的教育家及从事口腔医疗工作的资深专家共同执笔完成的,是保证口腔卫生士专业水准的实用性教材。

　　中华口腔医学会口腔护理专业委员会副主任委员、中华口腔医学会第五届理事会理事、北京大学口腔医院护理部李秀娥主任组织翻译了本系列教材,可以作为我国口腔专科护理教育体系和教材的构建、口腔专科护士执业化及在职培训工作的重要参考资料。译者们是北京大学口腔医院常年工作在临床一线的中青年业务骨干,所从事的专业涵盖了口腔医学的多个亚学科。在此,谨向李秀娥主任及所有译者表示诚挚的感谢!

　　我们热切地期待系列参考用书尽快与读者见面!

中华口腔医学会会长　俞光岩

2022 年 7 月

吴欣娟序

在"共建共享、全民健康"的背景下,医疗卫生领域面临着前所未有的机遇与挑战。在人们越来越注重健康的今天,如何重视与加强口腔健康也是我们面临的主要任务之一。口腔专科护士(本书中的口腔卫生士)在口腔疾病的预防、诊疗配合和健康指导中至关重要,优质的口腔专科护理为患者提供全方位、高质量口腔诊疗服务的保障。口腔专科护士的培养也是护理专业化发展的重要方向。2019 年,在中华护理学会口腔护理专业委员会的努力下,中华护理学会批准增设"口腔专科护士培训项目",全国口腔护理同仁们将有机会通过专业培训和考核获得"口腔专科护士"证书。但相较国外而言,我国口腔专科护士教育体系尚未构建成熟,口腔护理专业教材的建设也稍显不足。

日本最新口腔卫生士系列教材是由长期从事口腔卫生士教育的资深专家、口腔医学专业人士和院校一线教师共同执笔完成,是口腔卫生士学生使用的专科系列教材。全书涵盖多个口腔亚专科及其与全身系统疾病的关系,详细介绍了口腔卫生士在口腔专科诊疗中的执业范畴和角色职能。

借鉴国外成熟的经验,参考优秀的教材,有助于我国口腔专科护士专业教材的建设,有助于提升口腔专科护士的培训质量,也有助于推进口腔专科护士的同质化发展。鉴于此,中华护理学会口腔护理专业委员会主任委员、北京护理学会口腔护理专业委员会主任委员李秀娥带领北京大学口腔医院的临床骨干对此系列教材进行了翻译。

译文版的系列书籍必将成为我国口腔护理的兼具专业性与实用性的参考用书,必将为口腔专科护士的健康规范发展做出贡献! 在此,谨向李秀娥主任及其团队的辛勤付出表示由衷的感谢! 期待系列图书尽快问世!

中华护理学会理事长 吴欣娟

2022 年 7 月

郭传瑸序

口腔健康与全身健康密切相关。在国家推进全民口腔健康的战略背景下,口腔专科护士作为口腔医疗机构的重要组成,需要在口腔疾病的预防、护理及健康教育等方面发挥更大的作用。因此,口腔专科护士的培养是口腔医疗机构顺利完成工作的重要保障。北京大学口腔医院现为中华护理学会口腔护理专业委员会、北京护理学会口腔护理专业委员会的主任委员单位和中华口腔医学会口腔护理专业委员会副主任委员单位,同时是中华护理学会首批"口腔专科护士临床教学基地""北京市海淀区继续教育培训基地"和"北京大学医学网络教育学院口腔专业护士培训基地",在口腔护士继续教育培训方面做了大量组织工作,也承担了繁重的教学任务。

培训工作要依托完善的教学大纲和统一的专业教材。目前,我国尚未编著统一的口腔专科护士教材,部分院校使用的是口腔医学护理专业教材或自编教材,缺乏系统性和权威性。日本口腔卫生士系列教材是1972年由日本口腔卫生士教育协会组织编写,历经多次修订,已成为一套较为成熟的专业教材,是口腔卫生士学生和从业人员重要的专业用书。日本口腔卫生士教育起步早,发展较为成熟,值得我国借鉴学习。北京大学口腔医院护理部李秀娥主任带领其护理团队,率先将该系列教材引入我国,并组织多名口腔医疗和护理领域专家完成了《牙科诊疗辅助概论》和《牙周病学》两本教材的翻译。《牙科诊疗辅助概论》包括口腔诊疗配合及全身系统疾病的口腔特征以及口腔卫生士在其中发挥的作用两大篇章,《牙周病学》涵盖牙周病的基础知识、牙周治疗的实施及牙周治疗中口腔卫生士的工作内容三部分。全书涵盖丰富的图表、数据,利于初学者理解掌握。相信该教材可以让国内更多口腔从业人员了解日本口腔卫生士的工作内容、流程和培养思路,帮助完善我国口腔专科护理人才的培养架构,提升我国的口腔专科护理水平。

在教材即将出版之际,向本书的所有译者表示衷心的祝贺,期待我国口腔专科护士的发展跨上新台阶!

北京大学口腔医院院长　郭传瑸

2022年7月

译者序

　　为患者提供全方位、高质量的牙科诊疗服务，需要整个牙科团队的默契配合。在日本，口腔卫生士作为牙科团队的重要组成部分，在培养制度、课程设置、资格认证、执业范畴等方面均构建、形成了较为明确的体系和标准。日本口腔卫生士法规定口腔卫生士的工作范畴为预防处置、诊疗配合和健康指导。在我国，口腔护士承担着类似日本口腔卫生士的角色，履行部分工作职责，但相较而言，我国口腔护士教育培养方面的专科、系统教材较少，执业范畴仅限于诊疗配合及健康指导，较为局限。

　　日本最新口腔卫生士教材是由长期从事口腔卫生士培养教育、口腔医疗工作的资深专家和医学专业人士，以及相关口腔大学、口腔系、医学系口腔卫生士培养机构一线的老师共同执笔完成，是供给口腔卫生士学生的条理清晰、通俗易懂的系列口腔专科教材。本次，我们翻译了《牙科诊疗辅助概论》和《牙周病学》两本书。其中，《牙科诊疗辅助概论》分为两篇，第一篇为口腔诊疗配合部分，详细介绍了口腔诊疗配合的相关概念、基础知识、配合流程、器械材料及医疗安全与感染预防。第二篇系统介绍了全身系统疾病的口腔特征以及口腔卫生士在其中发挥的作用，并提及口腔家庭访问诊疗。《牙周病学》涵盖牙周病的基础知识、牙周治疗的实施及牙周治疗中口腔卫生士的工作内容三部分。全书兼顾了专业性及实用性，图、表、数据丰富，利于初学者理解掌握。每章附带对生僻内容注释的笔记栏以及操作要点的提示，有助于拓展读者的知识面，引导读者专注于关键点，提高读者的思维能力。

　　本系列教材的翻译出版，有助于我国口腔护理专业的学生、临床护理工作者与教育者、口腔护理专家了解日本口腔卫生士的教育培养、执业内容，以促进我国口腔专业护理教育体系的构建，口腔护理专业教材的建设，口腔护理专科质量、专业水平的发展及提升，也期待我国尽早建立口腔专科护士认证体系，口腔专科护士的职责出现新的扩展和划分。

　　在翻译过程中，本着最大限度地尊重原文的原则，组织了院内多专业的专家译者，并考虑到中、日国情的不同，咨询了中、日口腔领域的多名专家以及日语语言专家，力求忠实再现教材精髓。如，日本诸多药品在我国并未引进、使用，为尊重原文，经多次斟酌，译文中药品的商品名均采用原片假名。另外，译者一致认为"口腔卫生士"相较于"齿科卫生士""牙科卫生士"涵盖范围更广，也更符合中文习惯和中国国情，故本系列教材统一译成"口腔卫生士"。

　　口腔护理专业书籍的中日翻译工作对翻译团队是一次全新的挑战。团队齐心协力，力求尽善尽美，历时一年才最终完成了本系列教材两本书的译审校工作，但仍可能存在不足之处，衷心希望广大口腔工作者批评指正。

本教材的顺利出版得到了各位领导、专家和老师的大力支持。感谢中华口腔医学会俞光岩会长、中华护理学会吴欣娟理事长、北京大学口腔医院郭传瑸院长撰写序言；感谢北京大学口腔医院江泳副院长、王磊副教授的精心审稿，感谢张祖燕教授、王恩博主任、胡文杰教授以及日本的礒崎笃则校长、荒木美穗先生的专业指导；感谢北京外国语大学的汪玉林校长、国家外国专家局李慧蕾老师给予日中翻译的精准把控。

李秀娥　　胡菁颖

2022 年 7 月

监修寄语

——为口腔卫生学的创建

随着以生命科学和科学技术为基础的医学、口腔学的进步,以培养口腔卫生士为目的的教育内容显著增加,医疗领域的专业化和技术日益提高。近年来,口腔卫生士的培养教育在数量和质量上均有较大提升,各种相关法律也得到修改和完善。2005年4月,由于当今社会低生育、老龄化加剧,医疗服务的教育环境高度专业化、多样化,为提高口腔卫生士素质,日本口腔卫生士培养机构修改了相关规定。2010年,日本所有口腔卫生士培养机构,将教学年限改为3年以上。从2013年3月开始,口腔卫生士的毕业生全部接受了3年以上的专业教育。

21世纪的口腔卫生士,面临着各种各样的挑战。当前,人们健康意识和对口腔功能的重视程度日益提高。作为生活习惯病的口腔疾病(如龋齿、牙周病)患者,患有全身疾病、进食或吞咽障碍的患者,以及需要护理的老年人在不断增多,使得人们开始进一步重视口腔疾病的预防和口腔进食功能的恢复。考虑到口腔和全身系统的关联,口腔专业需要与其他专业的人员合作,共同应对。另外,随着新型口腔材料的研发、种植等先进医疗技术的广泛普及,口腔卫生士要适应社会需求,及时学习相关新知识、不断开拓视野、夯实基础知识、熟练掌握专业技术。

为了应对逐渐改变的社会需求,日本口腔卫生士教育协会分别在1972年出版了《口腔卫生士教材》,1982年修订并出版了学制为2年的《修订版口腔卫生士教材》,1991年出版了口腔卫生士考试统一用书《新口腔卫生士教材》。2013年在日本口腔卫生士教育协会成立50周年之际,日本厚生劳动省全面修订了提高口腔卫生士资质的研讨会所提出的内容及相关规定。在此基础上,本协会监修发行了全面修订版《最新口腔卫生士教材》。

本系列教材由日本长期从事口腔卫生士培养教育并且从事口腔医疗工作的资深专家和医学专业人士,以及在全日相关口腔院校、口腔系、医学系口腔卫生士培养机构第一线工作的老师们共同执笔完成。旨在为有志成为口腔卫生士的日本学生们提供条理清晰、通俗易懂的教材。

日本口腔卫生士教育协会成立的目的是为日本口腔卫生士培养教育的可持续发展做贡献。2010年3月我们制订了"基本模式课程",并确定了为期3年的学制。2012年3月,将日益扩容的口腔卫生士的培养教育视为"口腔卫生学教育",精选教学内容来提高口腔卫生士的基本素质和能力,提出了学生毕业前必须掌握的实践能力以及口腔卫生学教育核心课程,为今后口腔卫生士教育的发展和口腔卫生学的确立奠定基础。希望本系列教材能得到充分利用,为日本国民健康和日本口腔医疗、保健做出贡献。

最后,值此系列教材修订之际,我谨向提供多方指导和帮助的各位老师以及日本全国口腔卫生士培训机构的有关人员表示衷心的感谢。

一般社团法人
日本口腔卫生士教育协会会长
真木吉信
2017 年 3 月

出版说明

随着日本社会老龄化的加剧,医疗服务需求发生变化,口腔卫生士的工作领域不断扩大,工作内容也发生着巨大的改变。为了满足变化的社会需求,口腔卫生士基础教育的内容也需要做出相应调整。2005 年 4 月新修的口腔卫生士学校的培养计划中,口腔卫生士培养年限从 2 年以上提高到 3 年以上;从 2010 年 4 月开始,口腔卫生士培养年限全部改为 3 年以上。

2006 年 11 月成立的日本口腔卫生学会,为口腔卫生士学术研究成果的发表和交流提供了平台和机会。口腔卫生士今后要致力于提高自身技能,以便能更好地适应口腔医疗大环境的变化。

《最新口腔卫生士教材》除了包括以往的教学内容外,在上一版《新口腔卫生士教材》的基础上增加了新的内容。2003 年,为了在现有的教材中加入必要的最新内容,编委会组织进行了相关讨论。随着社会背景的不断变化,越来越多的读者向编委会提出了新的要求。为谋求更好的发展,编委会聘请了与口腔卫生士教育相关的各专业委员,自 2008 年起,重组编委会,重新确立编辑方针,对已出版的内容进行再研讨,并且强化了发行体制。

为培养善于思考的口腔卫生士,我们致力于使本系列教材简洁易懂。另外,为了明确教学目标,在词句的解释及重要内容等方面,采用新的注释形式。此外,当本教材的重点内容与其他领域的教材有重合时,我们努力保持了不同科目间的整合性。最后衷心希望《最新口腔卫生士教材》在口腔教育中能得到有效地利用,为口腔卫生士学生提供帮助。

日本最新口腔卫生士教材编委会

松井恭平[*]	合场千佳子	远藤圭子	栗原英见	高阪利美
白鸟たかみ	末濑一彦	田村清美	户原玄	畠中能子
福岛正义	藤原爱子	前田健康	真木吉信	升井一朗
松田裕子	水上美树	森崎市治郎	山田小枝子	山根瞳

([*]编委会主任)

2017 年 3 月

第 2 版序

　　2007 年 4 月,口腔卫生士教材《口腔诊疗辅助概论》出版了。随着课程内容的不断丰富,口腔卫生士的课堂,要求同时涵盖基础理论和应用理论。10 年之后,在 2017 年,本教材又进行了第 2 版编辑。目前口腔卫生士工作内容非常广泛,他们需要具备扎实的基础知识和熟练的操作技术,这些也是今后口腔发展过程中不可或缺的。

　　日本逐渐迎来超高龄社会,口腔就诊患者中 60 岁以上的人群所占比例在急剧增加。从口腔治疗的需求要点来看,龋齿治疗有减少的倾向,以老年人为对象的口腔功能恢复成为主要治疗内容,治疗的难度不断加大,全身性疾病患者的数量也在增加。目前,不仅仅是在诊所进行口腔治疗,以医疗团队为基础,服务于家庭和住院患者的诊疗时代已经来临。为满足社会持续增长的需要,口腔卫生士应在各方面提高知识和技能水平。

　　在这些背景下,本教材主要涵盖了口腔诊疗配合、与口腔疾病相关的其他系统疾病两部分内容。第一部分中的诊疗配合是口腔卫生士的主要临床工作内容。教材中阐述:相关法律的进一步要求,口腔卫生士不仅要掌握口腔诊疗配合的知识,还应学会医疗安全和感染防控方面的内容。此外,口腔卫生士还必须兼备口腔医疗相关知识、技术,才能应对口腔临床医学中多样的诊疗配合工作。

　　第二部分的内容不仅仅局限于口腔诊所,还包括医院和家庭中的常见疾病。例如全身疾病的基础知识、与其相关患者的应对措施及围术期口腔功能的管理概要。同时对家庭诊疗流程中口腔器械材料的准备、家庭诊疗的礼仪、口腔健康管理工作也进行了说明。目前,不仅限于家庭诊疗,口腔健康的管理与摄食吞咽障碍的康复治疗等相关工作也在不断增加。在本书的结尾部分,我们汇总了常用的检查值数据,用于培养口腔卫生士与其他相关职业的信息共享能力。

　　在日本,口腔卫生士今后应与口腔医生协同开展以患者为中心的医疗服务,发挥其管理能力。本书不仅适用于在校学生,同时也适用于口腔卫生士从业者。我们期待本书能够成为提高口腔卫生士专业水准的教材。

主编　合场千佳子
2017 年 3 月

第1版序

2005年9月，日本口腔卫生士培训学校修订了规则，口腔卫生士的学制改为3年以上。从2005年开始，经过5年的过渡期，到2010年，3年学制的口腔卫生士教育模式在全日本范围内得到普及。日本厚生劳动省有意识地扩大口腔卫生业务范围，重新审定了教育内容，各校都制订了符合需求的课程。随着社会形势和口腔医疗的高度发展，口腔卫生士主要工作内容之一的"口腔诊疗配合"，成为口腔卫生士能够充分发挥专业性的领域。

本版的最新口腔卫生士教材中，将以往的口腔诊疗配合论课程内容扩大至9个章节。口腔卫生士借助《口腔诊疗辅助概论》进行进一步专业学习前，必须掌握口腔基础理论和技术。本书在诊疗环境管理和理解口腔诊疗基础流程的诊疗配合之外，还增加了患者健康评估等内容。

各章节的具体内容安排如下：第1章，从法律层面阐述口腔诊疗配合的业务体系。第2章，总结在口腔医疗中必须具备的感染防控基础知识。第3章、第4章，使用大量照片阐述了如何与临床口腔医生顺利开展团队合作。第5章描述了高龄社会中，对患有全身系统疾病的患者和家庭诊疗配合的要点。

关于临床各专业诊疗配合工作内容，在最新教材《临床口腔医学》中专门设置了"口腔卫生士的工作职责"这一章节，故本书省略。

作为口腔卫生士专业教育最新教材，我们的编辑宗旨是，口腔卫生士专职教员、临床实习教师可使用该教材进行授课。

本书以编辑委员为主，由近20名口腔卫生士执笔撰写。他们各自在日常教学和工作的间歇完成拍摄和资料收集等工作。如果没有临床合作者，本书将无法完成。感谢所有参编者。

希望本书能使口腔卫生士授课更加充实。同时，在今后的临床实践中得以完善。对于想成为口腔卫生士的同学，希望本书能作为诊疗辅导的指导手册。

编者代表　合场千佳子
2007年3月
（郭佩华　译，胡菁颖　审校）

目　录

第一篇　口腔诊疗配合

第二篇　口腔卫生士与全身系统疾病患者

编 写 分 工

第一篇

第1章 ………………… 石井拓男

第2章 …‥ ①— 松田裕子

②—1, 2 山崎 忍

②—3, 4 仁井谷善恵

②—5 鈴鹿祐子

③— 鈴鹿祐子

第3章 …‥ ①— 畑山千賀子,

足立了平

②— 筋野真紀

③—1, 2, 3 荒木美穂

③—4, 5, 6, 7 山田小枝子

④— 酒巻裕之,

麻賀多美代

⑤— 畑山千賀子,

足立了平

⑥— 仁井谷善恵

⑦— 小倉千幸,

合場千佳子

⑧— 小倉千幸,

合場千佳子

第4章 …‥ ①— 多田美穂子

②— 多田美穂子

③— 荒木美穂

④— 宮崎晶子

⑤— 大塚紘未,

中村まゆみ

⑥— 升井一朗,

前田豊美

⑦— 市川智恵

⑧— 玉木裕子,

山田小枝子,

渥美信子

第5章 …‥ 白鳥たかみ

①— 有井真弓

②— 片岡あい子

③— 麻生智子

④— 石井実和子

⑤— 土田智子

⑥— 土田智子

第二篇

第1章 ………………… 深山治久

第2章 ………………… 上原弘美

第3章 ………………… 木戸田直実

附录1 ………………… 宮坂孝弘

附录2 ………………… 木戸田直実,

松井恭平

附录3 ………………… 木戸田直実

附录4 ………………… 畑山千賀子

第一篇

口腔诊疗配合

第一章 口腔诊疗配合的概念

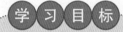

1. 熟悉口腔诊疗配合的工作范畴
2. 熟悉口腔诊疗配合人员所属医疗职业类别及其工作内容
3. 了解口腔诊疗配合相关职业的概要

第一节 诊 疗 配 合

一、口腔卫生士的工作范畴及口腔诊疗配合

日本的相关法律规定,口腔卫生士的工作范畴包括以下三方面:①预防处置;②口腔诊疗配合;③口腔保健指导。护士可从事口腔诊疗配合工作,口腔卫生士也可从事口腔诊疗配合工作。护士的工作范畴为:①疗养服务(所谓的护理);②诊疗配合。只有护士可以从事医科和口腔诊疗配合工作。由于口腔诊疗工作的特殊性,口腔卫生士也可从事相关的配合工作。因此除护士和口腔卫生士外,其他人员从事该项工作的将受到法律制裁。

所谓的"配合"常让人认为是业余的、没有护士执业资格证的人员也能做的"帮忙"型的简单工作。而"配合"是医学和口腔医学行为的一部分,也是具有高度专业性的医学、口腔医学行为。诊疗配合是在护士的知识和技能的范围内,根据医生、口腔科医生的指示进行的配合行为。法律上禁止无执业资格证者从事这项专业的诊疗配合工作。

口腔诊疗中,具有专业知识和技能的口腔卫生士或护士根据口腔科医生的指示进行的口腔医学行为,称为口腔诊疗配合。

- 医学诊疗配合是配合完成一部分医生、口腔科医生的工作内容。
- 医学诊疗配合工作仅能由护士完成。
- 口腔卫生士仅限于完成口腔诊疗配合的相关工作。
- 遵循口腔科医生的医嘱,执行口腔诊疗配合。

● 护士、口腔卫生士以外的人员从事口腔诊疗配合工作在日本是违法的,将受到法律的制裁。

（一）口腔卫生士的口腔诊疗配合

口腔诊疗中,在口腔卫生士的知识、技能水平范围内,遵医嘱进行的操作即为诊疗配合,称为相对口腔医学行为。若超出口腔卫生士知识、技术范围,如医学诊断、手术等,则由医生完成。

口腔卫生士不能进行绝对口腔医学行为,即使有口腔医生的指示也不能做,否则在日本将会受到刑罚、处罚或者双重处罚。

口腔卫生士在进行相对口腔医学行为时,也应谨遵医嘱。该医嘱是在口腔科医生评估诊疗配合工作的难度、患者的病情、口腔卫生士的知识和技能水平后下达的。口腔科医生需要判断护士或口腔卫生士的能力。口腔科医生指示无从业资格证的护士、口腔卫生士执行口腔诊疗配合的行为在日本是违法的,会受到处罚。没有规定口腔诊疗配合只能由口腔卫生士完成。

二、护士的诊疗配合

我们常见护士打针、输液、发放并指导患者服用药物等。一般认为这些是护士的常规工作,但以上操作均是医学行为,即本来应该由医生完成的工作。法律并未明确规定护士所从事的诊疗配合业务内容。随着医学的进步,医学行为、口腔医学行为操作发生变化,法律对于诊疗配合的规定也发生了改变。

在医学行为中,不具有医疗知识和技能就不能做的医学行为被称作"绝对医学行为",例如诊断和手术等。具有专业知识和技能的护士遵医嘱进行的行为称为"相对医学行为",即为诊疗配合,也称为"特定行为"。

"特定行为"在法律制度中具体规定为由护士按顺序执行的诊疗配合,此行为要求护士有较高的实践性理解力、思考力、判断力、专业知识和技能。日本的法律规定了38种由护士完成的诊疗配合内容。这些"特定行为"需要护士具备较高的医学知识、技能、思考力和判断力,为最高水平的诊疗配合。在日本,"特定行为"仅限于接受过特定行为培训的护士执行,口腔卫生士不列其中。

护士配合诊疗的范围非常广,涉及从眼科、耳鼻科、脑外科甚至到精神科的所有医学领域。口腔诊疗虽然也属于护士的工作范畴,但因有口腔卫生士这一职业,所以在口腔医疗机构,配合诊疗的护士人数并不多,全日本仅有一千几百人。从日本一百几十万就业护士的整体人数来看,这是微乎其微的,但仍有少数护士在从事口腔医疗工作。

三、诊疗配合工作与其他医疗职业

除了护士和口腔卫生士以外,日本还颁发了其他医疗领域的执业资格证。日本法律规定以下为必须由护士完成的配合工作内容（图Ⅰ-1-1）。

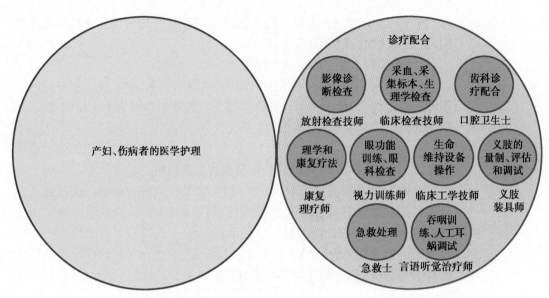

图 Ⅰ-1-1　护士的专项执业范围（保助看法31条，32条）

1. 放射检查技师：可以使用日本规定的磁共振影像诊断设备及其他影像诊断设备，遵医嘱进行诊疗配合检查。

2. 临床检查技师：可以遵医嘱进行采血、采集样本及生理学的诊疗配合检查。

3. 康复理疗师：可以进行物理疗法等。

4. 视力训练师：可以遵医嘱进行眼科检查及眼科矫正训练。

5. 义肢装具师：可以进行义肢的量制、评估和调试。

6. 急救士：可以从事急救的处理工作。

7. 临床工学技师：可以从事生命维持设备的操作工作。

8. 言语治疗师：遵医嘱进行吞咽功能训练、人工耳蜗调试以及日本厚生劳动省有关文件规定的工作。

从上述各种职业的配合内容来看，诊疗配合是专业性较强的医学行为，并且各类职业的配合行为内容有明确的限定。另外，在日本，法律规定护士仅限于"诊疗配合"，口腔卫生士仅限于"口腔诊疗配合"，这两种医疗配合职业不同于其他职业。

第二节　诊疗配合范围的法律变化

2002年，日本规定：护士等人员进行的静脉输液属于医疗配合行为。在此之前的日本，该项操作被认为超出了诊疗配合的范围，应该由医生或口腔医生自行操作。日本的行政解读也在改变，原作为绝对医学行为的静脉输液变成了护士可以执行的操作。此后的日本，在口腔诊疗中，护士和口腔卫生士均可进行静脉输液的诊疗配合。

　　绝对医学行为、口腔医学行为以及诊疗配合行为的范畴是随着时代的变化而变化的。随着血压计的更新,普通人也能够准确地测量血压,因此测量血压已经不是医生和护士等专职人员才能进行的操作。随医疗设备的不断发展更新,法律制度也将随之修正。需要家庭护理的老年人数量的增加使家庭医疗发生变化,其结果是家属和看护人员的相对医疗行为得到允许。随着需要看护的患者不断增加,新的法律制度将重新规定医学行为与口腔医学行为。

　　上文已经介绍的三项工作内容中,清除牙齿表面的菌斑、牙石是预防性处置,刷牙指导、义齿的清洁指导是口腔保健指导,菌斑的清除和口腔清洁指导也为口腔诊疗配合。日本的医疗保险制度对配合行为做了如下具体规定:

- 口腔卫生诊室指导费

对于已经患有龋齿或牙周疾病的患者,口腔卫生士遵医嘱直接在患者口内进行 15min 以上的口腔卫生维护的实际操作指导,并将指导的内容通过图片、宣教册等文字资料提供给患者。

　　→ 此操作为正确使用牙刷清洁牙齿菌斑的指导。与口腔保健指导相同,作为一种应用于治疗龋齿和牙周疾病的口腔诊疗配合。

- 口腔卫生家庭指导费

根据家庭诊疗医师的医嘱,随行口腔卫生士、保健师、护士对患者或其家属等,根据其口腔卫生状况、有无义齿等情况给予口腔卫生、义齿清洁等口腔保健指导。

　　→ 此操作与口腔保健指导相同,作为一种家庭口腔诊疗配合。

- 围术期的口腔清洁

口腔卫生士遵医嘱对围术期患者进行专业的口腔清洁。

　　← 口腔卫生状况影响癌症患者手术前、后的治疗效果,需进行诊疗配合。

- 机械性牙齿清洁(Professional mechanical tooth cleaning, PMTC)

对收取口腔管理费、口腔家庭管理费的患者,口腔卫生士遵医嘱对患者进行机械性牙齿清洁。

　　← 此操作与预防性牙石清除相同,作为一种牙周疾病处置的诊疗配合。

口腔诊疗配合的工作内容会逐渐变得具体化、法制化。

(李秀娥　刘海凤　译,王春丽　审校)

第二章　医疗安全与感染预防

学习目标

1. 熟悉医疗安全的概念及其对策
2. 熟悉不良事件报告的目的
3. 掌握突发事件的应急处理措施
4. 掌握自动体外除颤仪的使用
5. 掌握口腔医院感染的概念及其对策
6. 掌握医院感染的标准预防措施
7. 能够正确判断并应对感染事件
8. 掌握手部消毒和穿、脱手套的方法
9. 掌握消毒灭菌的定义
10. 掌握清洗、消毒、灭菌的方法
11. 熟悉消毒剂的特征和用途
12. 掌握口腔器械的清洗、消毒和灭菌方法
13. 能够说明医疗垃圾的辨别和分类

第一节　医疗安全

一、医疗安全

医疗机构首先应确保医疗质量与安全。医生和其他相关医务工作人员应与患者建立彼此信任的关系，共同参与到患者的医疗服务中，为患者提供安全、舒适的医疗服务。

近年来医学技术快速发展，医学更加专业和细化，确保医疗安全变得更加困难，推进广泛且体制化的措施及安全对策显得尤为重要。此外，安全、舒适的医疗环境能提高患者及家属对医疗服务的满意度。

医疗机构提供的几乎都是人工医疗服务，因此必须充分了解人工医疗服务的作用。人工医疗服务存在不可避免的人为差错。无论对医务人员还

是患者来说,减少人为差错是医疗安全工作的重点,也是预防医疗事故的基本策略。

在日常工作中,口腔卫生士会接触到很多锐利、细小的器械,且其工作重复性高、同一时间内接收到的医嘱较多,容易出现注意力不集中、遗忘甚至焦虑,导致差错的发生。为了确保医疗安全,医疗服务提供者应充分考虑并制订上述问题的应对方案。

海因里希法则(Heinrich Law)又称"海因里希安全法则",是美国著名安全工程师海因里希(Herbert William Heinrich)提出的300∶29∶1法则。海因里希通过对劳动灾害事故的研究提出:当一个企业有1起重大事故,其背后必隐藏着29件轻度事故,且还存在300个潜在隐患(图I-2-1)。因此加强安全防范意识,制订安全预防措施非常重要。

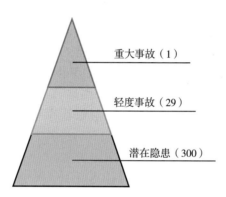

重大事故(1)

轻度事故(29)

潜在隐患(300)

图I-2-1 海因里希法则

二、口腔诊疗配合工作

口腔是消化系统和呼吸系统的重要入口,具有进食、言语和呼吸的功能。人们的一个很大误解是认为口腔诊疗不存在生命危险。口腔诊疗工作较其他医疗工作更易突发误吞误吸事件。误服药物、使用破损器械等,都可能引发事故,甚至危及生命,因此日常配合工作存在很多潜在危险因素。

在口腔诊疗过程中,口腔卫生士应密切观察患者的状态,熟练掌握突发事件相关知识和应急措施。配合工作中虽然应优先考虑诊疗进度,但关注患者的医疗安全也必不可少。在诊疗配合中,不仅要掌握临床操作知识,还应充分了解操作目的。例如,使用吸引器管吸引切削的碎屑、冷却水和唾液,其目的就包括消除患者的不适、保证其呼吸通畅。此外,医务人员和患者均处于易感环境中,因此,预防院内感染是医疗安全的首要问题。

(一)口腔诊疗时的突发事件

日本口腔麻醉协会的调查(1980—1991)表明:口腔诊疗时的不良事件常发生于口腔麻醉中、后期,其次为口腔治疗中、后期。其中,因恐惧、麻醉注射时的疼痛等导致的自主神经功能失调的全身性突发事件中，①血管迷走神经反射（神经源性休克）占半数以上；其次是②药物过敏、全身性过敏反应以及由于不安、兴奋、恐惧等引发的交感神经紧张；③血压升高；以及④过度换气综合征。加强突发事件应急处理的日常培训和演练非常重要。为了对突发事件迅速做出应急处理，口腔诊疗机构应制订统一应急处理预案，装订成册放于诊室明显位置，并确保全体医务人员熟练掌握，防止事件突发时医务人员因紧张导致事件评估和应急处理的失误。

（二）工作中不良事件处理的经验

根据日本口腔卫生士协会工作情况调查报告（2015年3月报告），55.1%的口腔卫生士工作中曾经发生过不良事件，其中多数就职于残障人士口腔诊疗机构。不良事件中针刺伤的发生率最高，占54.0%；药物及印模材料等污染患者衣服，占24.4%；其余为叫错患者；病历或预约等记录错误；药物或口腔材料混淆等。口腔医务人员常发生针刺伤事件，偶尔也会发生治疗牙位混淆，患者可发生诊室内跌倒、全身症状恶化、随身物品破损或丢失、药物误入患者眼睛等不良事件。

工作和治疗过程中隐藏着各种各样的不良事件诱因，为安全地进行诊疗配合，医务人员之间及其与患者之间应保持良好的沟通。

（三）不良事件上报（表I-2-1；图I-2-2）

口腔卫生士的工作场所不仅限于口腔诊室，随着老年保健机构和家庭诊疗工作等需求的增加，与其他职业人员协作完成的工作也逐渐增多。为确保医疗安全，除口腔医务工作人员外，还应制订其他相关协作职业的安全管理对策。

上述实际工作情况调查报告显示，医院和残障人士口腔诊所的不良事件发生率较高，其中口腔诊所发生率为30%。为防止事故，已发生的不良事件应全员知晓，且制订相应的预防措施。为此，发生不良事件后，当事人、见证人需尽可能完整上报不良事件，利于后续制订预防措施。

上报不良事件并不是为了追究当事人的责任。任何人都有可能发生不良事件，在不良事件发生后，营造无惩罚上报的环境，有利于医务人员共同分析发生原因，反馈预防对策的制订结果，提高此类事件的预知能力和处理事件时的组织能力，防止类似事件再次发生。可通过危险预知训练（Kiken Yochi Training，KYT）提高不良事件预知能力。经过反复的危险预知训练，能够预测口腔卫生工作潜在的危险。

表I-2-1　事故报告和事故案例报告（案例A、B、C）

A. 清除下颌第一磨牙的腐质时，患者的舌头摆动，导致探针刺伤舌头

B. 在分拣器械时，针头未及时回帽，再次双手回帽时刺伤手指

C. 用棉签在牙面上涂布染色剂时，棉签不小心弄脏了患者的衣服

医院不良事件上报表

上报日期　　　年　　月　　日

职业	口腔科医生,口腔卫生士,口腔科助手,接待人员,其他（　　）
工作年限	（　　　）年
发生日期、时间	周一,周二,周三,周四,周五,周六,周日（上午,下午）
工作内容	接待,诊断,知情同意,口腔外科,修复,牙体,牙周,正畸,种植
	预防,放射,给药,麻醉,诊疗配合,设施管理,器械和材料管理,其他（　　）
事件经过	
处理措施	
总结反馈（上述事件的总结、建议）	

＿＿＿＿＿＿口腔医院

图 I-2-2　不良事件上报（齿科医疗安全对策委员会）

臨床要点

KYT（危险预知训练）

KYT 是针对工作的特点和过程,以工作小组为基本组织形式,通过手指图解、口答的方式开展的一项安全教育和训练活动。它是一种全员性的"自我管理"活动,目的是控制工作中的危险,预测和预防可能发生的事故。

KYT 活动以小组为单位,一般每组 5~6 人,实施步骤如下（4R 法）:

1R:（现状把握）寻找潜在危险因素

● 分析图片中潜藏着什么危险,并想象可能出现的危险现象。

2R:（本质追究）此为危险形成的重点内容

在特别重要的事项前画"○";在危险的因素前画"◎"且下方画横线,画"◎"部分应引起重视,并手指图解、全员回答。

3R:（制订对策）如何应对

制订切实可行的预防措施

4R:（目标设定）如此应对

● 提出解决办法

● 决定小组的工作目标

● 确认手指图解、口答项目

● 进行三次手指图解、口答项目

三、医疗法律和医疗安全对策

（一）日本医疗法律

日本的医疗法律有关于"保障医疗安全"的规定,要求口腔诊疗机构也应承担完善医疗安全管理制度的义务。另外,在确保医疗安全方面,还应完善院内感染的预防对策、药品安全使用及医疗器械安全管理的相关制度。在口腔诊所中,①设置医疗安全管理委员会且记录每次会议内容;②每年举办 2 次左右的工作人员进修培训并进行备案;③若发生医疗事故,委员会有义务保管《医疗事故上报表》和《突发事件上报表》,药品和医疗器械相关的医疗事故需上报政府主管部门。

(二) 口腔卫生士在医疗安全中的作用

根据日本法律,日本口腔诊疗机构必须设置以下 4 个岗位:机构管理负责人、医疗安全管理负责人、药品安全管理负责人和医疗器械安全管理负责人。机构管理负责人(口腔科医生)可任命全职的、有执业资格证的口腔卫生士为医疗安全管理负责人、药品安全管理负责人或医疗器械管理负责人。除基本诊疗工作以外,口腔卫生士还要求具备医疗管理、感染预防等相关知识和技术,其工作范畴不断拓展。

四、应急处理

一般口腔诊疗机构严重事件的发生率较低,但也存在发生的可能性。此外,诊室外的突发事件也应制订相应的应急预案。为平稳有序地处理突发事件,需要定期根据制订的应急措施进行培训。

(一) 突发病情变化的预防措施

为防止突发病情变化,医务人员应时刻保持高度警觉状态,做到以下几点:①严密观察患者状态;②详细记录患者情况;③及时发现患者初期症状;④安抚患者不安情绪;⑤制订预防措施指导手册。

临床要点

口腔诊疗工作中的危险性

1)菌血症、传染病、败血症

菌血症指细菌由局部病灶进入血液系统,在人体血液内繁殖并随血液扩散至全身的状态。刷牙、洁治和刮治均可引起上述疾病,且通常情况下细菌不会自行从体内消除。菌血症容易引起感染和败血症,甚至严重的全身症状。对牙周炎等溢脓患者进行排脓处理时,若对方为虚弱的老年人或残疾人,操作上应多加注意。

2)老年传染病

需要重点关注的老年传染病包括 MRSA(抗甲氧西林金黄色葡萄球菌)、肝炎(乙型、丙型)、艾滋病和性病等。老年人的传染病患病率不易统计,但从老年照护机构的调查中可以看出:肝炎(乙型、丙型),梅毒抗体阳性者占上述机构患者总数的 20% 以上。另外,随着年龄的增加,老年人的抵抗力会下降,更容易被感染,因此需要注意可能造成传染性疾病集体暴发的流感、感染性胃肠炎(诺瓦克病毒感染等)、结核和疥疮等。在口腔护理工作中,通常会接触牙齿、黏膜、义齿、唾液、血液、牙菌斑和牙石等。从事老年口腔护理工作的医务人员其感染风险较高,必须有强烈的感染控制和自我保护意识。

（二）急救处理的准备

患者突发病情变化时，医务人员应在团队合作的基础上，根据日常培训内容，沉着、迅速地进行相应的应急处理。在急救过程中每个人都各自承担重要作用。急救处理的用物准备：①急救指导手册；②紧急联络电话本；③急救用物；④急救药品；⑤急救登记本。

（三）抢救流程

突发心搏骤停或窒息会直接威胁患者的生命，因此医务人员必须正确、熟练地掌握应急处理措施。以下 1~3 是需要所有人掌握的初期处理措施。

1. 预防心搏骤停

预防患者心脏、呼吸骤停。

为了防止突发事件的发生，最重要的是及时发现患者初期的状态变化，使其在心搏骤停前得到及时的医疗救治。

①意识丧失 + 有自主呼吸 + 存在大动脉搏动

处理：无须实行基础生命支持（BLS，参见第 12 页），在救护车到达前，密切监测患者的生命体征和意识状态。

②意识丧失 + 无自主呼吸 + 存在大动脉搏动

处理：采取心搏未停止的急救处理措施，无须进行胸外心脏按压。因患者无自主呼吸，应进行人工呼吸，频率为每 5~6s 一次（10~12 次 /min）。

2. 心搏骤停的早发现、早报告

若发现患者意识丧失，应立即意识到存在心搏骤停的危险。

对于失去意识、呼吸停止和心搏骤停的患者应尽早呼叫支援，立即启动急救系统，抢救人员应尽快携急救设备和自动体外除颤仪（automated external defibrillator, AED）到达现场。

口腔诊所中发生此类突发事件时，应立即通知口腔科医生，采取急救措施，必要时拨打 120 急救报警。

3. 基础生命支持（BLS）

在抢救呼吸停止和心搏骤停患者时，无须使用特殊抢救设备，仅需能够恢复呼吸和循环功能的基础生命支持。口腔卫生士通过学习急救流程等相关知识和技能，掌握并能灵活应用基础生命支持技术。

BLS 是指包括胸外按压和人工呼吸的心肺复苏（cardiopulmonary resuscitation, CPR）以及 AED 的使用。判断心搏骤停后，立即进行心肺复苏、胸外按压，推荐使用 AED 尽早除颤。进行人工呼吸时，一定要提前跟合作者沟通，是否有过训练或者有意愿。任何人都可以马上对心搏骤停患者进行处置，及时处置在救治中发挥巨大作用。口腔卫生士进行过这方面的训练，在紧急时刻均可参与抢救。

4. 高级生命支持和心搏恢复后的治疗

此项急救措施需由具备执业资格的医护人员在设施完善的医疗环境下实施。

高级生命支持（advanced life support, ALS）是在 BLS 基础上，通过电击治疗、使用高级人工气道（包括声门上的人工气道或气管插管）或使用急救药物解除导致心搏骤停的可逆病因。心搏恢复后，必要时转院继续相关治疗，提高急救成功率。

五、抢救流程演示

（一）基础生命支持演示

步骤：

1. 判断意识

①发现患者倒地，评估环境是否安全，接近倒下的患者，确认患者有无意识。

②轻拍肩部（锁骨处），同时大声呼叫患者，确认是否有反应（图 I-2-3）。

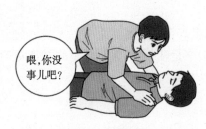

图 I-2-3　判断意识

2. 呼叫周围医务人员，指定其中一人拨打 120 并告知 120 救护人员需携带 AED 进行急救（图 I-2-4）。

①如果周围无合作人员，则自行拨打 120

②拨打 120 的注意事项

清楚地告知地点、突发事件现场情况、报警人的姓名和联系方式、不挂断电话。

③接受 120 抢救人员的口头指导

寻求 120 救护人员现场支援之前，可先根据其建议和指导做相应的应急处理。

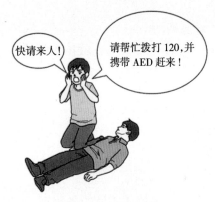

图 I-2-4　大声呼救

3. 确认呼吸是否正常（图 I-2-5）

①观察胸部和腹部的上下起伏情况，判断是否呼吸停止

②如果不能明确判断呼吸是否正常时，立即开始胸外心脏按压

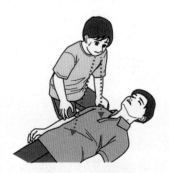

图 I-2-5　判断呼吸

笔记：濒死期呼吸

刚发生心搏骤停后，会出现间停呼吸，也称为"濒死期呼吸"。如果胸部和腹部的起伏不正常，就可判断为心搏停止，立即进行胸外心脏按压。

4. 开放气道

人工呼吸前一定要确保气道通畅（图 I-2-6）。

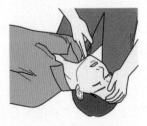

图 I-2-6　确保气道通畅

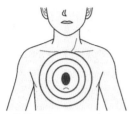
a 胸骨正中

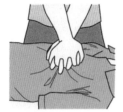
b 双手交叉

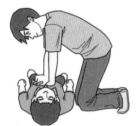
c 双臂与胸骨垂直

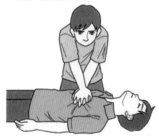
d 双臂伸直

图 I-2-7　胸外心脏按压

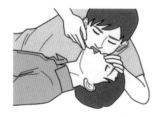
图 I-2-8　人工呼吸（2 次）

5. 胸外心脏按压（心肺复苏）（图 I-2-7）

患者平卧位，急救者双膝跪于患者一侧进行胸外心脏按压。

①成人的胸外心脏按压：一只手掌根部放在胸骨的下半部（图 I-2-7a），然后再将定位手的掌根部放在另一手的手背上，使两手掌根重叠（图 I-2-7b），双臂伸直，肘关节不得弯曲，利用上半身的重量及肩、臂部的力量垂直向下按压胸骨（图 I-2-7c、d）。

每次按压后，要使胸部完全恢复到正常位，胸骨不受任何压力。

②对儿童（6 岁以下）应使用单臂进行胸外心脏按压。

③对婴儿应使用双指按压法（第三、四指）进行胸外心脏按压。

④胸外心脏按压的要点

● 按压幅度

成人：5~6cm。

儿童和婴儿：至少 1/3 胸部前后径。

● 按压频率：100~120 次 /min（儿童与婴儿相同）。

● 按压不中断：尽量减少按压中断时间（不超过 10s）。

● 交替按压：为避免因按压者体力不支，导致按压深度和节律的变化，医务人员应每 1~2min 交换一次按压。

6. 人工呼吸

医务人员需经过训练，掌握该项技能后才能进行人工呼吸。

①在人工呼吸之前，要确保呼吸道通畅（图 I-2-8）。

②按压与通气比例为成人 30∶2（图 I-2-9）。

7. AED 的使用（图 I-2-10）

AED 使用前的准备

①打开电源

②贴电极片（胸部右侧和左侧腹部）

● 6 岁以下的儿童不能使用成人电极片。

③分析心电图，必要时进行除颤（AED 心电图）

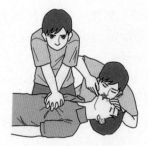

图 I-2-9　心肺复苏

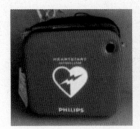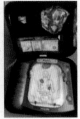

图 I-2-10　AED

- 分析心电图时,根据机器发出的语音指示不要接触患者。
- 当出现"无须除颤"的提示音时,立即恢复胸外心脏按压。

④当机器发出除颤的语音指示时,按"电击"键。

- 确认周围人员远离患者后,按下按钮。

⑤电击之后,马上开始胸外心脏按压。

⑥急救人员到达之前,不可取下一次性电极片(即使患者意识恢复)。

⑦如果患者意识恢复,停止胸外心脏按压。

8. 密切观察患者

急救人员到达之前,实施 CPR 及各种抢救配合工作,除颤时根据 AED 的语音指示进行操作。

①按压和通气比例为 30 : 2

② AED 的心电图,每 2min 分析一次

③根据 AED 的语音指示进行操作,进行心电图分析时要远离患者

④心肺复苏的过程中,至少有 60% 的时间进行胸外心脏按压

⑤意识和呼吸恢复正常之前,不可中断 CPR

紧急时刻迅速拨打 120,启动急救系统,必要时电除颤等 BLS 对心肺复苏的成功有着极大的影响。基础生命支持技术是针对所有患者制订的。期待进一步提高心肺复苏的实操性。

(周倩妹　译,黄燃丽　审校)

第二节　感染的预防

一、口腔医疗中感染性疾病的概念

(一)感染性疾病与感染预防对策

感染是指致病性病毒和细菌等病原微生物侵入生物体内,增殖、附着的状态(图 I-2-11)。发病且出现某种感染性临床症状结果的称为感染性疾病。感染与感染性疾病不同,有些人虽被感染,但不一定出现任何症状,就是所谓的隐性感染。未出现临床症状的人称为带菌者或携带者。感染至开

始发病的阶段称为潜伏期。病原微生物侵入宿主后是否发病取决于病原体的毒力和宿主抵抗力等。

感染由病原体、传播途径和宿主易感性3个要素构成。病原体是指存在于生物体血液、唾液中，肉眼不可见的细菌和病毒等微生物。打喷嚏、咳嗽等产生的飞沫和飞沫核飞溅侵入体内而引起的感染，是宿主直接接触微生物引发感染的实例，即宿主易感性。传播过程称为传播途径，包括接触传播、飞沫传播和空气传播（图I-2-12）。

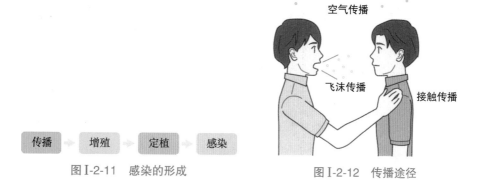

传播 ➡ 增殖 ➡ 定植 ➡ 感染

图I-2-11　感染的形成

图I-2-12　传播途径

如果能够切断这3个要素的传播链，就可以预防感染的发生，控制其扩散。预防感染的3个原则包括：①去除病原体；②切断传播途径；③增强宿主抵抗力。

灭菌可以有效去除附着在工具和器械上的病原体，但是难以彻底去除附着在生物体上的病原体，因此，切断病原体侵入与附着十分重要。

应关注口腔诊疗场所的交叉感染和可能存在的流行性疾病。特别要注意如表I-2-2所示的病原体。

表I-2-2　口腔诊疗中应注意的病原体

【血液传播病毒】	【多重耐药菌】
乙型肝炎病毒（HBV）	耐甲氧西林金黄色葡萄球菌（MRSA）
丙型肝炎病毒（HCV）	万古霉素耐药性肠球菌（VRE）
人类免疫缺陷病毒（HIV）	多重耐药铜绿假单胞菌（MDRP）
【流行病病毒】	多重耐药鲍曼不动杆菌（MDRAB）
流感病毒	【具有感染性的异常蛋白】
麻疹病毒	朊病毒
风疹病毒	
腮腺炎病毒	

（日本齿科医学会监修：エビデンスに基づく一般歯科診療における院内感染対策実践マニュアル 改訂版，永末書店，2015[16]改变）

（二）标准预防措施

在感染预防中,重要的是阻止病原体侵入和附着于生物体内。以往我们只在明确病原体时才采取防控措施,近年来对可能携带病原体的患者,在未明确病原体种类的前提下可以预防性地采取措施。

1985年,美国疾病预防和控制中心（Center for Disease Control and Prevention, CDC）提出所有患者血液都有感染的可能,以此概念制订并执行普遍预防措施（通用预防）。但是,在认识到HIV的问题后,1996年CDC提出"所有患者的血液、体液、排泄物都有感染的可能性,都将作为感染物来处理",称之为标准预防措施（标准预防）。

在标准预防措施中,如表I-2-3所示,在可能接触患者血液、体液和排泄物的时候,应戴上手套、口罩和护目镜,彻底洗手。另外,也提到了地板等表面附着血液和排泄物时的对策。

表I-2-3　标准预防措施

状况	防护措施
可能接触血液、体液、排泄物等污染物时	戴手套,摘下后立即洗手
有血液、体液、排泄物等播散的可能性时	戴手套、塑料围裙、医用口罩和护目镜
血液、体液、排泄物等洒在地板上时	戴手套和塑料围裙,用次氯酸钠处理
处理感染性废弃物时	进行分类、保管、搬运和处理时使用生物危险标志
使用注射器时	不回帽,取下针头直接扔进利器盒

除标准预防外,如患者有感染或疑似感染,有必要根据感染途径采取相应的预防措施（表I-2-4）。

笔记

日本乙型肝炎病毒感染的原因之一是集体预防接种时重复使用注射器,以及由此可能引发的母婴感染,此事件中统计的被感染者达到了45万人。因此,医务人员在临床操作中应始终遵循感染控制措施。

表I-2-4　不同传播途径的预防措施

	传播途径	主要疾病	主要措施
空气传播	蒸发物的小粒子残留物（5μm以下的粒子）以飞沫核的形式随空气的流动扩散	结核、麻疹、水痘	• 特殊的空气处理,需要通风 • 洗手、戴手套 • 使用N95口罩 • 实施标准预防措施 • 清洁
飞沫传播	含有微生物的飞沫在污染源周边范围≤1m的空中悬浮,超过5μm的粒子飞沫落在地板上	脊髓灰质炎、白喉、肺炎（流感嗜血杆菌、支原体、百日咳）、病毒感染症（腺病毒等）、流行性感冒、流行性腮腺炎、风疹	• 洗手、戴手套（医用口罩、护目镜等） • 实施标准预防措施 • 清洁

		传播途径	主要疾病	主要措施
接触传播	直接接触传播	直接接触传播,如接触患者的皮肤时、护理患者时、接触污染器械等	• 消化道、呼吸道、皮肤和伤口的感染或菌落形成 • MRSA、VRE 和病原性大肠埃希菌 O-157 等感染性疾病 • 环境中数量较少的常驻微生物引起的感染性疾病 • 传染性较高的皮肤病 • 病毒性出血性感染性疾病	• 洗手、戴手套 • 塑料防护服(医用口罩、护目镜等) • 实施标准预防措施 • 清洁
	间接接触传播	感染源通过某些物质间接传播,例如接诊不同患者之间未更换手套		

(ICHG研究会编:新・歯科医療における感染予防対策と減菌・消毒・洗浄. 医歯薬出版, 2015[18], 国公立大学附属病院感染対策協議会編:病院感染対策ガイドライン改訂第2版. じほう, 2017[23]より引用改変)

(三)风险评估

口腔诊疗工作是一项高风险的职业。在口腔临床诊疗中,除了清楚知晓是否有感染症状的患者(治疗对象)外,许多人因全身性疾病和服药的影响处于易感状态,发生感染的风险很高;口腔常规治疗如拔牙、牙髓治疗和刮治术等都是出血操作,不出血的操作如取印模和拍 X 线片等需直接与患者黏膜接触。因此,医务人员被血液和唾液感染的风险非常高。

口腔诊疗中需要使用很多器械,如灭菌所有器械会对其产生不必要的过度处理。如器械消毒处理不彻底,可能发生病原体传播而引起感染。在需要洗手的时候未及时进行手卫生也可能导致感染风险增高。因此,应基于循证采取适当的对策。

感染风险因情况而异。根据治疗内容将感染风险从高风险到低风险进行区分,不同风险,其对策也不同(表Ⅰ-2-5)。另外,患者的全身疾病和服药情况可使其处于易感状态,感染风险会变高。口腔存在炎症时容易出血,感染风险更高。因此,评估感染风险并采取恰当的措施很重要。应当根据使用目的和使用部位的感染风险,对使用后的器械进行适当的清洗、消毒、灭菌(表Ⅰ-2-6)。

表Ⅰ-2-5 治疗及感染风险

治疗内容	风险	洗手	消毒水平	示例
侵入性治疗	高风险	外科洗手	灭菌	拔牙、小手术(摘除脓肿等)种植体植入、牙周手术等
		清洁洗手		
类侵入性治疗	高风险	清洁洗手	灭菌	牙髓治疗、牙周治疗等
非侵入性治疗	中风险	清洁洗手	消毒	拍 X 线片、修复、充填和正畸治疗等

※ 外科洗手:手术前用消毒液和流动水,指甲刷等洗手,保证充足的洗手时间(或使用含酒精的手消毒液揉搓消毒手部)。

※ 清洁洗手:用消毒剂和流动水洗手,如果手部没有肉眼可见的污染,用含酒精手消毒液进行手部消毒。

(ICHG研究会编:新・歯科医療における感染予防対策と減菌・消毒・洗浄. 医歯薬出版, 2015[18]より引用改変,矢野邦夫ほか編:感染制御学. 文光堂,2015[37])

表 I-2-6　牙科器械/物品危险性分类

分类	定义	器械（示例）	处理方法
高度危险性	穿过软组织，接触骨、血液及其他无菌组织	外科器械、种植手术器械、探针、超声洁治器	灭菌　耐热性：高压蒸汽灭菌 非耐热性：过氧化氢低温等离子气体灭菌、环氧乙烷气体灭菌
中度危险性	与黏膜或破损皮肤接触，未穿透软组织，不与骨组织和血液接触	口镜、充填器、印模托盘	高效消毒：清洗机、高效消毒剂（根据情况进行加热灭菌）
		体温计（口表）	中效消毒：清洁擦拭 + 药液消毒
低度危险性	接触完整皮肤	X线遮线筒	低效消毒：酒精制剂清洁擦拭（除菌），烷基二氨基乙基甘氨酸氯化氢溶液（含有表面活性剂的杀菌清洗剂）
	未接触皮肤	血压测量袖带、听诊器	消毒
	医疗器械表面	检测仪、泵类	清洁擦拭 每天至少 1 次定期清洁（含表面活性剂的卫生湿巾）
	频繁用手接触	诊疗单元、手术灯把手、开关、收纳盒	每个患者均需清洁、消毒（含表面活性剂的杀菌清洗剂）
	几乎不用手接触	地板、墙壁	定期清洁，污染时清洁消毒（预防扩散，清水擦拭后） 血液污染：0.1% 次氯酸钠

（日本歯科医学会 監修：エビデンスに基づく一般歯科診療における院内感染対策実践マニュアル 改訂版. 永末書店，2015[16]，尾﨑哲則ほか編：歯科衛生士のための歯科医療安全管理. 医歯薬出版，2014[10]より引用，一部改変）

（崔静　译，胡菁颖　审校）

二、口腔医疗保健中的感染预防措施

（一）医务人员

临床工作中，医务人员应为患者提供安全的医疗环境，避免发生交叉感染；医务人员也应采取相应防护措施避免自身感染。口腔诊疗中，医务人员经常会接触到患者的血液、体液和黏膜，操作中应严格落实标准预防，降低针刺伤等职业暴露伤，避免因接触患者血液和体液而导致的感染。

具体措施包括：反复培训并严格遵守手卫生制度；正确佩戴使用个人防护用品（口罩、手套、护目镜）；正确处理使用后的医疗器械，避免接触病原体后再接触其他地方。正确佩戴个人防护用品的要点如下图所示（图 I-2-13，图 I-2-14）（手卫生相关内容参见第 24 页）。

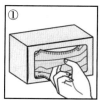

① 将口罩取出，确认正反面。带有鼻夹金属条的一侧为上，口罩折痕朝下的为正面。

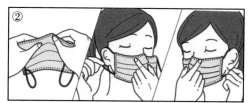

② 口罩上侧带有金属条。将松紧带戴在耳朵上，按压金属条使其与佩戴者的鼻型相贴合。

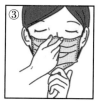

③ 将口罩折痕向下拉，使口罩整体充分遮盖在口鼻处。

图 I-2-13 口罩佩戴方法

防护围裙穿法

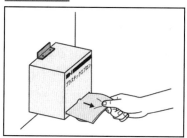

从盒子中取出防护围裙。

防护围裙脱法

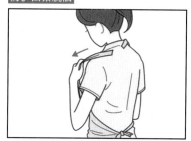

颈带后方缝有便于撕开的虚线，捏住其中一侧用力拽下。

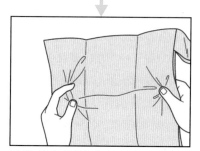

沿着两条竖着的折线展开。

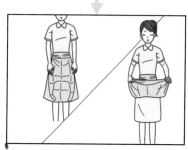

将其向内向中部折叠至腰带的位置，左右围摆也向内折叠，提至腰带处。

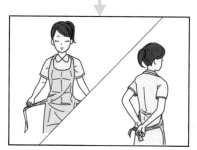

折痕凸起的一面作为外侧，将颈带挂在脖子上，展开腰带系于身后。

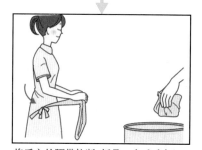

将后方的腰带拉断，折叠三次后丢弃。

图 I-2-14 防护围裙的穿脱方法

（ICHG研究会编：新・歯科医療における感染予防対策と滅菌・消毒・洗浄. 医歯薬出版, 2015[18]）より引用）

第二章 医疗安全与感染预防

使用后的诊疗器械会附着血液和唾液,因此必须根据器械的用途和感染风险对其进行消毒或灭菌处理。不能消毒灭菌的物品应使用一次性替代品。医疗垃圾应贴上医疗废物标志,分类处理(参见第40页)。

在锐器伤防护方面,应小心使用锐利器械,使用带安全装置的器械并制订器械相关管理规定,如使用持针器拆除卡局式注射器针头;一次性锐利器械使用后应直接丢至锐器盒中。为了能迅速处理锐器伤,应事先制订锐器伤应急流程(锐器伤发生后的处理措施参见第21页"职业暴露后的处理")。

口腔诊疗中,发生经血液、体液传播的疾病以及流行病(流感、诺如病毒感染)的风险较高。当医务人员免疫力低下时,该风险会随之增加。因此,应注重日常自我健康管理,对于可通过接种疫苗预防的疾病宜提前采取相应措施。

个人防护用品佩戴、摘取要点:

①口罩
- 确保口罩完全覆盖口鼻
- 系带牢固地挂在耳部
- 口罩与面部之间不留间隙

②护目镜
- 紧密遮盖双眼
- 调整镜架,确保就位良好
- 准备佩戴眼镜的工作人员也可使用的护目镜

③手套
- 选择尺寸适宜的手套
- 脱手套时,注意不要碰到污染的外侧

④防护围裙、防护服
- 穿戴防护围裙(防护服)前应先洗手,穿戴时不要碰到污染区域
- 脱防护围裙(防护服)时,不要触碰防护围裙(防护服)前部可能污染的区域

(二)环境感染控制对策(诊室、器械的感染防控)

1. 诊室的感染控制

应明确区分诊室的清洁区和污染区。

诊室的地板及墙壁为低风险区,造成感染的风险较小,普通清洁即可。对诊室和卫生间门把手等经常用手接触的区域,应每日清水擦拭一次,最好用低水平消毒剂进行消毒。为了不妨碍诊室清洁,应事先整理好相应区域的物品。

2. 口腔诊疗设备及器械的感染控制

牙科手机使用过程中会形成飞沫,诊疗中的唾液和血液可附着于口腔综合治疗椅表面,管线、治疗灯及灯把手等位置,因此需要用防护膜覆盖保护或用消毒液擦拭可能被污染的物体表面。牙科手机、超声洁治器和三用枪等应一人一用一灭菌。

另外,有报告指出口腔综合治疗台水路内部存在由细菌组成的生物膜。

1993 年,日本 CDC 指出:治疗过程中,患者口内的细菌、血液和唾液有可能被吸入牙科水路,应每日诊疗前和每位患者诊疗结束后对口腔综合治疗台水路进行冲洗,以减少牙科供水系统的微生物负荷。

诊疗中,X 线拍摄装置的球管部及光固化灯的前端被血液、唾液污染的可能性较高,应提前用防护膜覆盖。

（三）职业暴露后的处理

如操作不慎,口腔诊疗中使用的注射器针头、手术刀等锐利器械可能导致锐器伤,使病原体进入体内,引起感染事件。发生锐器伤事件后,必须立即采取正确的应对措施,填写职业暴露伤登记表,尽量避免此类事件再次发生。应特别注意是否存在乙型肝炎病毒（HBV）、丙型肝炎病毒（HCV）和人类免疫缺陷病毒（HIV）等感染风险。医疗机构应制订职业暴露事件处理流程和简洁明了的流程图,对医务人员进行培训,使其清楚了解处理顺序（图 I-2-15~ 图 I-2-17）。

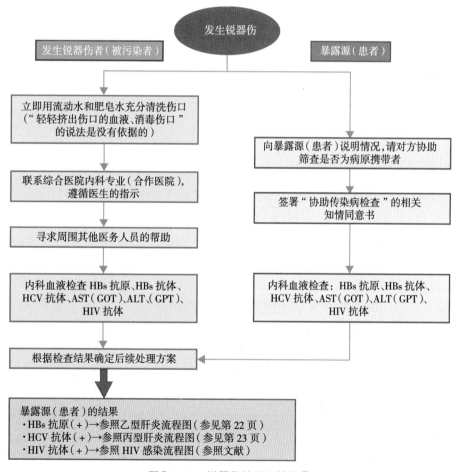

图 I-2-15　锐器伤的处理措施①

（大阪府歯科医師会:平成 24 年度医療安全管理体制推進特別事業歯科診療所等における安全管理に関する手引き[19]．国公立大学附属病院感染対策協議会編:病院感染対策ガイドライン改訂第 2 版．じほう,2017[23]より引用）

乙型肝炎处理流程图

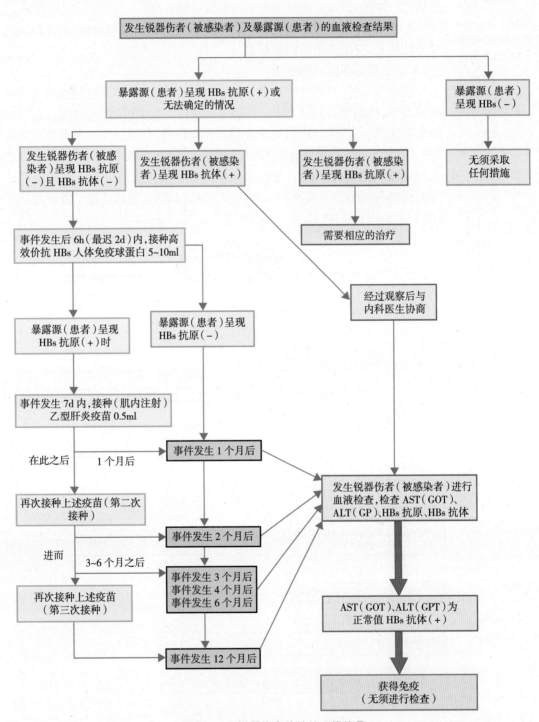

图 I-2-16　锐器伤事件的处理措施②

(大阪府歯科医師会：平成 24 年度医療安全管理体制推進特別事業歯科診療所等における安全管理に関する手引き[19]，国公立大学附属病院感染対策協議会編：病院感染対策ガイドライン改訂第 2 版. じほう，2017[23] より引用)

第一篇　口腔诊疗配合

22

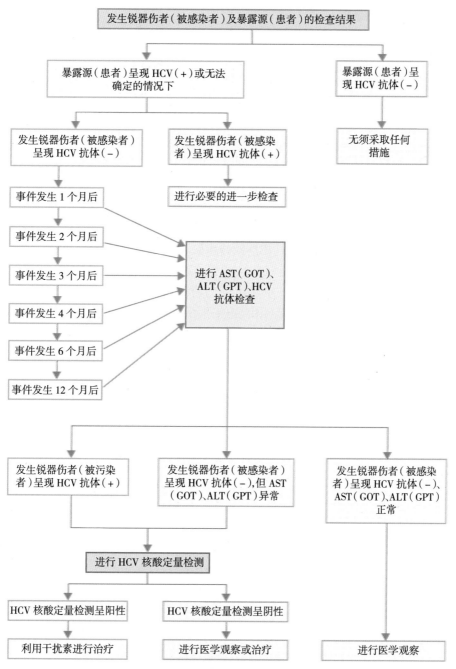

丙型肝炎处理流程图

发生锐器伤者（被感染者）及暴露源（患者）的检查结果

暴露源（患者）呈现 HCV（+）或无法确定的情况下

暴露源（患者）呈现 HCV 抗体（-）

发生锐器伤者（被感染者）呈现 HCV 抗体（-）

发生锐器伤者（被感染者）呈现 HCV 抗体（+）

无须采取任何措施

事件发生 1 个月后

进行必要的进一步检查

事件发生 2 个月后

事件发生 3 个月后

进行 AST（GOT）、ALT（GPT）、HCV 抗体检查

事件发生 4 个月后

事件发生 6 个月后

事件发生 12 个月后

发生锐器伤者（被污染者）呈现 HCV 抗体（+）

发生锐器伤者（被感染者）呈现 HCV 抗体（-），但 AST（GOT）、ALT（GPT）异常

发生锐器伤者（被感染者）呈现 HCV 抗体（-）、AST（GOT）、ALT（GPT）正常

进行 HCV 核酸定量检测

HCV 核酸定量检测呈阳性

HCV 核酸定量检测呈阴性

利用干扰素进行治疗

进行医学观察或治疗

进行医学观察

图 I-2-17　锐器伤事件发生时的应对措施③

（大阪府歯科医師会：平成24年度医療安全管理体制推進特別事業歯科診療所等における安全管理に関する手引き[19]，国公立大学附属病院感染対策協議会編：病院感染対策ガイドライン改訂第2版．じほう，2017[23]より引用）

锐器伤发生后,首先要确认暴露部位,然后用流动水和肥皂水进行充分清洗。无证据表明挤出伤口的血液能降低感染风险。

其次,确认伤口深度与创面大小,明确造成锐器伤的器械以及对应的暴露源(患者)。联系合作医院的内科医生,锐器伤者遵医嘱进行血液检查。此外,为了调查暴露源(患者)是否患有传染性疾病,应向患者说明配合血液检查的必要性,协助其进行检查。若患者不配合,则将其视为所有血液检查项目均为阳性,进行后续处理。

三、手卫生(手部消毒)

手卫生是预防院内感染的基本措施,其目的是防止口腔医务人员以手为媒介传播和扩散病原体,同时保护其自身免受病原体的侵袭。

2002年,美国CDC发表了医疗机构手卫生指南(*Guideline for Hand Hygiene in Health-Care Settings*)。2009年,WHO发布了医疗机构手卫生指南(*WHO Guidelines on Hand Hygiene in Health Care*),文中指出当手部出现肉眼可见的污渍、血液或其他体液污染时,应使用肥皂和清水清洗手部皮肤。如手部没有明显污渍,应使用含酒精的速干手消毒液消毒手部。

2014年12月,日本厚生劳动省医政局发布了"医疗机构院内感染对策"相关通知,通知表明即使使用了速干型手消毒液(含酒精)消毒手部,也会存在某些耐酒精的微生物,因此必要时还需要使用清水和肥皂充分洗手。

(一)手卫生的分类

1. 使用清水和肥皂洗手

用水冲洗手部后,取肥皂洗手并使用一次性擦手纸将手擦干。

2. 使用速干型手消毒液消毒手部

使用速干型手消毒液消毒整个手部,揉搓直至干燥。

3. 外科手消毒

①用肥皂及清水洗手后擦干。使用具有持续杀菌效果的速干手消毒液(含酒精)进行擦拭消毒。

②手术前应使用外用消毒剂(氯己定、聚烯吡酮碘等)以及自来水进行清洁,最后配合使用酒精制剂的速干型手消毒液消毒手部。

(二)预防感染的基本手部消毒方法

1. 手部消毒的顺序

①合并手掌充分揉搓

②手指伸直,用一只手的手掌揉搓另一只手的手背。

③充分揉搓指尖与手指间隙

④手指指尖相互揉搓

⑤一手握住另一手的拇指,进行旋转式清洗

⑥清洗手腕

2. 手部消毒指征

①接触患者之前

②清洁、无菌操作之前

③接触患者血液、体液之后

④接触监护仪等患者周围环境之后

⑤接触患者之后

（三）揉搓式手部消毒的顺序（图Ⅰ-2-18）

含酒精的速干型手消毒液具有不受限于环境,能够即刻在短时间内完成手部消毒的特点。此外,最新型的含酒精速干型手消毒液添加了保湿成分,防止手部皮肤干燥。速干型手消毒液属于医用药品,应遵循说明书上的用法、用量等进行使用。

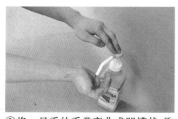

①将一只手的手掌弯曲成凹槽状,取速干型手消毒液于掌心

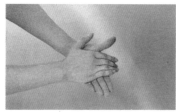

②双手手掌相互揉搓

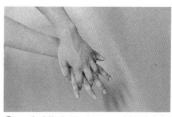

③双手手指交叠,用一只手的手掌揉搓另一只手的手背,然后两手交换

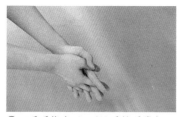

④双手手指交叉,两只手的手掌相互揉搓

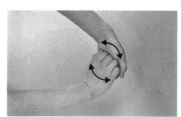

⑤手指相扣,指背揉搓另一只手的手心

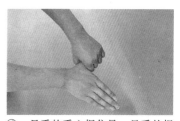

⑥一只手的手心握住另一只手的拇指,旋转揉搓,然后两手交换

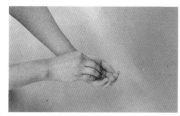

⑦一只手手指弯曲,在另一只手的手掌处前后旋转揉搓,然后两手交换

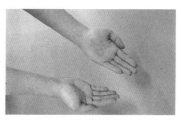

⑧在两手变得干燥之前充分揉搓消毒液

图Ⅰ-2-18　揉搓式手部消毒的顺序

四、手套的佩戴及摘取顺序

（一）清洁手套的佩戴顺序（图 I-2-19）

接触每个患者时，双手均需要佩戴新的医用手套。已使用过的手套，其表面残留的微生物很难完全清除，并且手套质量容易老化，所以使用过的手套不能清洗、消毒后再用来接诊下一位患者。

（二）无菌手套的佩戴顺序（图 I-2-20）

为了保持无菌状态，医护人员的皮肤只能接触手套内侧，不能接触外侧。

（三）手套的摘取方法（图 I-2-21）

使用后的手套外侧会被患者的体液等污染，所以医护人员应注意将手套摘下时不接触手套外侧。但由于摘取手套时可能会污染手指，或是治疗中手套出现破损小孔等情况，在摘下手套后，医护人员应立即进行手卫生。

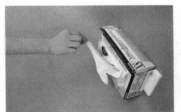
①从盒中取出手套。

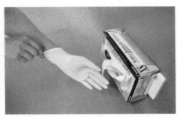
②只能接触手套手腕处，将其佩戴好。

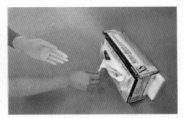
③用没有佩戴手套的手取出另一只手套，只能接触手套的手腕处。

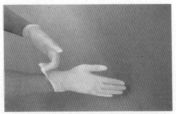
④在不接触腕部皮肤的情况下，将已经戴上手套的手指弯曲，从外侧拉直另一只手套，使其就位。一旦佩戴好手套就不能再触碰诊疗区域以外的地方。

图 I-2-19　清洁手套的佩戴摘取

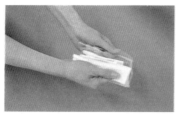

①在无菌操作之前洗手或使用速干型手消毒液进行手卫生消毒。确认包装无破损。在不接触内侧灭菌包装的情况下拆开外部包装。

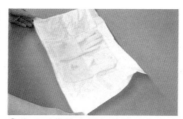

②将已灭菌的内部包装放置在清洁干燥处。拆开包装,将其展开。为了保持开封状态,将袖口一侧的包装纸折叠。

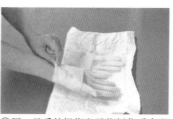

③用一只手的拇指和示指抓住手套卷折的袖口,一下将袖口拉到手腕处,手套内的手,顺势滑入手套内。

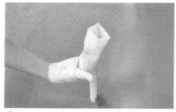

④将已经戴上手套的手指放入另一手套卷折的袖口内侧,将其拉起。

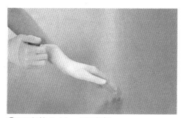

⑤迅速戴上另一只手套。

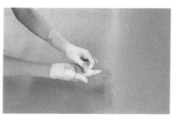

⑥必要时,可以调整手指处,直至手套完全就位。

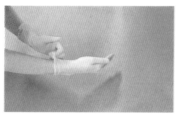

⑦已佩戴好手套的手放入最初佩戴的一侧手套的卷折袖口内,将其拉到手腕处。手套表面不可接触非无菌区。

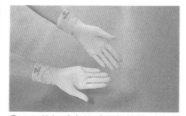

⑥已经戴好手套的手只能接触灭菌器械及患者的局部消毒区域。

图 I-2-20　无菌手套的佩戴顺序

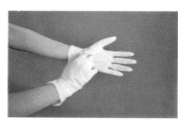

①在不接触腕部皮肤的情况下,抓住一侧手套的腕部。

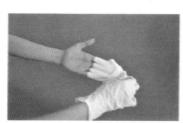

②将手套内侧翻出,摘下手套。

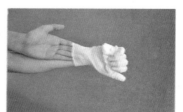

③用戴着手套的手握住已摘下的手套。将已摘下手套的手指插入另一只手的手套与手腕之间,摘下手套。将先摘下的手套卷入另一只手套内,摘掉之后进行处理。

图 I-2-21　手套的摘取方法

乳胶过敏反应

乳胶过敏反应是指在接触含有可溶性蛋白质的天然胶乳制品后出现的速发型超敏反应。这种致敏可溶性蛋白质存在于以天然橡胶为原料的橡胶制品中,接触橡胶制品的部位,大概在 5~20min 后,会出现瘙痒、红斑、风团等症状。去除过敏原后,数小时内症状消退。此过敏症状不仅局限于接触部位,也常常合并全身性荨麻疹、鼻炎、结膜炎、支气管哮喘,甚至过敏性休克。

此过敏症状也与食物过敏有关,如香蕉、猕猴桃、鳄梨、榛子等带有乳胶抗原及交叉抗原性的食物。不仅医护人员需要注意乳胶过敏反应,患者也需注意。如若对乳胶过敏,可以使用低蛋白质材质、不含粉末的合成橡胶制品的手套或橡皮障布。

五、消毒与灭菌

在口腔诊疗中,诊疗器械经常会接触含有血液或脓液的唾液,导致接触者感染的风险较高。口腔医务人员需要正确掌握消毒灭菌的知识,预防院内感染。

（一）清洗、消毒、灭菌的定义

清洗:使用流动水或清洗剂,冲洗肉眼可见的污渍。

消毒:去除致病微生物的感染性,或减少其数量。

灭菌:杀灭所有的微生物,达到无菌水平。

消毒、灭菌均有物理方法和化学方法（表I-2-7）。根据感染风险等级和物品类型选择处理方法。

表I-2-7　消毒、灭菌方法

标准	物理方法	化学方法
灭菌	高压蒸汽灭菌法	环氧乙烷（EOG）灭菌法
	干热灭菌法	低温等离子灭菌法
	火焰灭菌法	低温蒸汽甲醛（LTSF）灭菌法
	辐射灭菌法	
	滤过灭菌法	
消毒	煮沸消毒紫外线消毒	化学消毒

（二）灭菌法（表I-2-8）

灭菌是杀死包含芽孢、病毒在内的所有微生物,无菌保证水平至少达到 10^{-6},可以根据物品类型选择灭菌方法。应当选择对物品影响最小,即保证器械外形、性能不会发生变化的灭菌方法。此外,还需要考虑环境污染方面的因素。

灭菌的基本条件

①将温度、湿度、压力及灭菌剂（蒸汽、环氧乙烷等）的浓度参数设定在能够杀死微生物的范围。

表 I-2-8　各种灭菌法的特点

	高压蒸汽灭菌	EOG 灭菌	低温等离子灭菌	LTSF 灭菌
灭菌温度	121~134℃	40~60℃	45℃	50~80℃
灭菌时间	10~50min	2~24h	75min	约 4h
毒性	无	有 需要通风换气	无	无
环境污染	无	有	无	无
适用范围	口腔器械 金属器械 亚麻制品、纱 布药布 玻璃制品等	口腔器械 金属器械 塑料制品 玻璃制品	口腔器械 不可用于液体灭 菌，不能用于低 温下可吸收过氧 化氢的纤维制品	口腔器械 不能用于亚 麻制品，纱布 药布及海绵 类物品

（ICHG研究会编：新·菌科医療における感染予防対策と減菌·消毒·洗净. 医歯薬出版, 2015[18] より改変）

②污渍会导致灭菌不彻底,在灭菌前应该将物品充分清洗干净。

③物品表面具有可充分灭菌的条件。

笔记：化学灭菌器
"高压酒精蒸汽灭菌器"是利用高压酒精蒸汽进行灭菌的设备。用酒精灭菌可以防止器械生锈。但是，目前已经没有制造商和销售商，维修也变得困难了。

1. 压力蒸汽灭菌（图 I-2-22~ 图 I-2-24）

温度上升具有高速性和高渗透性,可以在短时间内有效地进行灭菌。此外,蒸汽灭菌无残留、安全性高、成本低,因此广泛应用于绝大多数耐湿耐热的金属器械、亚麻制品、纱布及玻璃制品。灭菌条件为时间、温度及饱和蒸汽。

顺序及注意事项（图 I-2-25）

①将器械清洗、干燥,必要时进行适当包装。

②压力蒸汽灭菌器不宜过量装载,待灭菌物品总量最多不超过灭菌器容积的 70%,确保待灭菌物品之间留有适当的空隙以利于蒸汽穿透。此外,合理放置待灭菌物品,便于蒸汽自上而下通过（图 I-2-25 ①）。

③确认加入足量的水（图 I-2-25 ②）。

④确认盖子已盖好,开始灭菌（图 I-2-25 ③）。

⑤灭菌结束后,待容器内部压力降为标准大气压之后再打开盖子。

⑥将已灭菌的物品充分干燥、合理保存。

灭菌结束后,可以将物品烘干,但应注意:有时干燥温度比灭菌温度高,不耐高温的物品可以选择低温干燥器进行干燥。灭菌结束后,灭菌器与灭菌物品的温度仍较高,注意避免烫伤。

⑦保持灭菌器内部及舱门密封圈的清洁（图 I-2-26 ①）。

⑧建议每天更换灭菌用水（图 I-2-26 ②）。

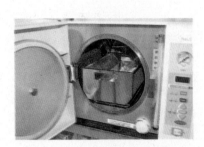
图I-2-22 压力蒸汽灭菌器

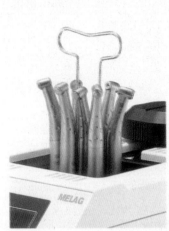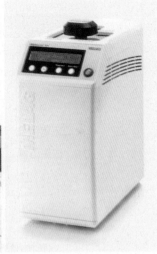
图I-2-23 口腔科手机类专用灭菌器（MELAquick12+）

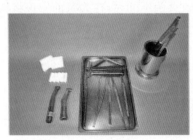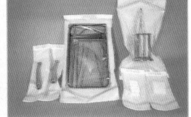
图I-2-24 压力蒸汽灭菌器械示例
将其装入灭菌袋中再放入灭菌器内

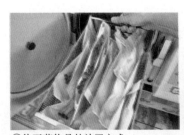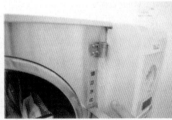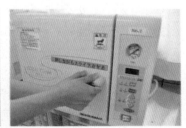

①待灭菌物品的放置方式　　②确认水位　　③关闭灭菌器舱门
图I-2-25 使用压力蒸汽灭菌器灭菌的顺序

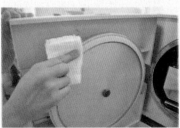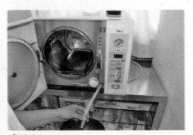

①密封圈清洁　　②换水
图I-2-26 压力蒸汽灭菌器的管理

2. 环氧乙烷（EOG）灭菌（图I-2-27，图I-2-28）

可以杀死所有微生物，适用于塑料、橡胶等不耐热、无法进行高温蒸汽灭菌的医疗器械。此方法有较多缺点，如：毒性、成本高、易爆炸、环境污染等，因此使用受限。灭菌时需要控制的因素为浓度、时间、温度及湿度。

顺序及注意事项

①将器械清洗并干燥。

②密封包装，放入灭菌器中。

③EOG具有毒性（致癌性、致畸性），使用时应格外注意。

④灭菌时间因温度而定，大约需要1~6h。

⑤灭菌后会有毒性气体残留，必须进行空气置换。需要在专业的通风环境下操作，50℃时通风12h，60℃通风8h，室温时需要通风7d。

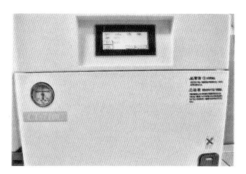

图I-2-27　EOG灭菌器

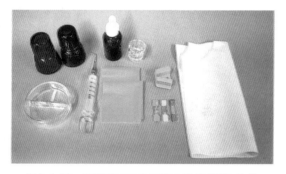

图I-2-28　可使用EOG灭菌方法的器械、物品

3. 低温等离子灭菌法

在真空的状态下向舱内注入过氧化氢，加载高频电场，使过氧化氢等离子化，进行灭菌。灭菌时，温度湿度较低，可适用于耐热性较差的物品。灭菌时间为75min，具有时间短、无残留毒性、无须使用通风装置、使用方便等优点。但因为过氧化氢容易吸附在纤维上，所以不能用于纤维制品或纸张的灭菌。此外，需要将待灭菌物品装入专用包装中，包装材料多数是由聚乙烯或聚丙烯制成的无纺布。现在很多地方考虑用低温气体灭菌法代替EOG灭菌法，但是由于成本较高，尚未普及。

4. 低温蒸汽甲醛（LTSF）灭菌法

使用甲醛气体的灭菌方法。其灭菌温度控制在50~80℃之间，除亚麻制品、纱布等物品之外，几乎适用于所有物品灭菌。甲醛气体具有毒性，但是在灭菌之后，由于碱性蒸汽的存在，甲醛气体会转化为无毒气体。整个灭菌过程都是在负压状态下完成，没有安全隐患。灭菌时间约为4h，灭菌后物品可以立即使用。

（三）灭菌监测

为了确认、检查灭菌过程是否安全、正确，需要进行灭菌监测以保证灭菌质量。

1. 灭菌程序的监测

为了确保灭菌安全、有效,应定期检查、更新灭菌操作步骤。

2. 物理监测

记录每一次灭菌时的参数,包括温度、压力及灭菌时间。

若灭菌器上没有记录器,应当使用灭菌器记录表记录每次灭菌时的各项参数。

3. 化学监测

每次灭菌时都应使用化学指示剂进行化学监测。

①包外监测:将指示剂贴在灭菌包装或容器表面。这是判断灭菌是否完成的依据,并不能判断灭菌是否合格。

②包内监测:将指示剂置于灭菌包装或容器内部。综合性地判断该灭菌包是否达到灭菌要求(图 I-2-29)。

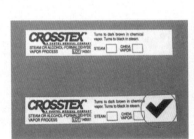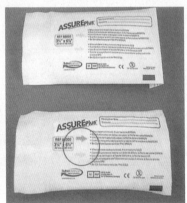

图 I-2-29　化学指示剂

当灭菌完成后,指示剂变色。有的指示剂可以通用于包外及包内监测

4. 生物监测

将涂有芽孢的指示菌片置于灭菌器中,在灭菌结束之后,对指示菌片进行培养,以判断灭菌是否合格。

（四）消毒法

消毒可分为物理消毒法和使用消毒剂的化学消毒法。应根据器械的感染风险程度选择消毒剂(表 I-2-9)。

1. 消毒剂的三要素

消毒剂是利用化学反应来消毒,会受到浓度、时间、温度这三要素的影响。

①浓度:需使用规定的正确浓度。浓度太低达不到消毒效果,浓度太高会产生副作用,并增加成本、污染环境。消毒时建议使用市面上售卖的、经稀释的消毒剂。

②时间:以与微生物充分接触的作用时间为准。

③温度:虽然温度越高杀菌效果越好,但消毒时一般不需要人工加热。一般在 20℃以上即可。

表 I-2-9　消毒剂的抗微生物谱表

消毒剂	微生物								适用对象		
	普通细菌	MRSA	芽孢	结核杆菌	真菌	普通病毒	HBV	HIV	手指皮肤	黏膜	器械
戊二醛邻苯二甲醛过氧醋酸	◎	◎	◎	◎	◎	◎	◎	◎	×	×	◎
酒精	◎	◎	×	◎	○	◎	×	◎	◎	×	◎
次氯酸钠	◎	◎	◎	◎	○	◎	◎	◎	○	×	○
聚乙烯吡咯烷酮碘	◎	◎	○	◎	◎	◎	◎	◎	◎	◎	×
苯索氯铵	◎	○	×	×	○	×	×	×	◎	○	◎
氯烃基二甲基苯甲胺	◎	○	×	×	○	×	×	×	◎	○	◎
氯己定	◎	○	×	×	○	×	×	×	◎	×	◎
烷基二氨基乙基甘氨酸氯化氢溶液	◎	○	×	○	○	×	×	×	◎	○	◎

◎：有效　　　◎：可以使用
○：效果较弱　○：使用时需要注意
×：无效　　　×：不能使用

（ICHG研究会編：新·歯科医療における感染予防対策と滅菌·消毒·洗浄.医歯薬出版,2015[18]より改変）

2. 使用消毒剂的注意事项

①将物体表面的血液等有机物、清洗剂（表面活性剂）等清洗干净。

②正确的浓度、时间和温度。

③在选择消毒剂时,应综合考虑其消毒效果、腐蚀性和刺激性。

④消毒剂混合使用时会发生反应,降低消毒效果（酒精除外）。

⑤使用时,物品应与消毒剂充分接触。

⑥避免过度使用。

⑦根据需要消毒物品的材质、微生物种类以及污染程度酌情选择消毒剂。

⑧配制量适宜,配制好的消毒剂应尽快使用。

⑨不要将剩余消毒剂倒入新开封的消毒剂中,不要更换容器。

⑩储存容器应定期灭菌。

⑪在容器表面贴上通俗易懂的标志,并将其放置于固定位置。

⑫按规定进行废弃处理。

⑬按照说明书使用。

3. 消毒方法

①浸泡法

器械类一般使用浸泡法进行消毒。清洁之后,选择大小适合的容器,将其浸入消毒剂中,使器械表面完全浸入消毒剂中以确保充分接触。为了防止消毒剂挥发,一定要盖上盖子。

②擦拭法

通过擦拭,用消毒剂将污染物除去,从而达到杀菌的效果。将纱布或拖把浸入消毒剂中,在需要清洁的地方进行擦拭。如果使用的消毒剂太少,物体表面就会迅速变干,达不到预期消毒效果。因此可以通过轻绞纱布不使其过干,确保其吸收足够的消毒剂,再进行擦拭。消毒时,需要一直向一个方向擦拭。使用过的纱布等物品应充分清洗、消毒、晾干。消毒时应佩戴手套,注意避免吸入消毒剂挥发的气体。

4. 消毒剂(表 I-2-10)

按照消毒效果,我们把消毒剂分为三类。使用时应根据其安全性和消毒对象进行选择。

表 I-2-10　消毒剂的用途及使用浓度

分类	一般名称	使用浓度	主要用途	备注
醛类	戊二醛	2%~3.5%	医疗器具处理;不能用于人体	● 消毒时间:30min。表面有体液附着的器械需要 1h 以上
	邻苯二甲醛	0.55%		● 消毒时间:5min 以上(消毒时间短则无法预测其效果)
酸化剂	过氧醋酸	0.30%		● 消毒时间:5min。芽孢消毒需 10min 以上。浸泡后,需用流动水冲洗 15s 以上。根据器械的不同,可能产生变色现象,所以不能连续浸泡超过 1h
氯酸类	次氯酸钠	0.1%~0.5%	被血液、体液和排泄物污染的器械、亚麻制品、周边环境	● 具有金属腐蚀性,会对皮肤、黏膜造成刺激 ● 具有漂白作用
		0.02%~0.05%	医疗器械、手术室、病房、家具、物品等	
酒精类	酒精制剂	76.9%~81.4%	手指、皮肤消毒	● 不能用于黏膜及受伤部位 ● 会引起手部皮肤干燥 ● 易燃
	异丙醇制剂	50%~70%	一般细菌消毒	
	0.2%~1% 氯己定酰基氯酒精溶液	原液	速干型手消毒液	需要先洗去手上的污渍,干燥后使用
	0.2%氯烃基二甲基苯甲胺氯化物酒精溶液			

分类	一般名称	使用浓度	主要用途	备注
酮碘类	聚乙烯吡咯烷酮碘	10%	手术部位皮肤、黏膜的消毒	● 过敏、甲状腺功能异常的患者慎用、禁用
		7.50%	手指、皮肤消毒	
		0.25%~0.5%	口内消毒、含漱	
氯己定类	氯己定醋基氯	0.1%~0.5%	手指、皮肤、医疗器械的消毒	● 红色含有表面活性剂,无色的不含活性剂,请区别使用
		0.05%	皮肤伤口部位的消毒	
四级铵盐	氯烃基二甲基苯甲胺氯化物	0.05%~0.1%; 0.01%~0.025%; 0.1%	手指、皮肤的消毒; 手术部位黏膜及皮肤、黏膜的伤口消毒; 医疗器械的消毒	肥皂清洗之后使用
	苄索氯铵氯化物			

※ 在使用消毒剂前请仔细阅读说明书。

(ICHG研究会编:新・歯科医療における感染予防対策と滅菌・消毒・洗浄. 医歯薬出版, 2015[18]より改変)

①高效消毒剂(图I-2-30)

高效消毒剂有醛类消毒剂如戊二醛、邻苯二甲醛,酸性消毒剂如过氧醋酸等。主要用于不耐热性的器械。不用于人体消毒及环境消毒。

在浸泡后,应用自来水充分冲洗。使用时须佩戴手套、口罩、护目镜及防水围裙,注意通风换气。此外,使用时应选择可密闭容器。

②中效消毒剂(图I-2-31)

中效消毒剂分为,含氯制剂、酒精类及碘类。

次氯酸钠具有金属腐蚀性和漂白性,使用时应该佩戴手套、口罩、护目镜及防水围裙,在通风换气的条件下作业。此外,应将其保存在密闭容器中,置于避光、低温的环境下。

酒精易燃,应将其置于避光环境下,远离明火。

某些患者不能接触碘类消毒剂,使用时请注意。此外,应将消毒剂保存在避免阳光直射的室温环境下。

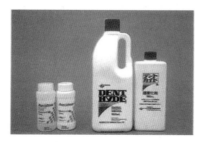

图I-2-30 高水平消毒剂

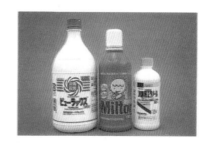

图I-2-31 中水平消毒剂

③低效消毒剂（图 I-2-32）

低效消毒剂有氯己定、苯扎氯铵（氯烃基二甲基苯甲胺）、苄索氯铵等。与阴离子表面活性剂（洗洁精）等混合时，消毒效果减弱。

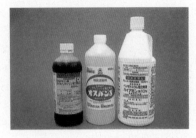

图 I-2-32　低水平消毒剂

5. 机械消毒

机械消毒是利用高压水流和清洗液进行自动化消毒。消毒机工作时，先冲洗污染器械，再用 80℃以上的水流冲洗 10min 以上，达到消毒的水平。从开始冲洗到器械干燥，整个过程大概需要 90min，清洗效果好且成本低廉，可以很好地预防人工清洗器械时锐器伤的发生。

更换消毒剂的标准

更换消毒剂的具体时机与消毒剂种类、使用方法、污染程度及周边环境有关。在消毒剂使用过程中，或开封时间过长时，如果消毒效果变差，宜更换消毒剂。有些高效消毒剂可以使用 1~28d（具体使用方法请参照说明书）。

（五）清洗（超声波清洗机）

消毒、灭菌之前都应该进行充分的清洗。清洗可以去除血液、蛋白质等污渍，尽可能地减少微生物的数量。

1. 清洗方法

对侵入性器械、有血液及体液附着的器械，先将其浸泡在酶清洗剂中，洗净器械上附着的血液、体液等。再使用超声波清洗机时效果更佳。

原则上应在器械使用后立即进行清洗，特殊情况下不能立即清洗时，为了不让附着物凝固，应使用防止血液凝固的喷雾。

①准备容量足够的清洗容器。

②容器注水，保持水位在刚刚溢出排水孔的位置。

③佩戴橡胶手套、防水围裙、护目镜及口罩。为了避免清洗时发生锐器伤，应选用厚手套。

④在蓄水容器中清洗器械。

⑤在清洗尖锐器械时，应使用长柄刷。

⑥如使用清洗剂，应将其冲洗干净。

⑦将洗好的器械放入沥水篮。

⑧干燥后，进行消毒灭菌。

2. 小型超声波清洗机

适用于牙科钻针、手术刀等小型器械。仅用于清洗，没有消毒作用。

（六）口腔器械的消毒、灭菌及管理

根据器械、物品以及设备的感染风险程度及材质，选择相应处理方法（表 I-2-11）。

表 I-2-11　感染风险及措施

感染风险	对象	措施	示例
高风险	穿过皮肤、黏膜，接触骨质或进入组织的器械；侵入性治疗时使用的器械	灭菌	外科器械 刮治器 手术刀 棒状、点状等钻针类 牙科手机类
中风险	接触无破损黏膜的器械；与唾液接触的非侵入性治疗时使用的器械	消毒	钳子 口镜 吸引器头部 印模托盘 充填器械
低风险	只接触正常皮肤的器械；周围环境表面；医疗设备表面	清洗及干燥（必要时进行消毒）	橡皮碗 牙科单元（口腔综合治疗台） 痰盂 亚麻制品

（ICHG研究会：新·齿科医疗における感染予防对策と减菌·消毒·洗净. 医齿药出版, 2015[18]より）

　　图 I-2-33~ 图 I-2-36 为污染器械的处理方法及灭菌示例。

　　根据标准预防对策,有针对性地处理传染病患者使用过的器械。此外,通过问诊和评估确定患者有传染病时,应尽可能地使用一次性器械。

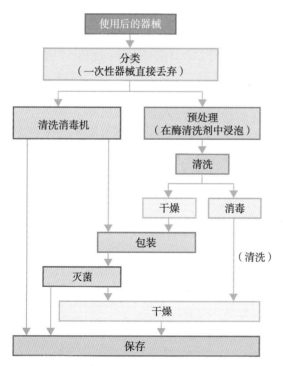

图 I-2-33　污染器械的处理方法

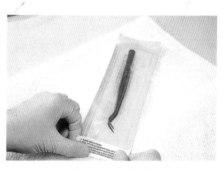

图 I-2-34　包装
将器械工作端对准封口，折叠封条

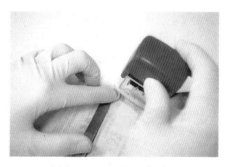

图 I-2-35　记录灭菌时间

第二章　医疗安全与感染预防

37

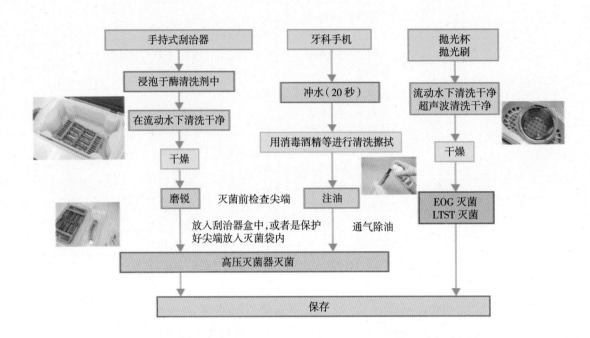

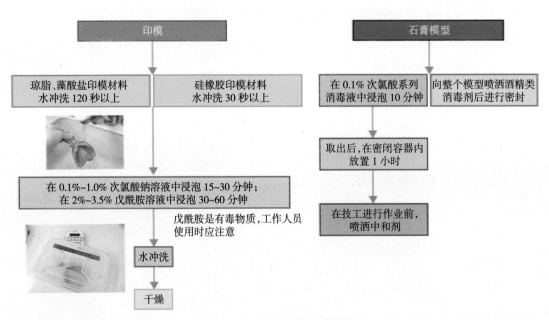

图 I-2-36　污染物品的灭菌示例

经过消毒、灭菌的器械在保存时应保持清洁（图I-2-34）。保存时一定要在灭菌包装外写明灭菌日期（图I-2-35），并从灭菌时间最早的开始使用。灭菌方法、包装材料、保存条件（温度、湿度、清洁度）都将影响灭菌物品的安全保存期。放置在灭菌包装中的物品，在包装未破损的情况下，若保存条件良好，可认为该物品处于无菌状态，但其保存时间的设定目前还有待进一步的临床试验。所以未使用的无菌物品应间隔3~6个月再次进行灭菌。

（马晓雯　译，李晓光　审校）

第三节　医疗废弃物的处理

一、废弃物概要

所有废弃物必须依法妥善处理。废弃物分工业废弃物和一般废弃物。一般废弃物又分为特别管理废弃物和其他废弃物。从医疗相关机构等伴随医疗行为产生的废弃物称为"医疗废弃物"（非法律用语）。在口腔诊疗中产生的感染性废弃物相当于特别管理废弃物。关于感染性废弃物的判断如图I-2-37所示。

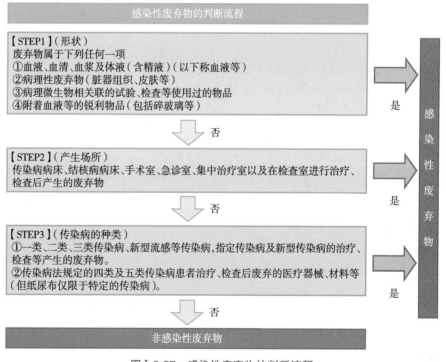

图I-2-37　感染性废弃物的判断流程

（環境省大臣官房廃棄物・リサイクル対策部：廃棄物処理法に基づく感染性廃棄物処理マニュアル．2012[36]）

感染性废弃物可能对人的健康和生活环境造成危害,必须进行严格的管理和处理。

（一）分类与区别（表Ⅰ-2-12;图Ⅰ-2-38）

表Ⅰ-2-12　感染性废弃物的分类

颜色和标志	性状	示例	容器
红 ☣	液态或泥状废弃物	血液等	不漏液体的密封容器
橙 ☣	固体废弃物	附着血液的物品 使用过的手套 带血液的纱布	坚固不易破损的容器
黄 ☣	锋利物品	注射针头、手术刀片等	封闭后不能再开封的耐穿透容器

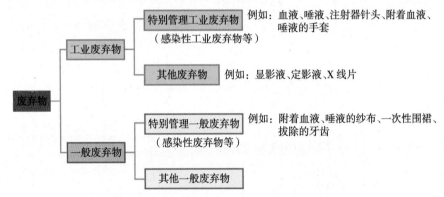

图Ⅰ-2-38　废弃物的分类

（環境省大臣官房廃棄物・リサイクル対策部：廃棄物処理法に基づく感染性廃棄物処理マニュアル. 2012[36]）

笔记:工业废弃物
在日本,法定废弃物有6种,政府条例规定的废弃物有14种(表Ⅰ-2-13),其中与医疗机构相关的是:来自医疗机构的血液(废碱、污泥)、注射器针头(金属碎屑等)、X线片定影液(废酸、X线片显影废液等)。其中带有感染性废弃物的物品,叫做感染性工业废弃物。
一般废弃物
工业废弃物以外的,在医疗机构产生的纸、绷带、脱脂棉等带有感染性的废弃物叫感染性一般废弃物。

将废弃物分类处理。感染性废弃物分成3类,保存在带有生物危险标志的容器中,容器只装7~8成满。

（二）保管

感染性废弃物应放置在规定场所,无关人员禁止入内,可院内进行灭菌处理或送至工业废弃物相关机构进一步处置。

表 I-2-13　日本法律或政府条例规定的工业废弃物种类

法律规定的物品	政府条例规定的物品
1. 可燃碎屑 2. 污泥 3. 废油 4. 废酸 5. 废碱 6. 废塑料类	1. 橡皮屑 2. 金属屑 3. 玻璃混凝土陶瓷屑 4. 矿物质 5. 煤灰 6. 瓦砾类 7. 纸屑 * 8. 木屑 * 9. 纤维屑 * 10. 来自动物的固体废弃物 * 11. 动植物性残留物质 * 12. 动物粪便和尿液 * 13. 动物尸体 * 14. 污泥混凝土固体物质等

* 从特定企业排放的废弃物属于工业废弃物,除此之外,则属于一般废弃物。

（三）处理

在日本,医疗相关机构委托外界机构处理工业废弃物时,需要填写工业废弃物管理单(图 I-2-39),然后交付给委托机构,管理单复印 7 张,第 1 张为 A 票,在将废弃物交给委托机构时作为副本领取。此后,查看从委托机构被送回的管理单副本,确认工业废弃物已最终处理。如在 60d 以内未返还管理单,需要向地方政府报告。

另外,管理单必须保存 5 年,将上年度交付的管理单制作成报告书,提交给地方政府。使用电子管理单时,由信息处理中心统计并向地方政府报告。

二、口腔诊室产生的废物

参见图 I-2-40。

在口腔科诊室,注射器针头、手术刀、附着血液和唾液的纱布、印模材料、纸杯、一次性围裙等,需作为感染性废弃物处理。不必区分感染性工业废弃物和感染性一般废弃物,可以混装一起搬运,委托给特别管理工业废弃物机构处理。

即使没有附着血液,锐利器械(注射器针头、手术刀、玻璃屑等)也应该等同感染性废弃物处理。此外,石膏模型、X 线片的显影处理液(显影液、定影液)作为工业废弃物处理。显影处理液附着在衣服上会产生黑色斑点,处理时应小心。使用后的处理液保管在容器里,交给专门机构处理。除感染性废弃物外,办公产生的废纸等一般废弃物,多数情况下记录有患者个人资料信息,要用碎纸机充分粉碎后废弃。

産業廃棄物管理票（マニフェスト）A票　 直行用 　本伝票はノーカーボン紙・7枚複写です．強めにお書き下さい

| 交付年月日 | 平成　　年　月　日 | 交付番号 5 5 1 1 4 0 0 4 5 2 5 | 整理番号 | | 交付担当者　氏名 | 印 |

排出事業者控

| 事業者（排出者） | 氏名又は名称 | 事業場（排出事業場） | 名称 |
| | 住所 〒　　　　　電話番号 | | 所在地 〒　　　　　電話番号 |

産業廃棄物	□ 種類(普通の産業廃棄物)	□ 種類(特別管理産業廃棄物)		数量(及び単位)	荷姿
	□ 0100 燃えがら	□ 1200 金属くず	□ 7000 引火性廃油	□ 7424 燃えがら(有害)		
	□ 0200 汚泥	□ 1300 ガラス コンクリート・陶磁器くず	□ 7010 引火性廃油(有害)	□ 7425 廃油(有害)		
	□ 0300 廃油	□ 1400 鉱さい	□ 7100 強酸	□ 7426 汚泥(有害)	産業廃棄物の名称	
	□ 0400 廃酸	□ 1500 がれき類	□ 7110 強酸(有害)	□ 7427 廃酸(有害)		
	□ 0500 廃アルカリ	□ 1600 家畜のふん尿	□ 7200 強アルカリ	□ 7428 廃アルカリ(有害)	有害物質等	処分方法
	□ 0600 廃プラスチック類	□ 1700 家畜の死体	□ 7210 強アルカリ(有害)	□ 7429 ばいじん(有害)		
	□ 0700 紙くず	□ 1800 ばいじん	☑ 7300 感染性廃棄物	□ 7430 13号廃棄物(有害)		
	□ 0800 木くず	□ 1900 13号廃棄物	□ 7410 PCB等	□	備考・通信欄	
	□ 0900 繊維くず	□ 4000 動物系固形不要物	□ 7421 廃石綿等	□		
	□ 1000 動植物性残さ	□	□ 7422 指定下水汚泥	□		
	□ 1100 ゴムくず	□	□ 7423 鉱さい(有害)	□		

中間処理 産業廃棄物	管理票交付者(処分委託者)氏名又は名称及び管理票の交付番号(登録番号)
	□ 帳簿記載のとおり
	□ 当欄記載のとおり

最終処分 の場所	名称／所在地／電話番号
	□ 委託契約書記載のとおり
	□ 当欄記載のとおり

| 運搬受託者 | 氏名又は名称 | 運搬先の事業場(処分事業場) | 名称 |
| | 住所 〒　　　　　電話番号 | | 所在地 〒　　　　　電話番号 |

| 処分受託者 | 氏名又は名称 | 積替え又は保管 | 名称 |
| | 住所 〒　　　　　電話番号 | | 所在地 〒　　　　　電話番号 |

| 運搬担当者 | 氏名 | 受領印 | 運搬 終了年月日 | 平成　　年　月　日 | 有価物拾集量 | 数量(及び単位) |
| 処分担当者 | 氏名 | 受領印 | 処分 終了年月日 | 平成　　年　月　日 | 最終処分 終了年月日 | 平成　　年　月　日 |

最終処分を 行った場所	名称／所在地／電話番号	(委託契約書記載の場所にあっては委託契約書記載の番号)	照合確認	B2票 平成　　年　月　日
				D 票 平成　　年　月　日
				E 票 平成　　年　月　日

图I-2-39　清单

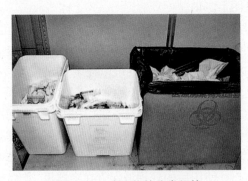

图I-2-40　废弃物的分类保管

参 考 文 献

1) 全国歯科衛生士教育協議会監修：最新歯科衛生士教本歯科衛生学総論. 医歯薬出版, 東京, 2015.
2) 全国歯科衛生士教育協議会監修：最新歯科衛生士教本歯科診療補助論. 医歯薬出版, 東京, 2015.
3) 河野龍太郎：医療におけるヒューマンエラー. 医学書院, 東京, 2014.
4) 日本歯科衛生士会：歯科衛生士の勤務実態調査 (2014年10月1日現在) 報告・2015.03.
5) 日本蘇生協議会：JRC蘇生ガイドライン2015オンライン版. http://jrc.umin.ac.jp/
6) 日本蘇生協議会：JRC蘇生ガイドライン2015. 医学書院, 東京, 2016.
7) 松田裕子編：インシデントの事例と対策. 口腔保健協会, 東京, 2015.
8) 眞木吉信, 松田裕子編：医療安全. クインテッセンス出版, 東京, 2015.
9) 小林馨他：判例からみた医療安全. わかば出版, 東京, 2014.
10) 尾崎哲則ほか編：歯科衛生士のための歯科医療安全管理. 医歯薬出版, 東京, 2014.
11) 歯科における院内感染対策ガイドライン委員会：最新歯科医療における院内感染対策CDCガイドライン. 永末書店, 京都, 2014.
12) 日本歯科医学会厚生労働省委託事業「歯科保健医療情報収集等事業」：歯科治療時の局所的・全身偶発症に関する標準的な予防策と緊急対応のための指針. 2014.3.31
13) 佐藤雅仁：歯科治療中の偶発症とその予防. 岩医大歯誌, 30：75-83, 2015.
14) 中島丘ほか：歯科訪問診療での安全性確保のためのガイドライン作成. 日歯医学会誌, 24：61-70, 2015.
15) 兵藤好美他：医療安全に活かすKYT. メヂカルフレンド社, 東京, 2012.
16) 日本歯科医学会 監修：エビデンスに基づく一般歯科診療における院内感染対策実践マニュアル 改訂版. 永末書店, 京都, 2015.
17) 満田年宏, 丸森英史 監訳：歯科医療における感染管理のためのCDCガイドライン. サラヤ, 大阪, 2004.
18) ICHG研究会編：新・歯科医療における感染予防対策と滅菌・消毒・洗浄. 医歯薬出版, 東京, 2015.
19) 大阪府歯科医師会：平成24年度医療安全管理体制推進特別事業 歯科診療所等における安全管理に関する手引き
(http://www.pref.osaka.lg.jp/attach/2442/00059250/shikairyo% 20anzen.pdf
20) 全国歯科衛生士教育協議会編：最新歯科衛生士教本歯・口腔の健康と予防に関わる人間と社会の仕組み1保健生態学 第2版. 医歯薬出版, 東京, 2014.
21) 泉福英信編：患者が求める「医療安全」「院内感染」対策. ヒョーロン・パブリッシャーズ, 東京, 2014.
22) 山形梢 松川あやほか 編：みせて説得！みて納得！図解でわかる！みんなの感染対策キホンノート. メディカ出版, 大阪, 2014.
23) 国公立大学附属病院感染対策協議会編：病院感染対策ガイドライン改訂第2版. じほう, 東京, 2017.
24) 満田年宏監訳：医療現場における手指衛生のためのCDCガイドライン. 国際医学出版, 東京, 2003.
25) 市川高夫：世界保健機関 医療における手指衛生ガイドライン：要約. 新潟県六日町病院. 新潟. 2009.
26) 医療機関における院内感染対策について：平成26年12月19日 医政地発1219第1号厚生労働省医政局地域医療計画課長通知.
27) 全国歯科衛生士教育協議会監修：最新歯科衛生士教本 顎・口腔粘膜疾患 口腔外科・歯科麻酔. 医歯薬出版. 東京. 2011.
28) 日本口腔外科学会編：口腔顎顔面外科学専門用語集. 医歯薬出版. 東京. 2011.
29) 松永佳世子：ラテックスアレルギー. 玉置邦彦総編集. 最新皮膚科学大系 第3巻 湿疹 痒疹 瘙痒症 紅皮症 蕁麻疹. 中山書店. 東京. 2002.

30) 秀道広：蕁麻疹，痒疹，皮膚瘙痒症．西川武二監修．標準皮膚科学　第8版．医学書院．東京．2007.

31) 厚生労働省委託事業「歯科保健医療情報収集等事業」一般歯科診療時の院内感染対策に係る指針：平成26年3月31日　日本歯科医学会厚生労働省委託事業「歯科保健医療情報収集等事業」一般歯科診療時の院内感染対策作業班.

32) 小林寛伊編：新版増補版 消毒と滅菌のガイドライン．へるす出版，東京，2015.

33) 小林寛伊訳：歯科医療現場における感染制御のためのCDCガイドライン．メディカ出版，大阪，2004，61-74.

34) E・M・ウィルキンス：ウィルキンス歯科衛生士の臨床（第11版）．医歯薬出版，東京，2015，72-76.

35) 社団法人日本補綴歯科学会：補綴歯科治療過程における感染対策指針，2007.

36) 環境省大臣官房廃棄物・リサイクル対策部：廃棄物処理法に基づく感染性廃棄物処理マニュアル，2012.

37) 矢野邦夫ほか編：感染制御学．文光堂，東京，2015.

（陈云涛　译，胡菁颖　审校）

第三章 口腔诊疗的基础知识

学 习 目 标

1. 了解口腔诊所的环境、设施
2. 掌握接诊患者的流程
3. 掌握共同操作的概念
4. 掌握正确的体位
5. 掌握器械的处理和传递
6. 掌握四手技术的基本操作
7. 掌握吸引器的基本操作
8. 了解临床检查的目的和各种检查方法
9. 掌握生命体征的测量和评估方法
10. 了解影像学检查的方法及其配合
11. 掌握口内照片的拍摄和管理
12. 掌握口腔药物和材料的正确管理
13. 了解橡皮障隔湿的目的和各种设备的用途
14. 掌握橡皮障隔湿技术
15. 掌握排龈技术及流程

第一节 口腔诊室的基本知识

一、口腔诊室的环境

维护口腔诊所环境,需要口腔卫生士与其他工作人员(口腔科医生、口腔技师、接待员等)合作进行。

通过制订诊疗机构的规章制度,要求全体员工共同参与诊所管理,保证每日医疗程序和任务顺利有效地执行。

首先,检查诊所的环境维护,掌握物品、设备的管理和维护情况。常用的医疗器械、设备、药品和口腔材料在使用后,应恢复原状,并及时补充材料和药品等消耗品。定期协商器械摆放、管理方法及工作流程,提出改进方案,不仅能提高工作效率,还能让患者安心地接受治疗。口腔卫生士在具有大局观地同时还要有注重细节的能力。

注意诊疗机构清洁区域和非清洁区域的划分。

口腔治疗经常伴有出血,医务人员常会接触患者的血液和唾液,因此必须妥善管理和安置诊疗设备,明确划分清洁区域和污染区域。

(一)照明和空调

管理诊疗机构的照明和空调,确保随时能调整自然光及照明亮度,以提高工作效率。应根据天气和气候进行通风、供气、排气、换气。根据气候的变化,利用空调或空气净化器使室内保持正常的温度和湿度,改善就诊环境,为患者提供舒适的治疗感受。

(二)粉尘和气溶胶

在口腔治疗时,切割和抛光牙齿、充填物、人工牙等会产生粉尘。一部分粉尘因吸引器无法吸走而落在地面上,随着人群走动漂浮扩散在空气中,因此诊室内需要经常清洁。当切割牙齿或使用超声波洁牙机时,患者的血液、唾液和龈沟中的感染微生物成为气溶胶漂浮在空气中,所以控制院内感染是口腔诊疗非常重要的一项工作。

(三)给水与排水

由于口腔诊疗机构的所有操作几乎都要用到水,因此正确操作供水和排水设施、作好卫生管理、定期维护供水设备非常重要。

二、口腔诊疗机构的结构与设备

参见图Ⅰ-3-1。

(一)接待处

为了缓解患者对口腔治疗的恐惧和焦虑,需要营造安静舒适的环境。开放性的氛围可以营造出视觉和听觉都舒适的就诊环境。

(二)候诊室

候诊室要求地面无障碍物,通往各个诊室的无障碍设施(如斜坡和扶手)通畅。工作人员及时清洁整理候诊区域,让患者在安全舒适便捷的环境候诊。

(三)病历保管室(存储库)

根据字母或者数字进行分类和存储医疗记录,以便管理患者信息。

(四)口腔综合治疗台

熟知口腔综合治疗台的操作和维护方法,以便安全有效地进行治疗与护理。牢记设备周围环境,确保安全引导患者。

(五)口腔综合治疗台边柜

口腔综合治疗台边柜有固定和可移动两种类型,可存储口腔诊疗必需的器械、设备、药品,以便物品的使用及日常清点和补充。

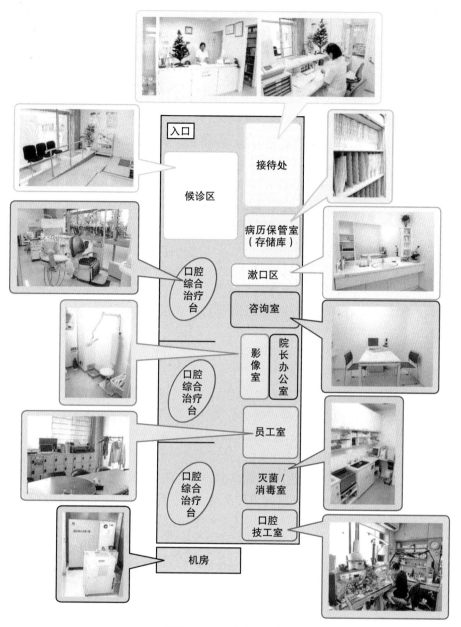

图 I-3-1 口腔诊所示例图

（六）漱口区

供患者在治疗前漱口。患者使用后应尽快清理。

（七）咨询室

应建立咨询室，初诊问诊、确定治疗计划和解释治疗方法时使用，以保护患者隐私。

（八）X 线影像室

影像室是与一般诊室间用铅板隔离的单独诊室，非相关人员禁止入内。影像室周围应使用仪表定期测量 X 线剂量。

（九）灭菌、消毒室

应正确理解灭菌、消毒和清洁的概念。根据感染风险程度对仪器和设备进行彻底消毒灭菌，对于预防交叉感染十分重要。制作医院感染控制手册，保证灭菌器使用时的温度、湿度、压力合适，并确保灭菌剂浓度达到杀灭微生物的级别。先将器械彻底清洗干净并干燥，然后根据器械类型打包，最后进行器械灭菌。

消毒效果受温度、浓度和时间的影响，消毒前需确认消毒剂的用途和浓度。

（十）口腔技工室

主要负责印模的石膏灌注、研究模型的制作、恢复口内缺损等修复体的制作、矫正装置的制作，还有技工物品的管理。

（十一）机房

机房通常包括用于供气的空气压缩机和用于驱动抽吸机的负压系统。空气压缩机通常由泵或马达构成，大多安装在诊室外面，其产生的压缩空气（正压）用于驱动临床中经常使用的牙科手机，供给从三用枪喷射出的空气。需要注意的是供气系统和负压系统必须完全分开，以便抽吸机排出的污染空气不会再返回诊室。

（十二）口外吸引器

通过吸引切割和抛光产生的粉尘，减少悬浮在空中的颗粒。吸入的大量粉尘和水在设备中分离，空气和细尘通过机房的抽吸机排出室外。

（十三）自动体外除颤器（AED）

为了正确进行急救操作，必须掌握 BLS（基础生命支持）的知识和步骤（参见第 11、13 页），熟悉如何使用 AED。

2008 年日本口腔诊室环境配备的观点被日本保险业引入到"口腔门诊诊疗环境体制合算"的设施标准中，要求必须配备口外吸引器、血压仪、脉搏血氧仪、AED 等设备。现在，许多口腔诊所都引入了医疗安全措施相关的设备。

三、口腔综合治疗台

口腔综合治疗台操作方法因制造商和型号而异，应依据说明书进行操作和维护。图 I-3-2 和表 I-3-1 显示了装置各部分的名称和使用注意事项。

四、其他设备

（一）氧气装置

氧气瓶是黑色的，用于急救和镇静。使用前应确认气瓶压力表、使用方法，并注意更换时间及管理方法。

（二）激光治疗装置

用于口腔领域的激光器包括固体激光器、气体激光器、半导体激光器，应根据软组织和硬组织的治疗目的使用不同的激光器。使用时必须佩戴护目镜并注意处理产生的烟雾。

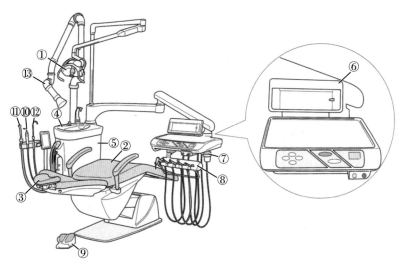

图 I-3-2　口腔综合治疗台全貌

表 I-3-1　口腔综合治疗台

①灯（无影灯）	提供照明以便于观察口内情况,可根据手术区域调整照射位置
②牙椅	通过调整牙椅椅位,术者可以在方便的体位下操作,椅位设置应避免使患者感到不适。在调整椅位之前应告知患者,并在确认周围没有障碍物后进行操作
③头托	头托突然降低可能给患者带来不适,务必先调整好头托,牢牢支撑住患者头部后再整体调整牙椅椅位
④痰盂	供给漱口用水,回收漱口水和唾液
⑤排水阀	为了防止从痰盂流下的污染物堵塞排水管,导致吸引力减弱,每次诊疗后要清洁痰盂和吸引器的滤网,还应该定期清洁排水阀和吸引器过滤槽
⑥显示器	显示 X 线片和牙周检查结果等,提供患者必要的信息,以便于术者掌握
⑦操作台	存放基础检查的器械和材料,摆放治疗中随时可能用到的器具(药品、装棉球和棉卷的敷料盒、酒精灯等)
⑧切削器械	有高速涡轮手机和低速手机两种,用过的手机需要进行注油、清洁、消毒和灭菌
⑨脚闸	通过踩踏板调节切削器械的开关和转速、喷水的开关及水量大小
⑩三用枪	有三个作用,按下按钮 A 释放压缩空气,按下 W 则会喷水,同时按下则喷出水雾。可以根据操作的牙位调整三用枪的头部方向
⑪口内强力吸引器	可用于吸引口腔中的水、切削碎屑、唾液、血液等,以及牵拉和保护黏膜,是口腔治疗中不可或缺的装备
⑫唾液吸引器	直接插入口腔,吸引口腔中的残留物
⑬口外吸引器	用于吸引切削、抛光产生的粉尘,与口内吸引器联合使用,可减少气溶胶。可分为固定和移动两类

（三）口腔显微镜（图I-3-3）

高分辨率摄像头和显微镜的结合，可以在治疗时获得更清晰的视野和高分辨率的影像数据，也有助于向患者解释说明。

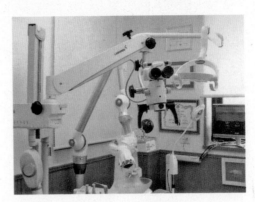

图I-3-3　口腔显微镜

（四）生命体征监测仪

用于在治疗期间监测患者心血管和呼吸安全。

五、带有特殊设备的口腔诊室（手术室）

参见图I-3-4。

口腔外科治疗和麻醉术通常在手术室进行，近年来配备手术室的医院和口腔诊所正在增加。由于患者来到医院时已经处于焦虑状态，如果治疗时间过长，可能会因紧张引起贫血或短暂的呼吸困难。因此，应常规准备诸如生命体征监测仪、吸氧装置、急救药物，随时应对、处理紧急情况。此外，还应准备用于静脉内定量微量给药的注射泵和麻醉所需的设备（流量计、雾化器、呼吸回路、呼吸机）。

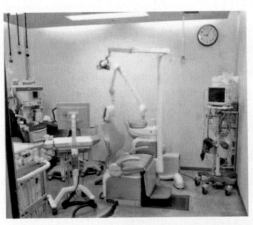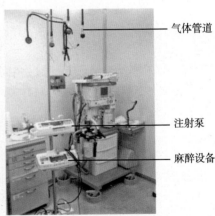

气体管道

注射泵

麻醉设备

图I-3-4　带有特殊设备的口腔诊室（手术室）

（李莉　胡菁颖　译，李秀娥　审校）

第二节　口腔诊疗机构的接诊流程

来到口腔诊疗机构就诊的患者,症状各异、性格有别、年龄不同。其中不乏急症患者、有口腔恐惧症的患者、儿童以及老人,需要给予特别照顾。口腔卫生士和医生协同进行患者的诊疗工作,应充分掌握口腔诊疗相关知识,以应对患者的需求。口腔卫生士还是患者和医生之间的桥梁,应具备帮助患者平稳心态的能力。在构筑与患者的信赖关系中,口腔卫生士的作用举足轻重。

一、普通患者的基本接诊流程

在口腔诊疗方面,最根本、最重要的原则是"患者安全"。医疗工作者必须正确把握患者的状态从而确保患者平稳顺畅地接受治疗。在详细了解患者情况和主诉的同时,也要关注患者的性格及当下心态。患者的需求是诊疗的核心,口腔卫生士不仅要具备严谨的工作态度,还要考虑每个患者的诊疗需求。作为医疗从业者,具备体贴和关心患者、认真倾听、感知患者的心理状态、准确传递信息等沟通能力,有助于构筑护患之间的信赖关系(表Ⅰ-3-2)。

表Ⅰ-3-2　医疗工作者应当具备的沟通技巧

体谅和关心患者	为了减轻患者的紧张和不安情绪,应面带微笑,温柔地对待患者,关注患者,并给予患者安全感
注意倾听	认真倾听,理解对方的需求,收集患者相关信息,这些信息直接关系到下一步的治疗措施
感知患者心理及情绪	不仅要倾听,还要注意患者的表情和动作,便于理解对方的心理
准确传递信息	注意说话的时机和措辞,使患者了解重点内容,涉及专业知识时要通俗易懂地加以说明

以下是普通患者的接诊措施要点(图Ⅰ-3-5)。

为了让患者有安全感,口腔卫生士要注意仪表整洁,热情接诊患者。

口腔卫生士要用好"您好""治疗辛苦了""请您保重身体"等最基本的问候语。

要对患者一视同仁,平等对待。

使用敬语,不讲粗话。

交谈时观察患者反应,讲话应清楚易懂。

对于听力不好的患者,语速放慢、声调提高、咬字清晰。

在呼叫患者就诊时,为了防止叫错,应当呼叫全名。

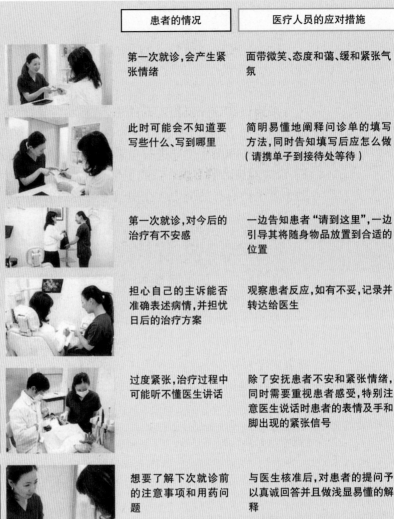

	患者的情况	医疗人员的应对措施
1 分诊台人员核准医保卡等证件	第一次就诊,会产生紧张情绪	面带微笑、态度和蔼、缓和紧张气氛
2 请患者填写问诊单	此时可能会不知道要写些什么、写到哪里	简明易懂地阐释问诊单的填写方法,同时告知填写后应怎么做(请携单子到接待处等待)
3 引导患者到诊疗室	第一次就诊,对今后的治疗有不安感	一边告知患者"请到这里",一边引导其将随身物品放置到合适的位置
4 确认患者主诉	担心自己的主诉能否准确表述病情,并担忧日后的治疗方案	观察患者反应,如有不妥,记录并转达给医生
5 配合诊疗	过度紧张,治疗过程中可能听不懂医生讲话	除了安抚患者不安和紧张情绪,同时需要重视患者感受,特别注意医生说话时患者的表情及手和脚出现的紧张信号
6 复诊的预约和用药指导	想要了解下次就诊前的注意事项和用药问题	与医生核准后,对患者的提问予以真诚回答并且做浅显易懂的解释

如果患者回家后,打电话过来咨询

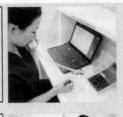

7 接听电话,询问患者情况	对治疗效果感到不安,询问是否需要再次到医院复查	电话交流容易产生歧义,需要特别注意患者陈述的内容,记录具体情况,勿做主观判断,将情况如实转达给主治医生
8 请主治医师作出判断	心存疑虑,不知能否信任医护人员的治疗	如需到院复诊,将确定好的时间准确告知患者

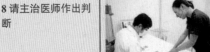

图 I-3-5　初次来院就诊患者的接诊流程

观察候诊室和就诊室里患者的动作、表情以及回答时的反应,留意患者身体状况和情绪,必要时可仔细询问。

认真回答患者询问。不确定的问题一定要在回答前先与主治医生进行沟通。

口腔治疗需要患者主动参与,应提前告知患者其本人也是治疗团队的一员,应积极参与其中。

二、特殊患者的接诊流程

对于儿童、老年人、残障患者,需要事先了解其人群特征和注意事项,根据患者的具体情况采取相应的措施。

（一）儿童

在候诊室和诊疗室,应避免儿童跌倒及碰到诊疗器械等。

儿童可能会有意外的举动,谨防发生院内事故(图Ⅰ-3-6)。

通过聊天等方式缓解儿童紧张情绪。

不能因为对方是儿童就随便回答问题,不乱做承诺。

避免使用"今天不做治疗""马上就要结束了"之类的话,对于儿童来说,这些话可能成了"谎言",需要注意规避。

事先做好充分准备,争取在最短时间内结束诊疗。

针对有口腔恐惧症的儿童预先做好对应准备。

【针对监护人的相关措施】

为缓解监护人的不安和紧张情绪,应事先充分说明,以确认是否得到理解,根据口腔医生的指示,儿童患者应由术者负责,必要时请监护人陪同协助。

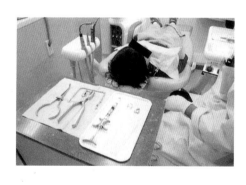

图Ⅰ-3-6 儿童患者接诊技巧
为了避免引起孩子不必要的兴趣,将器械、材料放置在儿童够不到或看不见的位置

（二）老年人

诊疗前,应确认患者是否患有全身疾病,根据需要使用心电监护仪等设备,并采取相应措施。

引导患者牙椅上就诊时,一边留意周围导线等是否妨碍通行,一边根据患者的步伐进行引导。

患者就坐时要注意给予帮助,以免跌倒。

根据患者身体功能调整牙椅,避免过度倾斜。

观察患者是否有痛苦的表情,确认是否有不适。必要时可将靠垫放置在颈部或背部,使诊疗过程更加舒适(图I-3-7)。

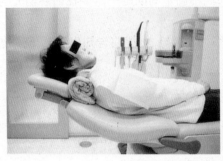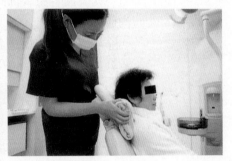

图I-3-7　根据患者生理曲线调整牙椅
当患者的头部和背部不贴合时,最好在头部和背部放置软垫,使患者处于舒适体位

高龄患者咽反射衰退,吸唾时应特别小心。

对长辈应注意选择合适的措辞及态度。

(三)残障人士

1.使用轮椅的患者

事先掌握轮椅的基本构造和操作方法(轮椅的手闸摆放位置、椅子的折叠方法等),帮助患者上下轮椅(图I-3-8)。

引导患者就诊时,提前打开诊室大门、清理过道、清除手推车等大件物品、收起脚踏板和插座等。如果身体状况允许,患者可自行移动到牙椅上就诊,但要随时准备应对患者出现的失控状况,及时提供帮助。如果身体状况不允许,在经过患者同意的情况下,协助患者转移到牙椅上。

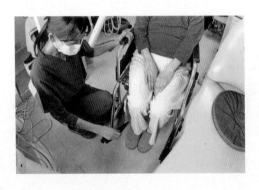

图I-3-8　上下轮椅的辅助要点
轮椅移动时,患者的脚如果没有放置在脚踏上,会发生危险,上车时要确认脚放在脚踏板上后再松开刹车,下车时要先拉紧刹车,把脚踏板抬起来后,再下车

2.视力障碍患者

引导患者就诊前清理过道,清除手推车等大件物品、收起脚踏板、插座等。

将患者的手放在自己的肩膀(或手肘附近),一边说着方向或注意台阶等,一边前行,注意通道宽度或是否有障碍物,如有需要及时改成牵手的导诊方式(图I-3-9)。

在诊疗中,尤其注意下一步的工作。随时告知患者操作的进展情况。漱口时要拉起患者的手去感知杯子的位置(图I-3-10)。

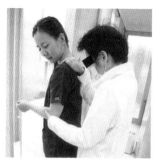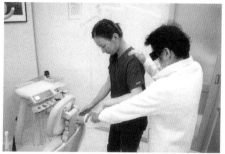

图 I-3-9　视觉障碍患者的接诊技巧

将患者的手放在自己的肩膀（或手肘附近），一边说着方向或注意台阶等，一边前行。
帮助患者用手感觉，熟悉诊疗区域

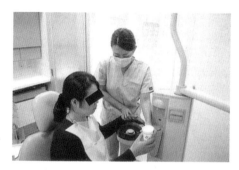

图 I-3-10　视觉障碍患者的接诊技巧

患者漱口时，事先帮助患者用手感觉漱口杯的位置

3. 听力障碍的患者

患者就诊前，一边讲话一边用简单的手语和手势引导患者进入诊疗区。

提前准备好纸和笔备用。

患者可以通过唇语来理解对话，因此必要时可摘下口罩交流。

临床要点

急诊患者的接诊流程

　　除了门诊预约的患者，也会接诊急诊患者，口腔卫生士在得知有急诊患者就诊时，需要进行医生和患者之间的协调工作。根据患者的情况和就诊状态来判断患者的病情和优先顺序，快速应对，充分准备。

　　比如，接诊牙齿外伤的儿童时，在理解患儿心理状态的同时，要认识到在这种情况下，监护人有时也会感到恐慌，应该采取措施安抚监护人情绪。理解监护人心情，与之交谈，缓解情绪也是口腔卫生士的工作内容。另外，应充分告知，经过处理后，患者仍可能出现疼痛等症状，应使患者充分理解术后注意事项和来院复诊的必要性。如患者就诊次日是法定节假日，有必要事先告知患者各地可及医疗资源的详细情况等，消除患者顾虑。

（刘越　译，李茜　审校）

第三章　口腔诊疗的基础知识

55

第三节 共 同 操 作

一、共同操作的概念

共同操作是指术者和配合者组成的团队安全且有效率的进行口腔治疗,有序的共同操作可以为患者提供可信赖的服务。

近年来随着口腔治疗的快速发展和多样化,可通过共同操作为患者提供更加有效的医疗服务。因此在口腔治疗时,必须充分理解各种诊疗的流程和特点。

(一)确保安全

口腔治疗需要在完整的团队合作基础上,对术者和配合者进行分工,确保医疗安全性的同时减轻患者的不适感。术者专心诊疗,配合者能够注意到患者的面色变化和不适表现;能够迅速应对器械等异物误吞、误吸等状况。

(二)提高口腔诊疗效率

共同操作中配合者按术者的操作顺序,准备、传递所需器械和材料,使用吸引器和三用枪,与术者单独操作相比,能够使术者更加专注于操作本身,可以提高诊疗效率,缩短治疗时间。

(三)确立共同操作的行为模式

共同操作中,要求术者和配合者之间有明确的分工,以便进行顺畅的团队配合。配合者应当充分理解口腔治疗的流程,熟知术者的操作习惯,需要注意以下几点:

①根据操作顺序放置诊室内器械的位置。

②与口腔科医生确认共同操作的范围及所需用物。

③在治疗过程中及时与术者核对,防止治疗顺序和传递时机的误判。

④术者和配合者充分理解对方的行为模式。

二、术者、配合者及患者的体位

在口腔治疗中,术者、配合者进行共同操作时患者采用水平位。考虑到患者安全和诊疗效率的同时,术者、配合者的位置和姿势根据治疗内容会有适当调整,根据节力原则采取最佳体位。

(一)术者的位置和姿势

1. 术者的位置

口腔治疗时,术者需要在最安全、方便的位置进行操作。多用时钟表盘的数字表示位置(图Ⅰ-3-11)。

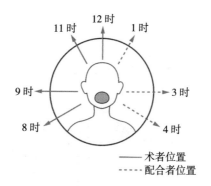

图I-3-11　术者的位置

术者根据手术部位和操作内容选择适宜的位置,患者水平位时,术者通常在8~12点的位置。

2. 术者的姿势

有时口腔卫生士也会作为术者直接对患者进行治疗。为了确保医疗安全且减轻疲劳,应采取能够保持身体稳定性的坐位为基本诊疗体位(图I-3-12)。

术者的姿势最好采用如下顺序:

①使下半身稳定,身体均匀地坐于椅面上。事先调整椅子的高度,使双脚平稳地踩在地面上。双脚间距应保持约30cm,以增加稳定性。

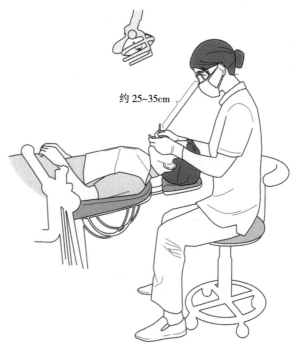

约25~35cm

图I-3-12　术者的基本姿势(患者水平位)

②治疗部位应位于术者身体的中心部位,患者的头部位于术者剑突下的高度为宜。

③术者应夹紧双臂,前臂与地面平行,使患者的口腔处于术者手旁。

另外,口腔卫生士在进行保健指导时,术者、患者都为坐位(图Ⅰ-3-13)。牙医在进行外科手术时,根据手术的需要有时也会采取站立位(图Ⅰ-3-14)。

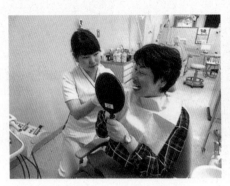 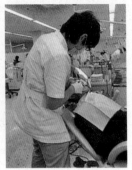

图Ⅰ-3-13　术者及患者坐姿　　　图Ⅰ-3-14　术者站姿

(二)配合者的位置和姿势

1. 配合者的位置

配合者应不妨碍术者的操作。患者采取水平位、坐位时,配合者多位于3点钟的位置,有时也可以位于1点到4点的范围内进行配合操作。通常术者和配合者以患者的口腔为中心,位于互为对称的位置。

2. 配合者的姿势

为确保术者视野,配合者应采取便利且节力的姿势进行操作。另外,为了配合者把握整体的诊疗流程,其椅位高于术者10~15cm左右(根据配合者身高的不同,略有差异)。配合者的视线比术者高、视野比术者广,就可以迅速应对术中的突发事件(图Ⅰ-3-15)。

(三)患者的姿势

患者最大面积地接触牙椅的水平位是最稳定的体位。

正确的水平位是指患者上颌牙列的咬合面与地面垂直。整个身体与鼻子、膝盖处于同一高度,脚和腰部稍低的姿势,称为Knee-nose-position(图Ⅰ-3-16),是水平位中最稳定的姿势。另外患者的头部也应该处于牙椅头托的最前端。

无法采取水平位的患者,例如患有特殊的循环系统疾病、呼吸系统疾病、头晕等的患者也可以采取半坐卧位的方式进行诊疗(图Ⅰ-3-17)。另外孕妇在口腔治疗时,为了防止腹中胎儿压迫大动脉,采取左侧卧位进行治疗(图Ⅰ-3-18)。

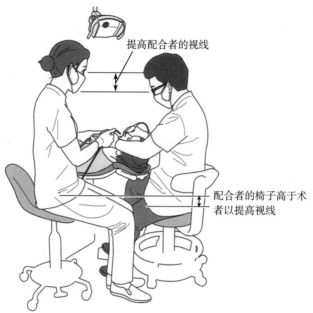

提高配合者的视线

配合者的椅子高于术者以提高视线

图I-3-15　配合者的姿势

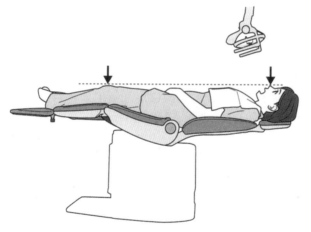

图I-3-16　基本检查位置
（森崎益夫訳：坐位診療とフォアハンドシステム．書林，1975[1]）

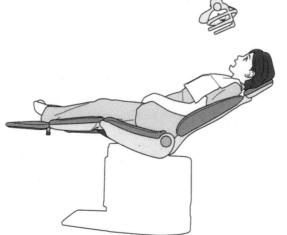

图I-3-17　半坐位

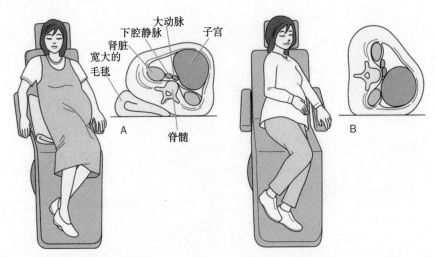

图 I-3-18　妊娠患者体位（松井恭平ほか：ウィルキンス歯科衛生士の臨床　原著第 11 版．医歯薬出版，2015[7]）より一部改変）

采取仰卧位时，随着发育，胎儿体重增加，对主要血管的压迫也会增加
（Ａ）患者左侧卧位，用枕头或毯子将右侧臀部垫高
（Ｂ）患者左侧卧位，图示腹部横截面表示子宫位置

三、诊疗时的照明

术者、配合者、患者采取适当的体位后，调节灯光，保证口内操作区域的照明。检查时的基本位置为头托调节到与地面平行，灯光到口腔焦点的距离以 60~80cm 为宜，使术者操作区域清晰的同时避免灯光照射到患者的眼部。患者水平位时根据上颌和下颌操作区的不同投照角度也有所不同，如图 I-3-19、图 I-3-20 所示。

在患者坐位进行下颌区操作时，抬起头托使𬌗平面向前方倾斜，上颌区操作时头托稍向后倾斜，更利于灯光照射到𬌗平面。老年患者也可采取坐位进行治疗。

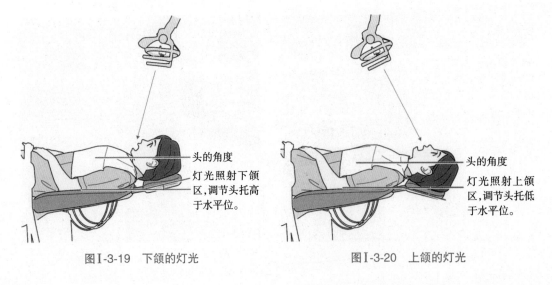

头的角度

灯光照射下颌区，调节头托高于水平位。

头的角度

灯光照射上颌区，调节头托低于水平位。

图 I-3-19　下颌的灯光　　　　　　　图 I-3-20　上颌的灯光

四、共同操作

共同操作（four handed dentistry）就是术者与配合者的四只手有效率地进行诊疗。

（一）基本理论

1. 共同操作的顺序

共同操作的原则是术者持口镜和牙科手机，配合者持吸引器和三用枪，有序地放置于口腔（图I-3-21）。放置的顺序根据治疗部位和治疗内容有所不同，以术者的操作决定优先放置的顺序。

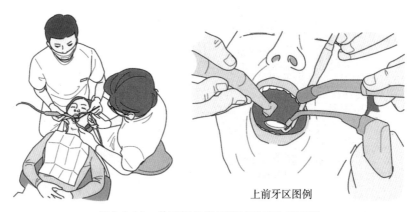

上前牙区图例

图I-3-21　共同操作举例器械放置位置图例

2. 共同操作的原则

- 对应着诊疗内容，术者和配合者共同根据规则进行操作。
- 配合者右手持吸引器，左手持三用枪进行操作。配合者为左利手时，操作相同。
- 注意吸引器和三用枪的放置位置不要妨碍术者的操作。
- 术者的口镜浑浊时，可用三用枪将污物除去。

（二）应用

1. 无配合者的情况

无配合者时或术者可以直视术区的情况下，以惯用手为中心，另一只手配合操作吸引器（图I-3-22），但在存在医疗危险时，不要勉强，应请配合者帮助。

2. 多人配合的操作

术者、第一助手、第二助手都用双手进行的共同操作称为多人配合操作（图I-3-23）。这种方法在外科手术、种植手术、牙周手术时，是最有效率的方法。此时第一助手负责器械的传递，第二助手负责材料的补充和术中情况记录，双助手分工操作可以始终保持器械的清洁。

五、器械的传递

顺畅的器械传递不仅可以缩短手术时间还能够防止器械掉落等情况的发生，传递器械时应注意以下几点：

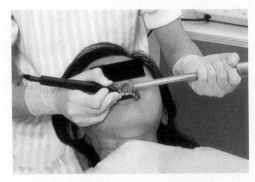

图Ⅰ-3-22 术者持吸引器的操作技术

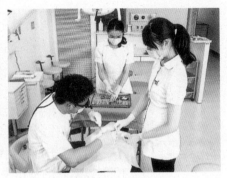

图Ⅰ-3-23 术者、第一助手、
第二助手的共同操作

①正确传递所需器械。

②将所需器械按照操作顺序摆放,便于迅速取用。

③按照术者的使用方向传递器械。

④传递器械时,用器械轻压术者的手以确认传递。

⑤传递器械时注意不得接触器械的工作端,防止器械污染。

⑥注意适宜传递的区域和禁止传递的区域。

⑦职业暴露危险性高的物品(使用后的注射器等)不能徒手进行传递。

（一）正确的器械传递区和禁止区

1. 正确的器械传递区

器械传递时,术者的目光应保持注视口内,且在患者视线范围外的胸前区进行传递(图Ⅰ-3-24)。

在儿童治疗中,传递注射器等需要避开患儿视线的器械时,在患儿的下方或(头部)后方进行传递(图Ⅰ-3-25)。

2. 器械传递禁止区

避免在患者头面部上方传递器械,以免造成患者的恐惧感及增加器械掉落的危险(图Ⅰ-3-26)。

（二）握笔式和掌 - 拇握式传递

1. 握笔式握持法的传递

为了稳定的操作,诊疗时使用的器械多采取握笔式(图Ⅰ-3-27)。配合

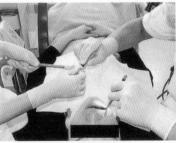

图Ⅰ-3-24 正确的器械传递区
（患者的胸部附近）

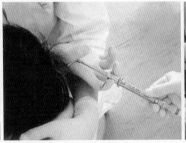

图Ⅰ-3-25 在患者(头部)
后方的传递方式

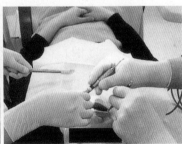

图Ⅰ-3-26 器械传递禁止区
（患者的头面部）

者手持器械的刃部（工作端），放于术者的拇指和中指的侧面，固定于术者示指的指腹，确认三点同时在术者手中后，才可以松手（图Ⅰ-3-28）。

2. 掌 - 拇握式握持法的传递

使用掌 - 拇握式传递拔牙钳等器械时，应把器械的握持部分传递于术者手掌中，待术者握住后可以直接进行操作（图Ⅰ-3-29）。

（三）小器械的传递

口腔治疗的器械和材料多为小件物品，用指尖进行传递很容易掉落。因此在传递嵌体、金属冠等小物品时多放于手掌进行传递（图Ⅰ-3-30），也可以让术者用镊子直接夹取（图Ⅰ-3-31）。

根管锉和成形夹等器械可以利用收纳器传递，医生直接用手拿取（图Ⅰ-3-32）。另外，在取回使用后的器械时手指易被器械尖端划伤，因此应直接将该器械放回托盘内。

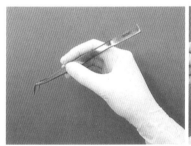
图Ⅰ-3-27　握笔式

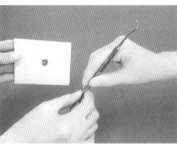
图Ⅰ-3-28　握笔式传递

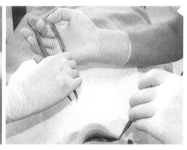
图Ⅰ-3-29　掌 - 拇握式传递

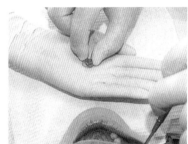
图Ⅰ-3-30　小器械的传递
①掌心传递

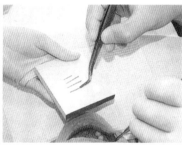
图Ⅰ-3-31　小器械的传递
②术者使用镊子进行传递

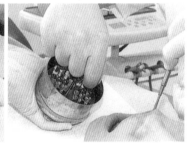
图Ⅰ-3-32　根管锉、
成形夹的传递

六、吸引器技术

（一）吸引器的基本技术

吸引器也叫吸唾器。为了进一步提高口腔诊疗效率，吸引器的正确使用是不可或缺的。吸引器的握持稍有不慎，就可能吸附到患者的口腔黏膜，造成不适。因此应确认诊疗部位，正确使用吸引器，避免引起患者的不适。

1. 吸引的目的

吸除口腔科手机喷出的水、切削牙齿产生的粉尘、唾液和血液。

第三章　口腔诊疗的基础知识

牵拉、保护患者的颊黏膜、口唇和舌头。

吸除使用电刀时产生的异味，以免患者产生不适。

确保视野和操作空间。

2. 吸引器的种类

①标准型（直型、弯曲型）（图Ⅰ-3-33）

根据用途选择不同的吸引器。标准型吸引器包括直型和弯曲型。橡胶吸引器前端多为斜面型，利于保护黏膜的同时还能达到吸引的效果，且吸引器的角度更利于牵拉口角。吸引器头的内部采用防止异物堵塞（器械、棉卷等误吸入吸引器导致的阻塞）的结构。

②外科型（图Ⅰ-3-34）

外科用吸引器前端较细，可直接吸引细微的出血点，随时吸净，保持术野清晰（图Ⅰ-3-35）不影响术者操作。前端较细容易堵塞，术中可以在使用的间歇吸清水以冲洗吸引器内部。靠近手术区域进行吸引时，应注意不要妨碍手术刀等手术器械的操作。

3. 吸引器的握持方法

①掌 - 拇握式（掌 - 拇握式握持法）（图Ⅰ-3-36）

是最常用的握持方法。

②握笔法（握笔式握持法）（图Ⅰ-3-37）

适用于前牙区等敏感部位，但牵拉颊黏膜时力量不足。

③反掌 - 拇握式握持法（图Ⅰ-3-38）

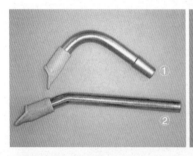
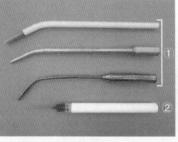
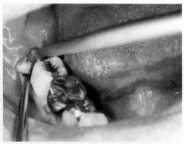

图Ⅰ-3-33 吸引器（①弯；②直）
为了保护口腔软组织，消除患者的不适，吸引器的前端使用硅胶制成

图Ⅰ-3-34 吸引器①外科用；②根管用

图Ⅰ-3-35 外科吸引器的使用
使用外科吸引器时，为了确保术野清晰，应将吸引器前端尽量靠近出血点进行吸引

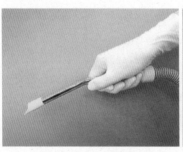
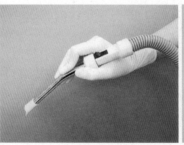
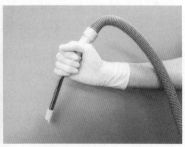

图Ⅰ-3-36 掌 - 拇握式

图Ⅰ-3-37 握笔式

图Ⅰ-3-38 反掌 - 拇握式

用于颊黏膜较厚、颊黏膜牵拉困难等情况。

4. 吸引器的基本操作

①原则上,为了操作的同时能调节灯光,配合者一般右手持吸引器,左手持三用枪,此时应用左手调节灯光(图Ⅰ-3-39)。当左右手与上述方式相反时,可能会出现双臂交叉的情况(图Ⅰ-3-40)。根据治疗部位的不同,也可以将吸引器从右手换至左手握持。

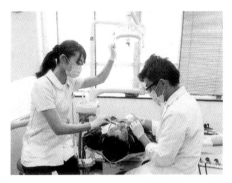 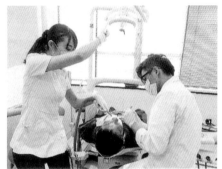

图Ⅰ-3-39　右手持吸引器　　　　图Ⅰ-3-40　左手持吸引器、右手调灯时,
　　　　　　　　　　　　　　　　　　　　　　配合者的双臂会出现交叉

②优先考虑术者的操作,根据手术部位和操作内容,适当调整握持方式。
③吸引器的橡胶前端应沿着牙列方向放入口内。
④将脸颊向外牵拉,使吸引器的橡胶前端与牙列平行。
⑤使用吸引器时应均匀用力,注意避免负压吸引力度过大。
⑥在磨牙后垫处吸引咽部的水和唾液。

5. 吸引器的位置(图Ⅰ-3-41)

①根据操作部位调整、转动吸引器前端的方向(图Ⅰ-3-42)。
②吸引器的斜面尽量朝向牙列的方向。

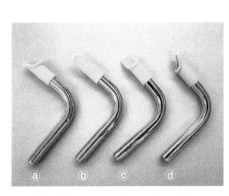 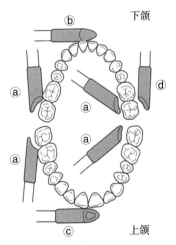

图Ⅰ-3-41　吸引器前端的方向　　　图Ⅰ-3-42　吸引器在口内的
　　　　　　　　　　　　　　　　　　　　　　　位置和开口方向

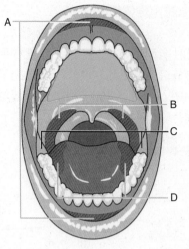

A 吸引器前端斜面插入前牙处的口腔前庭区会引起疼痛。下颌此部位也存在同样问题。
B 触碰到软腭区易诱发咽反射。
C 临床上最容易积水的是下颌第二磨牙的咬合面至磨牙后垫处，因此应尽快吸净该处积水，保证患者的舒适感。
D 过度用力压迫该区域会引发抬舌反应。

图I-3-43　吸引器水雾位置

不舒适位置 ▨
安全的位置 ▨

③应在不妨碍术者操作的位置进行吸引。

④操作时，应避免频繁移动吸引器。

⑤将吸引器放置在操作位置附近，避免吸引到黏膜和舌等软组织。

⑥在吸引口腔内积水时，吸引器的尖端接触到水面即可（无须过深）。

6. 吸引器放置的禁忌部位

触碰以下部位易诱发呕吐反应（图I-3-43）。

①软腭部

②咽部

③舌根部

过度吸引会引起口腔黏膜干燥，不需要时可将吸引器从口腔内取出；若必须保持张口，可将吸引器停留在口腔内。

7. 口腔各部位的吸引位置

将口腔内分为 8 个区域进行操作，如图I-3-44~ 图I-3-49 所示。

8. 吸引时的注意事项

①注意长时间吸引易导致口腔干燥。

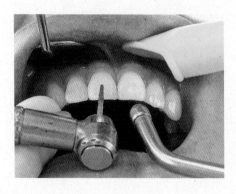

图I-3-44　上颌前牙区（唇侧）

唇侧操作时，吸引器最先放入口内，牵拉口唇以便放入其他器械。吸引器开口应朝向牙列，且用吸引器轻抬口唇。注意不要压迫唇系带和牙龈，否则会引起疼痛。利用牙科手机操作间隙，在磨牙后垫区域吸引咽部积水。注意水会飞溅到患者的面部，必要时可用毛巾等覆盖面部

腭侧操作时，吸引器放置位置与唇侧相同，以减少粉尘飞散，但是根据情况的不同，有时也会从上颌的一侧进行吸引。上述部位难以吸干净口内积水，还应在磨牙后垫区域吸净

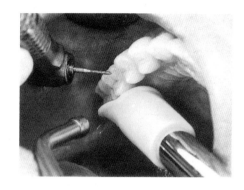

图Ⅰ-3-45 上颌右侧磨牙区

吸引器放置在正在进行切削的牙齿腭侧与牙列
平行处,吸引器开口与牙列保持数厘米的距离。
术者使用口镜时,用三用枪吹净口镜。操作过程
中,若口内有积水,在磨牙后垫区吸净

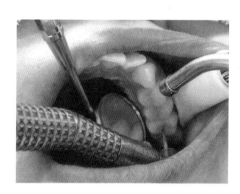

图Ⅰ-3-46 上颌左侧磨牙区

上颌左侧磨牙区行吸引操作非常困难,因此治疗
时应最先将吸引器放于口内。将吸引器沿左侧
上颌的𬌗平面插入口内,放置于牙列与黏膜之
间,注意吸引器不要从咬合面滑出。操作过程
中,若口内有积水,在磨牙后垫区吸净。颊黏膜
过厚者牵拉困难,如果牵拉的力量不足达不到吸
引的效果,可以选择反掌拇握式握持法,强力牵
拉颊黏膜会使口腔开口度变小,导致牙科手机很
难放入口内,所以力度要适中

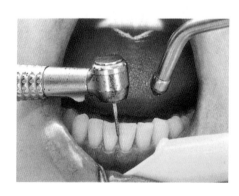

图Ⅰ-3-47 下颌前牙区

在该部位进行操作时,也应最先将吸引器放于口
内。吸引器的开口朝向牙列方向,牵拉口唇的同
时放到下颌唇侧,注意不要用力按压,否则会引
发疼痛。与上颌前牙区相同,在磨牙后垫区吸引
口腔内积水。切削过程中突然移动吸引器是很
危险的,因此配合者需要与术者进行沟通后再移
动吸引器

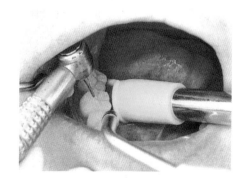

图Ⅰ-3-48 下颌右侧后磨牙区

吸引器的开口处朝向牙面,用吸引器的背面保护
舌头,但不要过度压迫舌部。吸引器前端也不要
用力压迫牙龈,避免碰触到舌根部。舌头反抗力
过大时,配合者也可用口镜保护舌头

第三章 口腔诊疗的基础知识

67

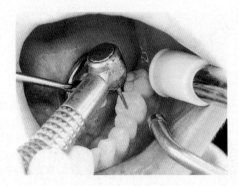

图I-3-49 下颌左侧磨牙区

术者用口镜牵拉颊黏膜时,应首先放置口镜,然后再按顺序放置牙科手机、吸引器。沿着下颌左侧磨牙区的咬合面放入,注意不要用力牵拉口角。牵拉颊黏膜的同时进行吸引,但吸引器放置过浅容易脱落,尤其需要注意前磨牙区。另外,不要过度用力牵拉患者口角,否则会改变患者面部位置

②吸引器的前端不宜过度压迫软组织。

③不要吸引到舌和黏膜组织。

④不要直接吸引牙科手机喷出的水。

⑤不宜过度用力牵拉口角。

⑥诊疗结束后要吸引一杯清水或药液。

七、三用枪技术

根据使用目的分为气、水和水雾三种方法。气、水的喷出量和强度要通过拇指进行调节。先调节喷水的按钮、再调节气体的强度。

（一）三用枪的用途

①干燥:封药、黏接或口腔检查时。

②清洗:治疗前后口腔清洗和牙体预备后的清洗。

③冷却:材料使用过程中的降温作用,例如使用蜡时。

（二）操作方法

①按压手柄的下端或用指尖操作有一定的难度,因此要用拇指最突出的部分按压在手柄的前端进行操作。（图I-3-50,图I-3-51）手柄右侧按钮为A（air）左侧为W（water）。

②如果需要水雾的话,首先按压水的按钮,然后按压空气按钮控制水雾强度（图I-3-52）（如果先放空气,水雾过强,会刺激到患者的软组织。）

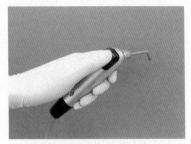

图I-3-50 手柄（按钮）的按压方法

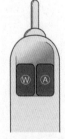

图I-3-51 三用枪的手柄（按钮）部分

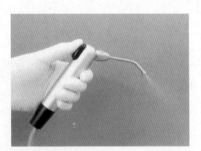

图I-3-52 喷水雾时:先按压水的按钮,再按压空气按钮,调节水雾强度

③牙体预备过程中,术者停止操作牙科手机时,配合者向患牙和口镜吹空气或者水雾(图I-3-44,图I-3-47~图I-3-49)。

④当口镜镜面污染时,向镜面吹水雾使其清洁(参考图I-3-46)。

临床要点

口腔共同操作的起源

在最初的日本口腔治疗中,通常患者采取坐位,术者站立位。随着口腔医疗的进步,要求治疗更加精准,术者改为身体重心平衡、稳定的坐位,患者改为平卧位,患者能够以最放松的状态接受诊疗,术者也能集中精力治疗。

术者治疗时的体位为坐位,因此需要他人配合准备诊疗器械、材料。配合者吸引、准确传递诊疗所需器械、材料等,进一步提高了诊疗效率。

(李茜 译,李秀娥 审校)

第四节 与口腔相关的全身临床检查

一、配合临床检查的目的、作用

口腔卫生士进行口腔诊疗的配合、口腔预防处理、口腔保健指导或饮示指导时,需要直接面对患者,充分掌握患者的全身信息,并且具有一定的理解能力。因此,口腔卫生士必须充分理解临床检查的目的及其内容,在口腔医生的指导下,实施、配合和帮助进行临床检查。随着简易的检查方法逐渐普及,临床检查成为口腔卫生士需要负责的一个诊疗配合环节。

二、检查前的准备和向患者的解释说明

口腔卫生士按检查目的准备检查所需器械、材料等,使检查能够安全准确地实施。并根据进一步实施检查的目的、检查的必要性、内容、检查过程中可能出现的不适、检查时间、检查结果等,对患者进行简单易懂的说明。

三、检查的种类

(一)身体检查

为了安全地进行日常口腔诊疗,尤其是对于患有全身疾病的老年患者,评价患者的生命体征状态是非常有必要的。口腔卫生士要在术前准确把握患者的全身状态,以便能够迅速应对检查及诊疗过程中发生的意外情况。

1. 体温测量

体温能够反映健康状况的变换。在口腔诊疗中最容易测量体温的部位

是腋窝、外耳道、前额等。

①用物准备

● 体温计：腋窝用电子体温计、外耳道式电子体温计、前额用非接触红外线体温计

● 酒精棉

②腋窝温度的测量方法

ⅰ）擦干腋下的汗液

ⅱ）将体温计从下前方以45°角朝后上方插入，使检温部与腋窝凹陷处充分接触。

ⅲ）轻轻按住胳膊，使腋下和体温计紧贴在一起。

③注意事项

在腋窝的体温测量中，要注意体温计的插入方法和腋窝凹陷紧密接触测量，测量完毕后，对检测温度部位进行酒精消毒。

使用非接触式红外线体温计测量体温时无须接触皮肤，2s即可测出体温。

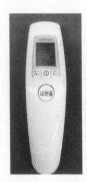
非接触体温计

2. 脉搏测量

脉搏是生命体征之一，脉率、节律、大小等信息可以反映疾病的微小变化，精神处于紧张状态或贫血时可表现为心动过速，脉搏节律不规则提示可能存在心律失常等心脏病。

①用物准备

秒表。

②测量方法

脉搏测量的方法是将2、3、4指放于桡动脉上，测量脉率、脉搏节奏及改变等。脉搏左右有差别时，应同时触诊两侧桡动脉。

③注意事项

2、3、4指尖并拢，与动脉走行方向垂直。

如果按压太紧，会导致脉搏无法触摸，应用轻微的力度去触摸。

3. 血压测量

口腔治疗过程中的疼痛和不安是导致血压上升的主要因素。随着年龄的增大，血压也逐渐升高，作为口腔治疗前的全身管理，需对老年人进行血压测量。高血压患者在口腔诊疗中最好进行血压监测；低血压的患者也需要注意。

①物准备

● 血压计：自动血压计、无液型血压计（图Ⅰ-3-53）

● 听诊器（非自动血压计时）

● 肘枕

②无液型血压计测量方法

ⅰ）体位为卧位或坐位，上臂的测量部位

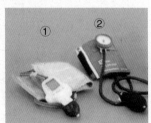
图Ⅰ-3-53　血压计的种类

笔记

日本关于水银的水俣条约在2013年被采纳，预计在2020年以后，原则上将禁止制造和进出口使用水银的机器。

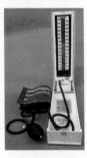
水银体温计

高度与心脏处于相同位置。

ⅱ）将袖带的下缘缠绕在手肘上 2cm 处，缠绕松紧度为能够深入 1~2 根手指为宜（图Ⅰ-3-54）。

ⅲ）确认肱动脉的搏动位置，并将听诊器放置于其正上方（图Ⅰ-3-55）。

ⅳ）握住进气球，慢慢向袖带内送气，压迫上臂。

ⅴ）慢慢排气，从听诊器中最初听到脉音时测量仪表显示的刻度即为收缩压。

ⅵ）继续排气，听不到脉搏声音的时候再读仪表的刻度，即为舒张压。

ⅶ）测量完毕后，全部打开充气球的螺丝帽，迅速解除压迫。

③注意事项

袖带卷得过松，测量结果比实际血压高；太紧则比实际血压低，所以松紧要适宜。

如果肘部不伸展将很难触知脉搏，不能准确捕捉到声音（图Ⅰ-3-56）。

操作充气球螺丝，特别是在减压时，对手指尖的灵活性要求较高，为了便于操作，最好将小拇指的侧面紧贴在桌子上（图Ⅰ-3-57）。

卷起袖子时不要压迫上臂，脱掉上衣或毛衣。

4. 经皮动脉血氧饱和度（SpO_2）

SpO_2 可作为呼吸状态的非侵入性、简便指标进行监测，对于慢性阻

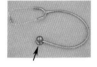

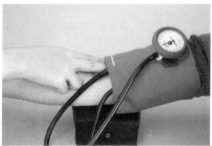

图Ⅰ-3-54　袖带的翻卷方法

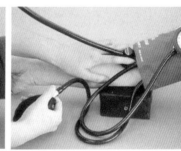

图Ⅰ-3-55　血压测量

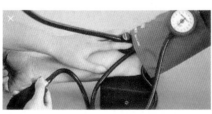

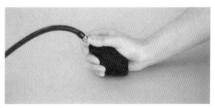

图Ⅰ-3-57　充气球的操作

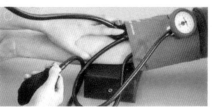

图Ⅰ-3-56　肘部的伸展

塞性肺疾病患者和需要护理的高龄患者,建议在治疗中使用血氧饱和度计来测量 SpO_2。SpO_2 基准值虽然有个人差异,但均在 96%~99% 之间。

①准备

脉冲血氧仪。

②方法

将脉冲血氧仪的探头戴在手指上。

发光部位位于指甲侧,受光部位位于手指腹部。

根据动态脉搏测定数据,计算并显示 SpO_2 和脉搏数(图I-3-58)。

③注意事项

去除指甲油。

(二)体检

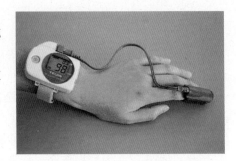

图I-3-58　测量 SpO_2

1. 血液检查

在口腔诊疗室的血液检验中,为了把握患者的全身状态,要进行微量穿刺全血的检验。糖尿病患者出现不适症状时的血糖值(BS:Blood Suger)、服用华法林抗凝剂的患者在外科治疗前凝血酶时间国际标准比(PT-INR)等都需要监测。

①微量穿刺全血的采集方法

为了正确采集毛细血管血液,需要使用专用的穿刺器具。

a)标本采集的准备(图I-3-59)

● 穿刺器具(采血针)

● 酒精棉

● 穿刺部位覆盖膜

● 锐器盒

b)穿刺全血的采样方法

i)确定穿刺部位,包括以下几个方面(图I-3-60)

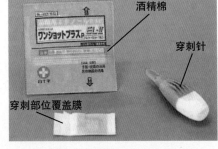

酒精棉

穿刺针

穿刺部位覆盖膜

图I-3-59　微量穿刺全血采样的准备

● 选择任一只手的中指或无名指。

● 采集部位靠近手指尖端的侧面。

● 为了增加手指血液量,可将手指变暖(用温水洗手、温湿布热敷、使用便携式暖宝宝等),轻轻按摩手指,使手位置保持在心脏下方等。

ii)穿刺部位用酒精棉消毒,完全干燥。

iii)遵循穿刺工具说明书,穿刺指尖(图I-3-61)。

iv)持续轻轻压迫,直至得到充足的血滴(图I-3-62)。

v)采样完成后,用纱布按压出血部位止血。

vi)分类分拣使用完毕的器具等废弃物。

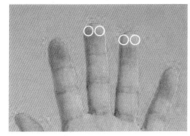

图 I-3-60 穿刺部位

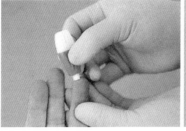

图 I-3-61 穿刺器具穿刺

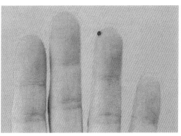

图 I-3-62 血滴

c）注意事项

检查时只使用毛细血管的新鲜全血。

如果过度按压穿刺部位,则血液样本中会混入组织液,有可能得不到正确结果。

②血糖值测定

使用血糖自测仪的简易测定法,安全而且几乎没有疼痛,可以使用 0.5μl 的血液来测定血糖值,只需要 5s。

a）测量血糖值的准备（图 I-3-63）

● 血糖自测仪

● 试纸

● 穿刺全血采样的准备（图 I-3-59）

● 酒精棉（参见第 72 页笔记）

● 纱布

● 穿刺器械

● 锐器盒

b）测定方法

i）打开血糖自测仪容器的盖子,取出一枚试纸。

ii）手持试纸中央部,向血糖测量仪中插入试纸。

iii）只要插入试纸,就会自动开机,作好吸入血液的准备（图 I-3-64）。

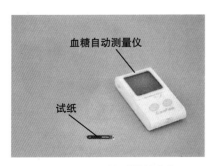

图 I-3-63 血糖测量的准备

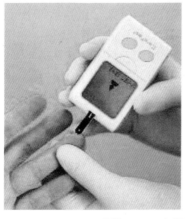

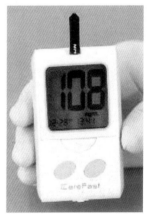

图 I-3-64 血糖值的测定

ⅳ）按照"①微量穿刺全血的提取方法"取血液,让试纸的血液吸血部位吸入血液(采血量约 0.5µl)。

ⅴ）计时器倒计时,显示测量结果、时间和日期。

ⅵ）按下试纸排出按钮,从插入部拔出试纸。

ⅶ）测量仪随即断电。

③凝血酶时间(PT)、凝血酶原时间国际标准比(PT-INR)

在反映外周血凝血激活动能的检查中,血液凝固分析装置是简易的测定方法。其原理是专用试纸中含有的试剂和血液发生反应,测定其凝固反应时的电流,这个电流超过阈值的时间和经过的时间的比值关系。另外,测定结果可以是常用的血液凝固单位[Quick 百分比(%),秒(sec),国际标准比(INR)]的自动交替显示。

a）凝血酶原时间测量的准备

• 血液凝固分析仪(图Ⅰ-3-65)

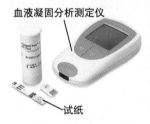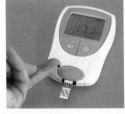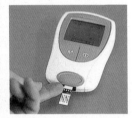

血液凝固分析测定仪

试纸

图Ⅰ-3-65　血液凝固分析仪实例

• 带芯片的试纸容器和试纸
• 穿刺全血采样的准备(图Ⅰ-3-59)
• 穿刺器械
• 酒精棉(参见第 72 页笔记栏)
• 纱布
• 锐器盒

b）测定方法

ⅰ）接通设备电源,试纸指示灯熄灭后取出试纸。

ⅱ）将试纸插入测量槽。

ⅲ）确认画面上显示的芯片编号和试纸容器上打印的编号相同。

ⅳ）按下存储键,将试纸进行加温,加温后 180s 内将血液滴到试纸上。

ⅴ）加样:试纸加温后,按照"①微量穿刺全血的采集方法"抽取血液,把指尖的穿刺血滴到试纸的滴下部分。穿刺后 15s 内滴下血液。

ⅵ）自动校准的结果出现后,开始测定。

ⅶ）以选择的单位(Q%、秒、INR)显示测定结果,并自动保存测量结果。

ⅷ）从测量槽取下试纸,关闭仪器开关。

2. 微生物学的检查

目的是对脓肿和蜂窝织炎的脓液,口腔黏膜病变的微生物的培养鉴定,药效试验等。

药效试验的目的是筛选对感染治疗有效的抗生素。

3. 细胞拭子诊断

细胞拭子诊断是细胞诊断的一种,通过用显微镜观察从内脏器官表面剥离的细胞,检测异常细胞,用于有无肿瘤性病变的筛选等。在暴露的口腔黏膜病变中,可以很容易地进行剥离细胞诊断,而且几乎可以无创进行。还可以针对包括自身免疫疾病在内的口腔黏膜异常病变、上皮异常增殖、癌变等进行筛查。

4. 病理组织检查

病理组织检查分为"活检""术中快速病理检查""手术切除物的病理组织检查"。活检是以口腔黏膜疾病、囊肿瘤等的器质性疾病为对象,在实施局部麻醉后切除病变的一部分,得到作为确定诊断的病理组织。活检的特殊情况是当病变较小时,有时会切除全部的病变组织送检。术中迅速病理检查,是以在手术中确定诊断和切除范围为目的。手术切除物的病理组织检查,通过对切除物全面的检查检索,可以进行切除范围的评价和对手术前诊断或治疗效果的判定。

切除的组织标本,为了防止变形,明确与病变主体的位置关系,需在切开的表面贴上滤纸,并尽快浸于甲醛中。

微生物学的检查、剥离细胞诊断、病理组织检查的准备方法,见表I-3-3。

表I-3-3 微生物学检查、剥离细胞诊断、病理组织检查的特征

	微生物学检查	剥离细胞诊断	病理组织检查
用物准备	● 采样容器:咽拭子(需氧菌等)、厌氧瓶(厌氧菌) ● 穿刺器具:18G注射器、10ml注射器 微生物学检查(咽拭子) 微生物学检查 ①穿刺用注射器 ②厌氧瓶	● 刷子:视线刷、牙缝刷、棉签等 ● 玻片 ● 保存容器 ● 95%酒精 剥离细胞诊断的准备	活检的准备 ● 麻醉药品、棉签 ● 局部麻醉器械:局部麻醉用注射器、局部麻醉针 ● 刀片:圆刃刀片(NO.15)、尖刃刀片(NO.11) ● 组织剪 ● 平镊 ● 止血钳 ● 缝合套装:持针器、缝针、镊子、线剪 ● 无菌纱布 ● 标本瓶 ● 10%中性甲醛

	微生物学检查	剥离细胞诊断	病理组织检查
方法	● 采集脓液等标本 ● 打开无菌包,取下培养基管帽 ● 拿出棉签,施检 ● 把采样后的棉签插入培养基管中,然后盖上管帽 ● 用注射器将厌氧菌注入送检样本 ● 在标签上填写必要事项	● 用刷子刷过口腔黏膜病变的表面后采集细胞 ● 把采集到细胞的刷子压到玻片上旋转 ● 细胞的固定 聚乙烯醇染色用:立即浸润在95%酒精内 基因染色用:用于检测真菌等。可将涂抹细胞的玻片进行空气干燥,直接提取	● 把采集的部位标记下来,并记录 ● 对取活检的部位实施局部麻醉 ● 用手术刀切开,用剥离剪刀等切除组织 ● 将切除的组织浸泡于10%的中性甲醛中 ● 缝合创部 注意:切除的活检为了防止变形、明确与病变主体的位置关系,在切开的表面粘贴滤纸后,尽快浸渍于甲醛中

(成田令博ほか編:口腔外科卒後研修マニュアル.日本口腔保健協会, 1995[12])

(三)口腔区域的检查

1. 金属过敏的检查

斑贴试验

机体存在抗原引起的接触过敏时,不止在有皮炎的部位,其他部位接触抗原也会引起皮肤炎,即全身的皮肤都会过敏。贴片测试就是利用该原理,检测个体接触的各种物质是否为过敏抗原的方法。

a)准备

贴片试剂口腔用金属器械

贴片测试用胶带

b)方法

在贴片测试用胶带上贴上适量的试剂,在皮肤上贴2d,检查剥离后30min至1h及1d后反应,根据需要也可判断3~5d后反应。

c)表I-3-4 贴片测试的判断标准

笔记: Schirmer 试验

口腔干燥是干燥综合征的主要症状之一。眼睛干燥主要是泪液的减少,也可能是干燥综合征的表现。剪下滤纸置于眼睑结膜,5min后测定湿润部分的长度。唾液分泌量的测定也采用了干燥综合征的诊断标准。

表I-3-4 斑贴试验的判定基准表(ICDRG基准)

ICDRG基准	反应	ICDRG基准	反应
–	没有反应	++	红斑红 + 水肿、丘疹 + 小水疱
–	一点点红斑	+++	大水疱
+?	明显的红斑	IR	刺激反应
+	红斑 + 水肿、丘疹	NT	无法实施

(日本皮膚科学会接触皮膚炎診療ガイドライン委員会:日本皮膚炎診療ガイドライン.日皮会誌, 119 (9):1757-1793, 2009[15])

2. 唾液的检查

①与龋齿相关的唾液检查

通过检查与龋齿相关的宿主因子和微生物因子,评定患龋的风险,判断龋齿进展程度(表I-3-5)。评价患者的患龋风险,把握口腔内环境,有助于根据个人的龋病高发性风险制订预防措施。

表Ⅰ-3-5　与龋齿相关的唾液检查

因子	检查种类	检查内容
宿主	唾液分泌量	一定时间内的唾液分泌量
	唾液 pH	判定唾液的酸性
	唾液缓冲能	酸性的口腔环境恢复到中性的能力
微生物	总细菌数（RD 测试）	测量唾液中的总细菌数
	S. muntans 简易培养	测量变形链球菌的细菌数量
	Lactobacillus 简易培养	测量乳酸杆菌的细菌数量
	Candida albicans 简易培养	测量白色念珠菌的细菌数量

②与牙周疾病相关的唾液检查

通过进行与牙周病相关的唾液检查和牙周病原菌检查、潜血检查，可以检查牙周炎的致病菌和与发病有关的生物物质的变化（表Ⅰ-3-6）。

③与口腔干燥相关的检查

与口腔干燥的相关检查包括唾液分泌量的测定、唾液湿润度的检测，可使用口腔水分计进行测定，根据临床诊断标准进行评价（表Ⅰ-3-7）。由于有基础疾病而多重用药的患者不断增加，会有很多由药物副作用引起的口腔干燥，唾液分泌量测定有助于口腔干燥的评价。老年人和残疾人很难测定唾液分泌量，可以用口腔湿润度、临床诊断基准等较为简易的评价。

表Ⅰ-3-6　与牙周疾病相关的唾液检查

检查项目	检查内容
病原细菌检查	通过 PCR 法对检测项目中的病原细菌数和总细菌数的比率进行检测
潜血反应	通过检测唾液中的潜血浓度进行判定

表Ⅰ-3-7　与口腔干燥相关的检查

检查项目	检查种类	检查内容
唾液分泌量的检查	安静时唾液分泌量的测定	在一定时间内采集自然流淌的唾液，测定分泌量
唾液湿润度的检查	刺激时唾液分泌量的测定	测量方法采用的是石蜡测量法、口香糖测量法、松弛测量法
	湿润度检验纸测量	把检验纸放在舌背上测定湿润度
口腔水分计	口腔水分计测量	把水分计放在舌背上进行测量

在口腔检查中，口香糖咀嚼测试和咀嚼纱布测试可以用来评估唾液分泌量。唾液腺造影、唾液腺核素检查可用来评估唾液腺的状态和功能。

a）唾液分泌量的测定

唾液分泌量的测定，有静态唾液分泌量测定和动态唾液分泌量测定。

b）唾液湿润度检查

使用唾液湿润度检查纸,测定舌头黏膜上唾液湿润度。将试纸在舌黏膜上保持10s,唾液的湿润不足2mm则有干燥倾向,若在3mm及以上则判定为基本正常(图I-3-66)。

c)通过口腔水分计进行测定

使用口腔水分计测定舌黏膜湿润度的简便检查法(图I-3-67),把口腔水分计按在舌背黏膜上2s,测定湿润度(图I-3-68),测量值在30以上在正常范围内,低于29有干燥倾向,不足25判定为重度干燥。

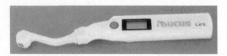

图I-3-67 口腔水分计的示例

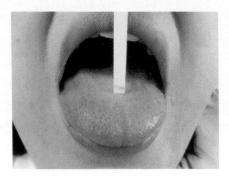

图I-3-66 唾液湿润度检查

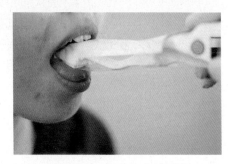

图I-3-68 口腔水分的测定

d)临床诊断标准

用视诊评价口腔干燥的状态(表I-3-8)。

表I-3-8 口腔干燥的临床诊断标准

度数	鉴定
0度(正常)	没有口腔干燥和唾液的黏性增大
1度(轻度)	唾液黏性增大、唾液少、唾液拉丝
2度(中度)	唾液极少看到细小的泡沫
3度(重度)	舌黏膜上看不见唾液

(柿木保明: 口腔乾燥症の病態と治療. 日補綴会誌, Ann JpnProsthodont Soc 7: 136-141, 2015[16])

3. 口腔异味检查

口腔异味检查包括机器检查法和嗅觉检查法。

①机器检查法

用于口腔异味检查的设备中,测定挥发性硫化合物浓度(VSC浓度)的高效气相色谱仪最为准确,但其装置大、成本高。一般采用小型简易气相色谱仪。

②嗅觉检查法

在日常诊疗中,作为简便方法,多个检查人员与患者相隔一定距离(40cm),判定其呼吸气味,检查人员依据评价标准判定气味。在表I-3-9中

表Ⅰ-3-9　口腔异味检查官能试验的判定标准

得分	判定标准
0：无味	感觉不到臭觉阈值以上的臭味
1：非常轻	闻到臭觉阈值以上的臭味,但不能识别为恶臭
2：轻度	勉强认为是恶臭
3：中度	很容易判断出是恶臭
4：强度	不可忍受的恶臭
5：非常强	不可忍受的强烈恶臭

（宮崎秀夫ほか：口臭症分類の試みとその治療の必要性. 新潟歯誌, 29：11-15, 1999[19] より）

列出了嗅觉检查的判定标准。

4. 味觉检查

通过滤纸盘法进行检查

测试甜味、咸味、酸味、苦味的感知阈值。测定部位如图Ⅰ-3-69所示。

①准备（图Ⅰ-3-70,图Ⅰ-3-71）

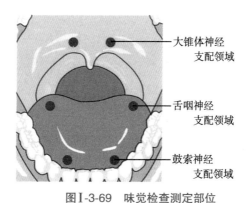

图Ⅰ-3-69　味觉检查测定部位

（テストディスク 2007 年 4 月改定添付文書から引用, 一部改変）

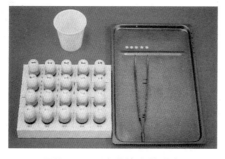

图Ⅰ-3-70　味觉检查的准备

- 味觉检查用试剂（甜味、咸味、酸味、苦味）
- 滤纸盘
- 镊子
- 杯子
- 味觉指示表

味觉指示表

甜

咸

酸

苦

不知道是什么,但有味道

无味

图Ⅰ-3-71　味觉指示表

②方法

将S-1(最低浓度)的味觉溶液浸湿后的纸片静置于规定的测量部位,开口状态保持2~3s即可在味觉指示表(图I-3-71)中作答。用水充分含漱后,间隔1min以上,转移到下一个味觉测试。最后对苦味进行同样的操作。同样对其他部位也进行相同的操作。经过反复操作,求出各部位的味觉感知阈值。

(李文文　译,王磊　审校)

第五节　影像学检查

口腔卫生士在进行X线投照工作中,负责投照装置、胶片显影液以及数码相机等的日常管理和用物准备。

一、口内投照技术

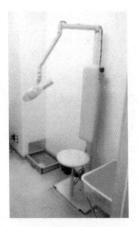

图I-3-72　口内法 X线投照机

（一）口内X线片投照

口内X线片投照方法分为四种:二等分法、平行投照法、咬合翼法、咬合片法。使用X线片投照专用设备进行投照(图I-3-72;表I-3-10),其中胶卷分为三种:标准型、儿童型、咬合法专用型。

（二）曲面体层投照（图I-3-73,图I-3-75）

曲面体层投照是使用全景X线摄影装置拍摄的断层摄影。通过将断层面与上下牙列匹配(曲面体层成像是使用影像接收器和X线机头围绕患者作相对运动,产生一系列单个影像,一次曝光上下颌骨的全部影像),可以一次性观察整个口腔的状态。

曲面体层投照中,有一种装置只通过更换暗盒便可使用同一台摄像机进行CT摄影。

（三）头影测量X线片（图I-3-74）

头影测量X线片,由于通常采取同一规格型号摄影,因此可用于正畸治疗前的评估和治疗中的比较,可完善跟踪监测牙弓、颅颌面的发育关系。

（四）锥形束CT（CBCT）投照

CT是用电脑计算透过身体的X线量,沿人体转圈拍摄断层像的影像检查。口腔颌面CBCT是专门为口腔颌面部开发的使用三维（3D）影像拍摄的影像设备（图I-3-76）。

表I-3-11中总结了各种X线投照的术式（步骤）。

表Ⅰ-3-10　口内法的种类、方法、优点及缺点

	方法	优点	缺点	口内摄影方法
分角线投照技术	X线垂直地投影在胶片和牙轴形成的夹角的二等分线上是最常使用的投照方法	胶片上牙齿长度相当于实际牙齿长度将牙齿全貌及根尖周围的牙槽骨等反映在胶片上	牙周组织和牙齿的形状失真	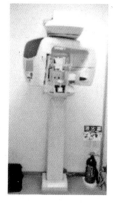
平行投照技术	使胶片平行于牙轴,X线垂直投照在胶片上	对上颌磨牙和牙槽骨顶部等的观察有效失真少	需要长方形的专用配合器具胶片无法到达的部位无法采用该投照技术	
咬合翼法	使用咬翼法的胶片和带咬翼的胶片,上下牙轻轻咬住进行咬翼摄影	能有效观察牙齿邻接面状态,上下牙的咬合关系,填充物的咬合状态牙槽骨顶的画面清晰	需要咬翼根尖部无法投照出来	
咬合法	用牙齿轻轻咬住专用胶片,从牙轴方向拍摄中心线(主线)方向的情况	能有效诊查比较大的病变、唾液腺结石症、埋伏牙、骨折	咬合法专用胶片	

(全国歯科衛生士教育協議会監修:最新歯科衛生士教本歯科放射線.医歯薬出版,2009[20])より改変)

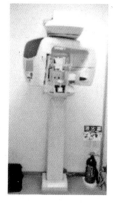

图Ⅰ-3-73①　CT、曲面体层
X线复合投照机

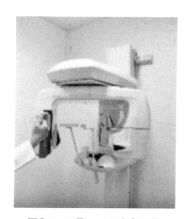

图Ⅰ-3-73②　CT暗盒更换

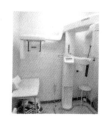

图Ⅰ-3-74　头颅
X线投照机

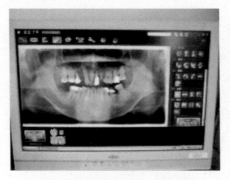

图I-3-75 曲面体层投照影像

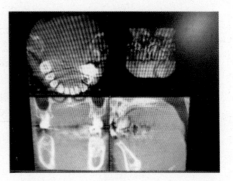

图I-3-76 口腔锥形束 CT 影像

二、口内照片采集摄影

由于口内照片能够清晰准确地记录患者的口内状态和变化,所以经常在第一次检查处理后、治疗操作中定期拍摄,用于指导和评价。

如今经常使用数码相机进行照片采集(图I-3-77,图I-3-78)。

摄影张数多使用 5 张法、9 张法。下面将介绍 5 张法的摄影方法、步骤。

①准备相机(使用适合各个拍摄部位的仪器)

口腔用数码相机设置成固定的倍率,摄影者通过前后移动,或者操作聚焦触摸面板进行照片采集,也可选择快门优先、镜像模式等多种拍摄模式采集照片。

口角拉勾:有多种类型。如把手可握类型和口角拉钩的类型(图I-3-79)。

照相用反光板:咬合面、颊侧面、舌侧面等反光板(图I-3-80)。

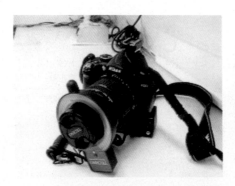

图I-3-77 口腔数码相机

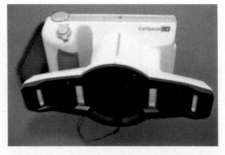

图I-3-78 通过触摸面板操作的数码相机可将相机设定为固定的放大率,让术者前后移动以保持焦距

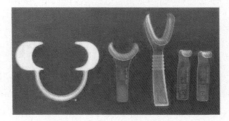

图I-3-79 各种口角拉勾

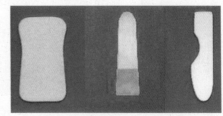

图I-3-80 各种口内照相反光板

表I-3-11　X线摄影的操作过程（步骤）

操作过程（步骤）	口内法 X 线投照		曲面体层投照计算机断层摄影法		头影测量 X 线标准投照	
	口腔卫生士	口腔科医生	口腔卫生士	口腔科医生	口腔卫生士	口腔科医生
1　说明要进行 X 线摄影,并取得同意		○		○		○
2　引导到摄影室,督促摘下面部周围的金属	○		○		○	
3　使其穿上防护围裙	○		○ 戴上防护围裙,露出患者脖子以上位置		○	
4　胶片暗盒准备	○		○		○	
5　X 线拍摄装置准备	为了预防感染,把胶片（或传感器）用薄膜包起来。调节头托到合适的位置,把胶片放入口内根据口中胶片位置,调节遮线筒到合适的角度	胶片定位,照射角度确认	暗盒就位;头部固定的高度按照患者的身高调整,调整使其对着正中,不会左右倾斜	患者位置确认	暗盒就位插入两侧耳孔拉杆,固定头部位置	患者位置确认
6　拍摄		○		○		○
7　拍摄结束	取出口腔内胶片		卸下头部固定		摘下耳孔内拉杆	
8　拆卸防护围裙	○		○		○	
9　引导致牙椅	○		○		○	
10　影像处理	○		○		○	
11　影像的整理和保管	○		○		○	

○＝负责人

摄影的基本图例在图I-3-81,表I-3-12中示出。

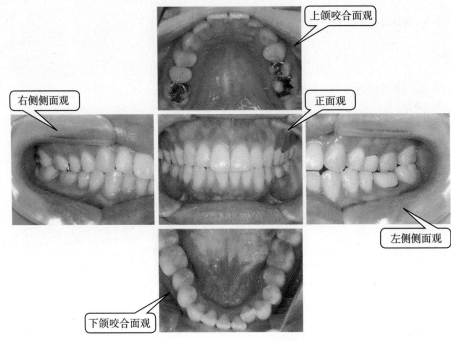

图I-3-81　5张法口内照片摄影

表I-3-12　口腔内照相的要点

	前视图	上腭 咬合面图	下颚 咬合面图	右侧 侧方位图	左侧 侧方位图
摄影者 定位	7点或8点	12点	8点	9点(*1)或 3点(*2)	9点(*3)或 3点(*4)
患者定 位	坐位或半坐位	水平位	水平位	水平位或半坐位	水平位或半坐位
有无使 用口角 拉勾	使用	使用	使用	使用	使用

	前视图	上腭 咬合面图	下颌 咬合面图	右侧 侧方位图	左侧 侧方位图
有无使用照相用反光板	不使用	使用 反光板的插入方法		摄影者9点位 (*1):不使用 摄影者3点位 (*2):使用	摄影者9点位 (*3):使用 摄影者3点位 (*4):不使用 反光板的插入方法
构图制作要点	中心咬合位 咬合面水平位	正中线在中央 将镜面与牙列成45°角打开 最后一颗磨牙也要进入画面		咬合面水平位 不要让黏膜进入影像	

三、影像的管理

X线摄影照片和口内照片采集后,需要使用固定的 ID 号码,通过电脑进行管理。这样在诊断患者和解释说明病情时可随时调取使用。数字 X 线影像不会损坏,检索起来还十分便利。但由于电脑故障有时会造成数据的丢失,所以需要随时作好备份。

拍摄的影像登记在主数据管理系统(图I-3-82)中。患者姓名、日期、部位必须记录清楚,最理想的是与电子病历协作联系在一起,以便查阅。

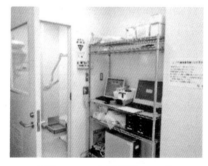

图I-3-82　主数据管理系统

保存的影像数据,最好可以在口腔综合治疗台边进行简单的检索,以方便进行诊断或指导评价。

（彭兰　译,马桂娟　审校）

第六节 药物与口腔材料的管理

为了能够提供更加优质的医疗服务,在 2007 年对医疗法进行了部分修订,规定小规模口腔诊所应建立安全管理体制,要求在口腔诊所配备医药品和医疗器械安全管理人员。医生、口腔科医生、药剂师、助产士、护士和口腔卫生士等一起负责安全管理。业务内容包括制作药品和医疗器械的安全使用操作手册并参照执行,以及为保障药品、医疗器械安全使用而收集必要的信息、实施改善方案等。

一、基础知识

(一)药物管理

药品是指收录入药典的,用于人或动物疾病诊断、治疗或预防,对人或动物身体结构或功能产生影响的物品。医疗器械、口腔材料、医疗用具以及卫生用品不属于药品。

药物是指具有药理活性的化学物质,以治疗和预防疾病为目的,适用于人和动物。

药品管理上的注意事项:①对于名称类似、外观类似的药品有预防拿取错误的措施;②限制药品(毒性药品、烈性药品)等应放入保险柜管理;③对于有效期限及保管条件有管理要求;④有预防药品分装、补充药品时发生错误的措施。

毒性药品、烈性药品、毒性物品、烈性物品要在容器的外包装上标明。在日本,毒性药品用黑底白框,烈性药品用白底红框表示,红色的字记录"毒"或者"剧"字;毒性物品用红底白字,烈性物品是白底红字,外包装要有"毒性物品"或"烈性物品"的字样。储存或陈列的地方要区别于其他地方,特别是毒性药品和毒性物品、烈性物品要放入保险柜管理。(表Ⅰ-3-13;图Ⅰ-3-83,图Ⅰ-3-84)

表Ⅰ-3-13 药物的标志和保管

	标签的标志	保管
毒性药品	黑底白框,白色字体标明药物名称和"毒"字	在保险柜中保管,与其他医药品分开
烈性药品	白底红框,红色字体标明药物名称和"剧"字	与其他医药品分开
普通药	无特殊规定	无特殊规定
麻药	"麻"字标志	在保险柜中保管,与其他医药品分开
镇静剂(精神类药物)	"向"字标志	在保险柜中保管

(全国歯科衛生士教育協議会監修:最新歯科衛生士教本 薬理学.医歯薬出版,2008,7[26] より引用)

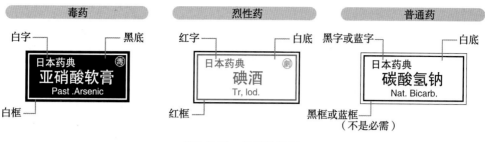

毒药	烈性药	普通药

白字 ── ── 黑底　　　红字 ── ── 白底　　　黑字或蓝字 ── ── 白底

日本药典　　　　　日本药典　　　　　日本药典
亚硝酸软膏 毒　　**碘酒** 劇　　　**碳酸氢钠**
Past .Arsenic　　　　Tr, Iod.　　　　　Nat. Bicarb.

白框 ──　　　　　　红框 ──　　　　黑框或蓝框
　　　　　　　　　　　　　　　　　　（不是必需）

图 I-3-83　标签的表示

（全国歯科衛生士教育協議会監修：最新歯科衛生士教本 薬理学 . 医歯薬出版, 2008, 7[26]）より引用)

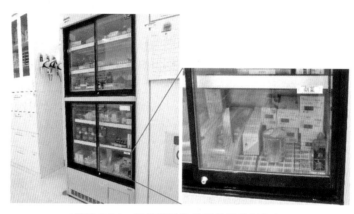

图 I-3-84　烈性药品和普通药品分别保存

（二）依处方使用的药品（处方药）

处方药为指定的医药品,即根据医生、口腔医生或者兽医的处方来使用的药物。使用时需注意:①根据医生的诊断来研究治疗方案,用药时要考虑到药物易产生耐药性或使用方法的复杂性,并根据患者的病情或体质等来选择药物,以实现药物的安全性和有效性;②为防止严重副作用的发生,可以通过定期的医学检查等来了解患者用药后的状况;③有些药物因具有兴奋作用和依赖性,应注意避免用于治疗以外的目的。

在药物服用方面的注意事项:①遵守用量和用法;②用足量的水或温水服用;③不要改变剂型;④不要服用过期药物;⑤不能随意中断服药;⑥正确保管药物;⑦不要将药物转让给他人等。

（三）口腔材料的管理

口腔材料的管理首先要收集整理口腔材料的附加文件或使用说明书、医疗设备的安全使用及保养检查相关信息,还需要从制造销售企业那里获取医疗设备的故障信息或安全使用信息等,将得到的信息提供给使用部门以保障设备正常运转。

二、临床应用

（一）口腔药品、口腔材料的使用

口腔领域使用的药品包括医学上使用的药品和口腔专用的药品,此外还有毒性药品、烈性药品、毒性物品、烈性物品等。

口腔材料的种类很多,使用方法和储存保管方法各异。定期确认有效期,先使用临近有效期的药品和材料(先入先出原则)。确认温度、湿度、避光等相关保管要求,确保保管场所的温度和湿度符合要求。严格执行毒性药品、烈性药品、毒性物品、烈性物品的标志和保管方法(表 I-3-13)。

(王春丽　梁天一　译,夏斌　审校)

第七节　橡皮障隔离术

与棉卷隔离术相比,橡皮障隔离术能够完全隔湿,它不仅能够隔离唾液,防止患牙被污染,还能挡住唇、颊黏膜、舌等软组织以提供清晰视野。橡皮障隔离术广泛应用于各项口腔治疗中,通常在牙体预备、充填及根管治疗等无菌性治疗之前使用。对于儿童和残疾人等难以配合治疗的患者,常规使用橡皮障隔离术能有效防止口腔医疗事故的发生。

(一)橡皮障隔离术的目的

- 有效隔离唾液和口腔内污染物
- 保持术野干燥、清晰
- 压迫并保护舌黏膜、颊黏膜、唇等周围软组织
- 提高治疗效率
- 防止误吞误咽

(二)橡皮障隔离术的优点

- 通过隔离唾液和污染物,实现无菌操作
- 保持术野清晰,提高工作效率
- 保护口腔软组织,防止出现治疗损伤
- 避免出现因误吞误咽小器械或药品而导致的医疗事故

(三)橡皮障隔离术的缺点

- 使用后无法清晰辨别牙根和牙长轴的方向
- 橡皮布的气味和橡皮障夹的紧缚感会使患者产生不愉悦的感觉
- 口呼吸的患者慎用
- 对橡胶过敏的患者慎用,可选择不含橡胶的产品

(四)橡皮障隔离术使用器械的名称及用途(图 I-3-85,图 I-3-86)

1. 橡皮布

根据橡皮布的厚度,分为薄、中、厚等不同种类;根据颜色可分为黄色、绿色、蓝色等不同种类,选择时需根据光的反射,以更容易看清患牙为原则。通常使用预成的橡皮布(12cm×15cm),也可使用剪切后的成卷橡皮布。

2. 橡皮障夹

将橡皮布固定于牙上的装置,种类有磨牙用、前磨牙用、前牙用、唇侧颈部用以及乳牙用等几种,还可分为有翼型与无翼型两大类。在口内的上、下、左、

右牙齿等处使用时要根据橡皮障夹喙部的形态进行选择（图I-3-87，图I-3-88）。

3. 打孔器

用于橡皮布的打孔，根据患牙部位及大小选择合适的孔径进行打孔（图I-3-89）。

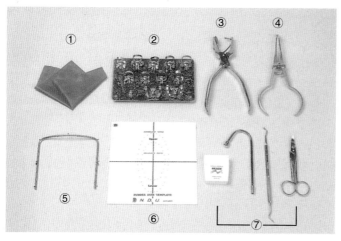

图I-3-85　橡皮障隔离术用物
①橡皮布
②橡皮障夹
③打孔器
④橡皮障夹钳
⑤橡皮障支架
⑥橡皮障定位打孔模板
⑦其他用物
从左至右牙线、吸引器、水泥充填器、剪刀、凡士林油等物品，视情况而用

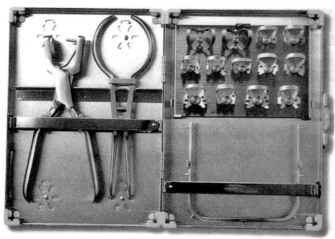

图I-3-86　橡皮障套装
套装可直接灭菌

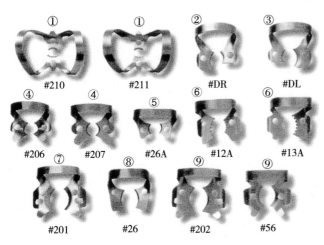

① #210　① #211　② #DR　③ #DL
④ #206　④ #207　⑤ #26A　 #12A　⑥ #13A
⑦ #201　⑧ #26　⑨ #202　⑨ #56

图I-3-87　橡皮障夹种类示意图
①前牙用（#210，#211）排龈用橡皮障夹
②下颌右侧第一乳磨牙用（#DR）
③下颌左侧第一乳磨牙用（#DL）
④上下前磨牙用（#206，#207）
⑤上下前磨牙或乳前牙用（无翼型）（#26A）
⑥下颌后磨牙或第三磨牙用（#12A，#13A）
⑦上颌后磨牙用（#201）
⑧上颌后磨牙或乳磨牙用（无翼型）（#26）
⑨下颌后磨牙用（#202，#56）

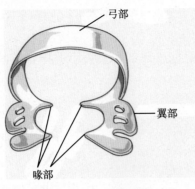

弓部

翼部

喙部

图1-3-88 橡皮障夹

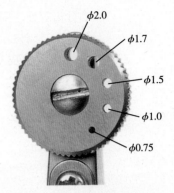

φ2.0

φ1.7

φ1.5

φ1.0

φ0.75

图 I-3-89 打孔器的孔径大小

根据患牙部位及大小选择合适的孔

4. 橡皮障夹钳

可用于固定或取下橡皮障夹。包括可自动拆卸夹子的翻盖型、倒盖型、改良直线型等。

5. 橡皮障支架

用来固定橡皮布,分为金属和塑料两种,通过外侧的小突起固定撑起的橡皮布。有通用的型号,也有儿童用和成人用之分。

6. 橡皮障定位打孔模板

用于确定橡皮布的打孔位置,在塑料板上印有牙列形状的孔,适用于初学者。

7. 其他器械与材料

牙线:用于结扎橡皮障夹防止误吞误咽。

水泥充填器:用于翻下挂在橡皮障夹子翼上的橡皮布。

吸引器,钳子,剪刀,点状调磨钻针(调整橡皮障夹子喙部的位置)等。

凡士林油或黄油:润滑橡皮布,可以预先涂在橡皮布的穿孔处。

(五)橡皮障隔离术的步骤

橡皮障的操作方法有很多种。

1. 以最常见的隔离一颗患牙为例:右侧下颌的第一磨牙(用橡皮障夹 #202)

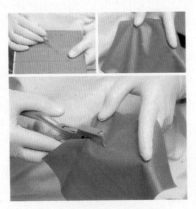

图 I-3-90 橡皮布的打孔

(1)步骤

①橡皮布的打孔(图 I-3-90)

将橡皮布放在模板上,在该患牙所处位置做标记,选择合适的孔径进行打孔。

②橡皮障夹试戴

选择合适的夹子,使用橡皮障夹钳夹持住夹子,正确握持夹钳使夹子夹住患牙颈部,试用橡皮障夹是否合适。术者位于12点位置时,橡皮障夹钳从下握持,当术者位于8点位置时,橡皮障夹钳从上握持容易操作(图 I-3-91)。

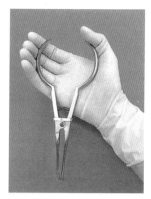
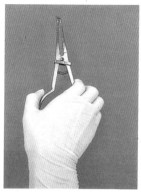

图Ⅰ-3-91　橡皮障夹钳的握持方法

　　为了防止误吞,应将约40cm的牙线双折
并结扎于橡皮障夹的弓部。另外注意橡皮障
夹的弓部应该朝向患牙的远中(图Ⅰ-3-92)。
使用夹钳打开橡皮障夹,放入患牙一侧的牙
颈部,再到另一侧的牙颈部进行恰当的固定
(图Ⅰ-3-93)。夹子应从口内正中进入,再移
向患牙的方向去推开口唇、舌和颊黏膜。

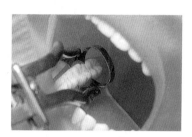

图Ⅰ-3-92　橡皮障夹试戴

　　当翼部的夹持感较弱时,可以用夹钳进行调节。
　　③安装橡皮障夹(图Ⅰ-3-94)
　　用于恒牙时,将橡皮障夹放在对应的打孔位置,稍倾斜套入橡皮布内,
拉开橡皮布用橡皮障支架撑起。与试戴时一样,沿着牙颈部一侧进入口内。

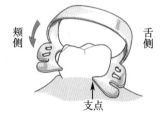
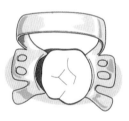
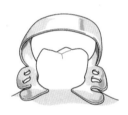

图Ⅰ-3-93　橡皮障夹的试戴(以下颌第一磨牙为例)
①橡皮障夹的喙部贴着牙颈部附近的盲区进行固定。
②以喙部接触点为支点,沿着牙齿形态将橡皮障夹固定在牙颈部。
③橡皮障夹的平面始终与咬合面平行,防止伤及牙龈。

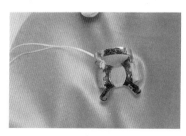
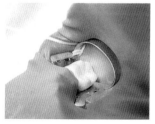

图Ⅰ-3-94　橡皮障夹的安装

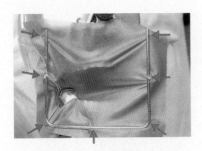

图Ⅰ-3-95　安装支架

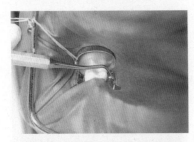

图Ⅰ-3-96　牙颈部的密合

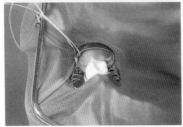

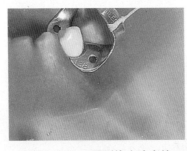

图Ⅰ-3-97　无翼型橡皮障夹的
使用情况

④安装橡皮障支架（图Ⅰ-3-95）

拉紧橡皮布,将其上下左右牵拉固定在支架四周的突起上,上下拉紧左右松弛时,支架向外偏离的幅度就会减少。另外,注意橡皮布是否遮挡鼻子,如有,需用剪刀剪掉橡皮布,确保鼻呼吸通畅。

⑤牙颈部的密合（图Ⅰ-3-96）

上好夹子后,使用水泥充填器将翼上的橡皮布翻下,以确保牙颈部的密合,使用牙线将邻面的橡皮布充分压下。

⑥操作中保持口腔内干燥

操作中,可以主动询问患者是否有过多的唾液,及时用吸引器进行吸引。

⑦卸下橡皮障

使用橡皮障夹钳卸下橡皮布及橡皮障夹,当发现牙龈受损时,可用过氧化氢溶液冲洗后涂碘甘油。

2. 无翼型橡皮障夹使用示例（图Ⅰ-3-97）:

①将橡皮布的穿孔部分涂上凡士林,穿过橡皮障夹的弓部。

②用橡皮障夹钳夹住橡皮障夹（使用橡皮障夹钳的尖端放入橡皮障夹的孔内,打开夹钳以使橡皮障夹处于刚好不掉落的固定状态）,用左手握住橡皮布,目视夹子的喙部确认夹持位置（图Ⅰ-3-98）。

③将夹子安装在患牙上。

④将覆盖着夹子的橡皮布拉下,完全露出夹子（可以在橡皮布上涂上凡士林）。

⑤将橡皮布旋转至正确的位置后用支架固定。

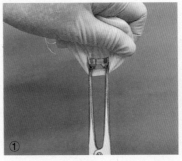

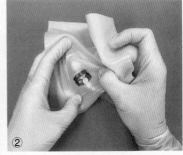

图Ⅰ-3-98　①握住橡皮布的情况;②先上夹子的情况

3. 隔离多颗牙齿示例：前牙区（图 I-3-99）

需要隔离多颗牙齿时，可以用橡皮障夹固定两侧患牙，也可以用牙线固定。

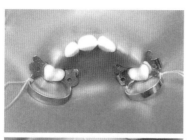
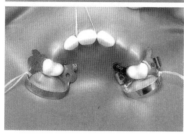
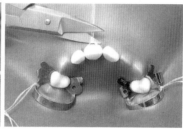

图 I-3-99　暴露多颗牙的情况

①在橡皮布相应位置打孔，以暴露被隔离牙。
②在左右两边远中的牙齿上戴上夹子，暴露其他的牙齿。
③当牙齿不能完全暴露时，使用牙线通过牙齿间的接触区。
④之后与隔离单颗牙的操作相同。

（六）临床应用

广泛应用于儿童、残疾人等人群的各项口腔治疗中。在实际操作中，安装夹子时经常会出现少许的疼痛感，因此需要向患者事先简要说明，可以根据需求，对患牙颈部进行表面麻醉，并及时沟通和安抚。橡皮障隔离术在特殊操作中应用时的注意事项：

1. 应用于儿童、残疾人的口腔诊疗

对于动作较多的儿童和残疾人，需要事先将橡皮布、夹子、夹钳组装好，这样可以使治疗顺利进行，提高治疗效率。

操作前，对患儿使用他们能够理解的语言进行解释沟通，建议用 TSD 法。

2. 应用于根管治疗中

最理想的根管治疗是在无菌的环境中进行，因此橡皮障隔离术在此治疗中尤为重要，不可或缺。

对于牙颈部难以被夹子夹住的牙齿，可以使用牙线将牙颈部进行结扎，也可以将橡胶制的楔子固定在邻间隙位置。

3. 应用于修复治疗中

在保证术野清晰，防止边缘不密合导致的继发龋，防止嵌体等修复体脱落引起的误吞误咽等方面,橡皮障隔离术也起到非常重要的作用。

(李莉　胡菁颖　译,李秀娥　审校)

第八节　排　龈　术

一、基础知识

排龈术是指在进行牙龈下的检查、龈下洞形制备或基牙预备、充填治疗及印模制取时,为了使操作更加方便而暂时将游离龈从牙面分离的操作。包括橡皮障夹机械排龈法、使用浸入收缩剂和止血剂等药材的棉线排龈的机械 - 化学排龈法及应用电刀、激光的外科切除法等。

(一)橡皮障夹机械排龈法(图Ⅰ-3-100)

多用于前牙。操作时,将橡皮障夹夹住患牙颈部使牙龈与牙面分离,露出窝洞,进行充填。这种方法多需要用到前牙橡皮障夹。

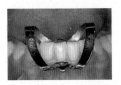

图Ⅰ-3-100　橡皮障夹(#216:前牙用)排龈后的状态

(二)排龈线机械化学排龈法

是一种将排龈线机械性地压入龈沟的排龈方法。操作时,经常会使用浸有血管收缩剂和收敛剂等药液的排龈线。根据不同情况,有时也会使用双线排龈的方法。

(三)外科切除法

用电刀或者口腔用激光切除部分牙龈组织以暴露龈下区域的排龈方法。

优点是能有效地控制出血,缺点是可能引起牙龈退缩。另外注意,安装心脏起搏器的患者禁用电刀法。操作时会产生臭味,需及时用吸引器吸除异味。

二、排龈药物的种类

排龈时可以直接使用含有添加药剂的排龈线,或者使用在术前被药剂浸透过的排龈线。常用的排龈药剂有血管收缩剂(肾上腺素)、血管收敛剂(氯化铝、硫酸铝等)。

三、排龈线排龈法使用流程

(一)用物准备(图Ⅰ-3-101)

排龈线、排龈器、剪刀、镊子。

(二)排龈线机械化学排龈法

①询问有无过敏史,术前核对药物种类,严格控制禁忌证。

②排龈时选用与龈沟宽度一致的排龈线,准备与患牙牙龈一周同等长度的排龈线(图Ⅰ-3-102)。

③吸唾、隔湿基牙,在不伤害牙龈的前提下,用排龈器将排龈线压入龈沟内(图Ⅰ-3-103)。

④排龈前,用棉球压迫止血(图Ⅰ-3-104)。

⑤制取印模之前用镊子慢慢取出排龈线,避免刺激边缘的牙龈(图Ⅰ-3-105,图Ⅰ-3-106)。

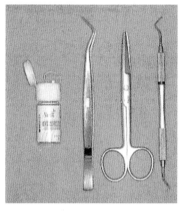

图Ⅰ-3-101　物品准备
从左开始,排龈线、镊子、剪刀、排龈器

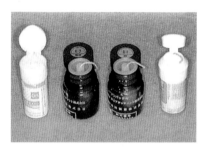

图Ⅰ-3-102　排龈线
排龈线(直径)有极细、细、中细、粗、极粗

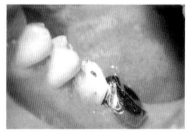

图Ⅰ-3-103　排龈前

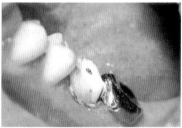

图Ⅰ-3-104　压入排龈线

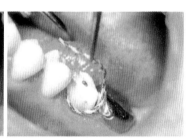

图Ⅰ-3-105　去除排龈线
取印模前,用镊子轻轻取出排龈线,避免刺激牙龈边缘

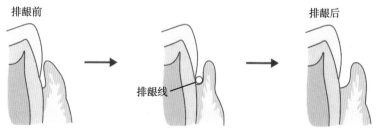

排龈前　　　　　　　　　　　　　　　排龈后

排龈线

图Ⅰ-3-106　排龈线机械化学排龈法(示意图)

四、其他排龈材料

在修复牙颈部时,可使用楔子、橡皮障夹、临时冠,使用暂时黏接材料黏接临时冠时,同时也可排开牙龈。

参 考 文 献

1) 森崎益夫訳：坐位診療とフォアハンドシステム. 書林, 東京, 1975, 50-67.
2) 歯科実習指導者懇談会：新水平位診療のすべて. クインテッセンス, 東京, 1986, 11-25.
3) 束理十三雄：基本的歯科診療補助. 書林, 東京, 1984, 74-77.
4) 石川達也ほか：歯科診療補助/1. 医歯薬出版, 東京, 1994, 7-14.
5) 全国歯科衛生士教育協議会編：新歯科衛生士教本 歯科診療補助. 医歯薬出版, 東京, 2007, 5-13, 111-116, 223-232.
6) 全国歯科衛生士教育協議会監修：最新歯科衛生士教本 歯科診療補助論. 医歯薬出版, 東京, 2015, 40-52.
7) 松井恭平ほか：ウィルキンス歯科衛生士の臨床 原著第11版. 医歯薬出版, 東京, 2015, 83-83.
8) 浦口昌秀ほか：これだけは身につけたい診療室のベーシックワーク. 医歯薬出版, 東京, 2004, 34-37.
9) 別部智司ほか：知っておきたいデンタルスタッフのためのアシスタントワーク. 医歯薬出版, 東京, 2014, 88-114.
10) 原 学郎ほか：保存修復の臨床マニュアル. 医歯薬出版, 東京, 1991, 76-84.
11) 品田和美：キャリアアップのためのアシスタントワーク. 医歯薬出版, 東京, 2005.
12) 成田令博ほか編：口腔外科卒後研修マニュアル. 日本口腔保健協会, 東京, 1995, 116-119.
13) 全国歯科衛生士教育協議会監修：最新歯科衛生士教本 臨床検査. 医歯薬出版, 東京, 2015, 55, 56.
14) 全国歯科衛生士教育協議会監修：最新歯科衛生士教本 歯科予防処置論・歯科保健指導論. 医歯薬出版, 東京, 2015, 115, 126.
15) 日本皮膚科学会接触皮膚炎診療ガイドライン委員会：日本皮膚炎診療ガイドライン. 日皮会誌, 119 (9)：1757-1793, 2009.
16) 柿木保明：口腔乾燥症の病態と治療. 日補綴会誌, Ann JpnProsthodont Soc 7：136-141, 2015.
17) 岸 光男：口臭診療の実際. 岩医大歯誌, 30：235-2423, 2005.
18) 井上孝編著：歯科医師とスタッフのための臨床検査. 医歯薬出版, 東京, 2012, 74.
19) 宮崎秀夫ほか：口臭症分類の試みとその治療の必要性. 新潟歯誌, 29：11-15, 1999.
20) 全国歯科衛生士教育協議会監修：最新歯科衛生士教本 歯科放射線. 医歯薬出版, 東京, 2009.
21) 全国歯科衛生士教育協議会編：新歯科衛生士教本 歯科診療補助 歯科器械の知識と取り扱い. 医歯薬出版, 東京, 1996.
22) 熊谷真一 編/鈴木尚 ほか：補綴臨床Practice Selection 入門 X線写真を読む. 医歯薬出版, 東京, 2005.
23) 小谷潤一郎 佐久間泰司 足立了平ほか編：歯科衛生士テキスト 歯科麻酔学. 学建書院, 東京, 2013.
24) 全国歯科衛生士教育協議会監修：最新歯科衛生士教本 歯科衛生学総論. 医歯薬出版, 東京, 2012.
25) 厚生労働省：良質な医療を提供する体制の確立を図るための医療法等の一部を改正する法律の一部の施行について. 医政発第0330010号 平成19年3月30日.
26) 全国歯科衛生士教育協議会監修：最新歯科衛生士教本 疾病の成り立ち及び回復過程の促進3 薬理学. 医歯薬出版, 東京, 2008, 7.

27) 厚生労働省：医薬品の安全使用のための業務手順書作成マニュアル. 医政発第0330010号, 医薬総発第0330002号　平成19年3月30日.

28) 日本歯科薬物療法学会編：新版 日本歯科用医薬品集. 永末書店, 京都, 2015.

29) 遠山佳之：デンタルハイジーン別冊　ポイントを押さえてスキルアップ！チェアサイドのアシスタントワーク. 医歯薬出版, 東京, 2013, 74-76.

30) 徳永まどかほか：確実なラバーダム防湿法とシーラントの臨床テクニック-見直してみませんか？ラバーダム防湿法. DHstyle, 7 (80) : 2013, 22-28.

31) 東京都立心身障害者口腔保健センター：スペシャルニーズデンテストリー・ハンドブック―障害者歯科医療ハンドブック改訂版―. 一世出版, 東京, 2015, 121-126.

32) 井澤常泰, 三橋　純：写真でわかるラバーダム防湿法. 医歯薬出版, 東京, 2015, 18-21, 31-32.

33) 横山隆道ほか：補綴臨床別冊　実力アップ印象採得. 医歯薬出版, 東京, 1994, 29-32, 83-86.

34) 中村公雄ほか：印象採得・精密印象を知る. クインテッセンス出版, 東京, 2005. 13-17.

35) 土屋賢司ほか：歯科展望別冊　この症例にこの対応クラウン・ブリッジの印象採得. 医歯薬出版, 東京, 2002. 37-50.

36) 鈴木　尚：これで解決！前歯部補綴　第1版. 医歯薬出版, 東京, 2013. 30-31, 100-111.

37) 鈴木　尚：DENTAL CLINICAL SERIES BASIC 支台築造, 少数歯の印象採得, 咬合採得, ブリッジ. 医歯薬出版, 東京, 2000. 38-41, 64-73.

（李莉　胡菁颖　译,王磊　审校）

第四章　口腔临床与诊疗配合

学 习 目 标

1. 熟悉牙体保存修复治疗的特点
2. 能够按照牙体保存修复的治疗顺序准备用物
3. 熟悉牙髓治疗的特点
4. 能够按照牙髓的治疗顺序准备用物
5. 熟悉牙周手术治疗的特点
6. 能够按照牙周手术的治疗顺序准备用物
7. 熟悉修复治疗的特点
8. 能够按照修复的治疗顺序准备用物
9. 熟悉口腔外科治疗的特点
10. 能够按照口腔外科的治疗顺序准备用物
11. 熟悉口腔麻醉的特点
12. 能够按照口腔麻醉的顺序准备用物
13. 熟悉正畸治疗的特点
14. 能够按照正畸的治疗顺序准备用物
15. 熟悉儿童口腔治疗的特点
16. 能够按照儿童口腔的治疗顺序准备用物

在进行口腔治疗时,口腔卫生士专业的椅旁诊疗配合是提高诊疗效率的关键。通过本章的学习,应掌握各种口腔治疗的特点,熟悉并掌握治疗的顺序、用物以及诊疗配合的要点。另外,还需掌握器械使用的要点以及充分关怀治疗后的患者。

在工作中,根据实际治疗内容,而非按照刻板的治疗程序准备我们所需的医疗器械非常重要。口腔卫生士应预先理解并掌握基本器械的名称、使用目的、使用方法以及治疗顺序。

第一节 牙体保存修复治疗的诊疗配合

一、牙体保存修复治疗和诊疗配合的特点

牙体保存修复治疗的对象是有牙体缺损、变色、脱矿、磨耗、外伤、发育不全、形态异常和功能异常等的情况。治疗目的是对龋齿等产生的硬组织破坏部分进行形态修正、功能恢复、美观恢复、保护咀嚼器官以及预防继发疾患。近年来,牙体保存修复治疗正在从以对症治疗为主转变成以预防和维护为中心的治疗。在诊疗流程中,术前的口腔保健指导、诊断,到术后的预防维护等相关内容也日益受到重视。

口腔卫生士需要确认患者的主诉、治疗期望以及相关的诊疗史,以帮助口腔科医生决定治疗方案。还应理解诊疗流程、使用材料的相关知识以及准备必要的器械,以保障诊疗的顺利进行。同时,继发疾病的预防指导、治疗前后的口腔保健指导、修复的必要性说明也很重要。

二、牙体保存修复治疗的示例和诊疗配合流程

参见图Ⅰ-4-1、表Ⅰ-4-1。

（一）直接修复

直接修复是指窝洞制备后,直接在窝洞内进行修复的方法。修复方式有复合树脂修复、水泥修复和银汞修复等。

复合树脂修复是将合成树脂和无机充填物合成的复合材料,直接在窝洞内填塞修复。由于复合树脂与牙齿本身没有黏接性,因此要用树脂黏接剂来增加固位。

下面介绍治疗示例和诊疗配合的要点。

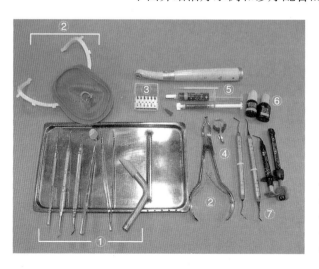

图Ⅰ-4-1 直接修复（光固化复合树脂修复）的用物准备（部分参照表Ⅰ-4-1）
①基本用物（口镜、探针、镊子、挖匙、止动片、强力吸引器、吸引器橡胶头、弱吸引器）
②橡皮障隔湿用物（橡皮障布、橡皮障夹、橡皮障支架）、夹钳、打孔器、打孔模板
③钻针（金刚石钻针、碳钢钻针）
④邻面成形装置（分段式成形夹、邻面成形片等）
⑤黏接前处理用物（毛刷、自酸蚀处理剂）
⑥黏接材料：（毛刷、黏接剂、光敏固化灯）、遮光板
⑦树脂填充材料：充填器、复合树脂材料

表 I-4-1   直接修复的流程、用物准备及配合要点

病例: 30 岁女性来院就诊,主诉:左上槽牙很久以前治疗过,目前有时候疼痛。检查:左侧上颌第一磨牙邻接面修复体边缘继发龋坏。拟行光固化复合树脂修复治疗。

治疗流程	用物准备	配合要点
1) 修复前准备	<ul><li>基本用物</li><li>牙科手机</li><li>抛光刷、橡皮轮(使用不含氟化物的磨光剂)</li><li>各种手用洁治器</li></ul>	在口腔医生的指导下,进行口腔卫生指导,去除牙面附着物
2) 比色	比色板	<ul><li>将比色板贴近牙齿,选择合适的颜色。(参考被修复牙齿的周围和对侧同名牙的颜色)</li><li>在自然光下,将湿润的比色板贴近患牙</li><li>关闭照明灯</li><li>牙齿表面最好保持湿润状态</li><li>短时间内完成</li></ul>
3) 橡皮障隔湿系统 为了减轻患者疼痛,必要时进行浸润麻醉 	<ul><li>卡局式注射器</li><li>局部麻醉剂</li><li>浸润麻醉针头</li><li>橡皮障隔湿系统(包括打孔模板)</li><li>固定楔线</li></ul>	<ul><li>为了防止误吞及唾液污染造成的黏接失败,需要安装橡皮障隔湿系统</li><li>橡皮障布最好选择较厚并且有颜色的</li><li>橡皮障夹不要夹在患牙上,需要隔离多颗牙的情况下需要使用打孔模板定位</li><li>处理过程中,为了防止橡皮障布脱落,应使用固定楔线进行固定</li></ul>
4) 邻面分离 在有邻接面修复的情况下,需要采用分离间隙的方法	<ul><li>牙间隙分离装置</li><li>牙楔</li></ul>	便于邻面的检查。在制备窝洞过程中,注意防止牙齿邻接面和牙龈乳头受伤
5) 制备窝洞 去除龋洞内感染的牙本质	高速钻针 金刚石钻针　　金刚石钻针和碳钢球钻<ul><li>龋齿检测液</li><li>低速钻针(碳钢球形钻针)</li><li>挖匙</li></ul>	<ul><li>使用高速钻针时及时吸除唾液</li><li>涂布龋齿检测液</li></ul>

治疗流程	用物准备	配合要点
6）清洁窝洞	三用枪、吸引器	窝洞的清洗和干燥
7）邻面成形（试戴和安装） 	领面成形装置（分段成形夹、各号成形片等）	协助安装邻面成形装置
8）黏接前处理	双碟、毛刷、自酸蚀处理剂	● 取适量酸蚀剂放在双碟中 ● 用毛刷蘸取酸蚀剂，传递给医生
9）涂抹黏接剂、光敏固化灯照射 	双碟、毛刷、黏接剂、光敏固化灯、遮光板、光固化灯塑料隔离薄膜	● 将适量的黏接剂滴在双碟 ● 用毛刷蘸取黏接剂，传递给医生
10）修复材料的充填、成形和光敏固化灯照射 a 涂抹一层垫底树脂 b 用充填器进行树脂充填，恢复外形 	树脂黏接剂、树脂充填器、塑形器械、光敏固化灯、遮光板 树脂黏接剂、充填器、比色板 充填器	● 取树脂在调拌纸上 ● 将树脂充填器或水泥充填器等传递给医生 ● 将光敏固化灯朝向龋洞方向，并按照规定时间进行照射
11）去除邻面成形装置		● 协助去除邻面成形装置
12）去除邻接面的多余树脂	修型用金刚砂钻针，精细抛光用钨钢钻针	● 吸出剩余的水和唾液 ● 冲洗充填体并干燥

治疗流程	用物准备	配合要点
13）去除牙齿邻面分离装置及橡皮障,磨光	剪刀、橡皮障隔湿系统	• 协助去除牙齿分离器、隔湿橡皮障系统 • 用剪刀去除橡皮障的残留薄片
14）去除颊舌侧的多余部分,调整咬合关系	精细抛光用钨钢钻针、细微粒金刚石钻针、低速弯机、咬合纸、咬合纸夹持器 钨钢钻针　咬合纸 咬合纸夹持器	• 吸出口内剩余的水和唾液 • 冲洗干燥充填体
15）精细抛光 磨光钻和抛光膏	各种磨光钻针、抛光轮、各种磨光条 磨光用钻针　牙冠修复用硬质树脂(使用充填用复合树脂表面抛光材料进行磨光) 矽粒子　磨光条	
16）患者指导	镜子	• 确认当天诊疗内容(确认部位、咬合状态、颜色等) • 关于口腔的管理(家庭护理、定期维护、再次抛光的必要性和感觉过敏等)

（二）间接修复（图Ⅰ-4-2；表Ⅰ-4-2）

所谓间接修复，是指窝洞制备完成后，对其进行印模采集，在石膏模型上用金属、陶瓷、树脂等材料制作修复体，用水泥等黏接在窝洞内的方法。

嵌体修复可用于大部分的牙齿缺损，但其缺点是为了防止嵌体脱落和继发龋，需要扩大窝洞来制造出可以支撑的形态，因此需要切削更多的健康牙体组织。随着水泥、树脂等材料黏接性能的提高，制备技术也在不断变化。

下面是治疗示例和诊疗配合的要点。

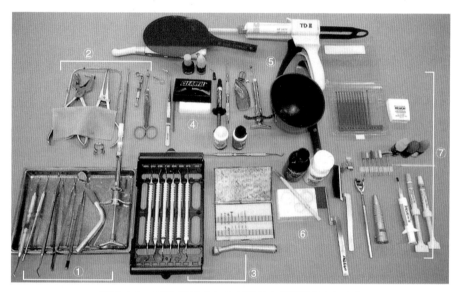

图Ⅰ-4-2　间接修复法（金属嵌体）所需用物（部分）

①基础材料（口镜、探针、镊子、挖匙、止动片、强力吸引器、弱吸引器）、浸润麻醉用物

②橡皮障隔湿用物（橡皮障布、橡皮障夹、橡皮障支架、夹钳、打孔模板、打孔器）、邻面成形用物

③窝洞制备用物（各号挖匙、钻针）

④护髓剂（光固化树脂垫底材料、树脂充填器、光敏固化灯、遮光板）

⑤排龈用物（排龈线、排龈器、剪刀）、印模制取（单口托盘、寒天印模材料、输送枪、藻酸盐印模材料、橡皮碗、印模调拌刀、硅橡胶印模材料）

⑥暂封材料（树脂类暂封材料、一次性涂抹笔）

⑦嵌体安装用物（牙线、咬合纸、咬合纸夹持器、接触点测量仪、磨光钻针、嵌体传递器、黏接用树脂水泥）

表 I-4-2　间接修复的流程、用物准备及配合要点

病例：80 岁女性，主诉以前偶尔有牙痛，因 2、3d 前突然开始疼痛，来院就诊。
因上颌右侧第一磨牙嵌体修复部分脱落，拟制备 Ⅱ 类洞嵌体修复治疗。

治疗流程	用物准备	配合要点
1）前期准备	<ul><li>基本材料</li><li>牙科手机</li><li>抛光杯、橡皮碗</li><li>各种手用洁治器</li></ul>	<ul><li>根据口腔医生的指示进行口腔卫生的指导</li><li>清理牙齿表面的沉积物</li></ul>
2）局部麻醉 龋洞（上颌右侧第一磨牙）	<ul><li>基本材料</li><li>表面麻醉剂</li><li>浸润麻醉</li></ul>	<ul><li>传递局部表面麻醉剂</li><li>进行局部麻醉时提醒患者</li></ul>
3）橡皮障隔湿（Ⅱ类洞） 邻面成形用物（试用和安装）	<ul><li>橡皮障隔湿系统</li><li>邻面成形器械</li></ul>	<ul><li>确认患牙，安装橡皮障隔湿系统</li><li>冲洗时清除口腔内液体</li></ul>
4）窝洞预备 <ul><li>打开龋洞</li><li>清理感染的牙体部分（软化型牙本质）</li></ul> 用挖匙去除牙体腐质 龋齿检测液染色	<ul><li>龋齿检测液</li><li>挖匙、钻针（金刚砂钻针、钨钢钻针、碳钢钻针）</li><li>高速手机或 5 倍速低速弯机</li><li>微型马达</li><li>三用枪</li><li>强力吸引器</li><li>吸引器橡胶头</li></ul>	<ul><li>用吸引器吸除切削时所产生的粉尘、冷却水和口镜上的污渍，以确保视野清晰</li><li>吸除唾液</li></ul> 吸引
5）清洁窝洞	<ul><li>三用枪</li><li>强力吸引器</li><li>吸引器橡胶头</li></ul>	<ul><li>清洗时用强力吸引器吸除冷却水，并用三用枪干燥</li></ul>

治疗流程	用物准备	配合要点
6）保护牙髓	<ul><li>光固化树脂垫底材料</li><li>树脂充填器</li><li>一次性涂抹刷</li><li>光敏固化灯</li><li>遮光板</li></ul> 邻面成形（牙楔、聚酯纤维制透明成形片）	<ul><li>准备垫底材料</li></ul> 垫底材料
7）去除橡皮障		
8）排龈 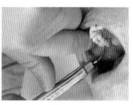	<ul><li>排龈线</li><li>排龈器</li><li>剪刀</li><li>镊子</li></ul> 排龈线、排龈器、剪刀	<ul><li>选择合适的排龈线,裁剪成适当的长度</li><li>准备好排龈器</li></ul>
9）制取印模（寒天印模材和藻酸盐印模材料联合制取） 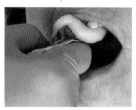 工作印模的制取	<ul><li>印模托盘</li><li>橡皮碗</li><li>印模用调拌刀</li><li>寒天印模材料</li><li>藻酸盐印模材料</li></ul> 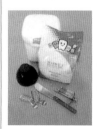 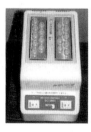 制取印模用物　寒天印模材料加热器	<ul><li>调拌藻酸盐印模材料,装入托盘</li><li>将装有寒天印模材料的注射器递给医生</li><li>在待修复牙齿周围注入寒天印模材料后接回注射器,传递装有藻酸盐印模材料的托盘给医生</li><li>待印模硬化后,将口腔内的托盘取出,用水清洗并消毒,尽快完成硬石膏的灌注</li><li>○ 与口腔医生沟通,掌握好配合时机</li><li>○ 在传递印模托盘和注射器时,要根据牙位掌握好传递的方向</li></ul>

治疗流程	用物准备	配合要点
10）对颌牙印模的制取 对颌牙印模的制取	● 印模托盘 ● 橡皮碗 ● 印模调拌刀 ● 藻酸盐印模材料	● 调拌藻酸盐印模材料，装入托盘 ● 将托盘递给医生 ● 待印模硬化后，将口腔内的托盘取出，用水清洗并消毒，尽快完成硬石膏的灌注 ○ 在传递印模托盘时，要根据牙位掌握好传递的方向 ○ 把印模浸泡在 0.5% 的次氯酸钠中 15min，进行消毒
11）制取咬合关系印模 制取咬合关系印模（硅胶）	● 筒型咬合采集用硅橡胶印模材料（也可用固体石蜡） 筒型咬合采集用硅橡胶印模材料	● 传递咬合采集用硅橡胶印模材料 ○ 安装注射头，根据牙位掌握好传递的方向
12）暂封 	● 树脂类暂封材料 ● 一次性涂抹刷 暂封材料（树脂暂封材料）	● 使用一次性涂抹刷将树脂类暂封材料涂布堆放在窝洞内，起到暂封的作用
13）书写技工单		● 根据口腔科医生的指示，书写口腔技工单，要确认与模型是否一致

第二次复诊

治疗流程	用物准备	配合要点
14）去除暂封材料 去除暂封材料　可以铺一块纱布防止嵌体掉落咽部 安装牙线防止误吞	基础材料 ● 探针 ● 挖匙 ● 三用枪 ● 吸引器 ● 吸引器橡胶头	● 确认患者的状态 ● 使用探针、挖匙清除树脂暂封材料 ● 清理窝洞并干燥
15）试戴嵌体、调整咬合 使用接触点测量仪测量接触点松紧度　调整咬合 三氧化二铝喷砂处理嵌体组织面 接触点测量仪　咬合纸夹持器	● 嵌体 ● 牙线 ● 纱布 ● 咬合纸 ● 咬合纸夹持器 ● 抛光杯 ● 抛光钻针（金刚砂钻针、硅胶钻、精细抛光钻、砂盘磨光轮、鹿皮轮） ● 用于抛光金属产品抛光膏	● 为防止嵌体被误吞，在嵌体上安装圈环或可拆桩。取稍长些的牙线，系在圈环上，确保在紧急情况下可以进行拉拽 ● 把咬合纸装在咬合纸夹持器上，递给医生 ● 准备接触点测量仪递给医生 ○ 在去除修复体时，让患者头偏向一侧 ○ 在舌根和软腭相结合的部位（咽门）处小心地铺上纱布，注意防止纱布误吞
16）清理、干燥窝洞及隔湿处理	● 小棉球 ● 棉卷 ● 三用枪 ● 吸引器 ● 强力吸引器橡胶头	● 准备清理用小棉球 ● 用吸引器和三用枪清理、干燥窝洞 ● 准备隔湿棉卷

治疗流程	用物准备	配合要点
17）嵌体黏接 嵌体表面涂布嵌体用处理剂	• 嵌体黏棒 • 黏接用树脂水泥 • 探针 • 棉球、镊子 • 牙线 • 抗氧化剂 • 光固化灯 嵌体粘棒 黏接用树脂水泥	• 把嵌体装到嵌体黏棒上，在嵌体组织面涂上水泥，传递给医生 • 医生把嵌体安装到患牙上后，递上相应器械以便压紧 • 递上棉球、牙线以清理溢出的水泥 • 清理干净多余的水泥后，进行光照射 • 涂抹抗氧化剂，以确保边缘部分的效果 ○ 操作过程中要充分考虑传递物品的方向，特别是安装嵌体时
18）咬合关系、舒适性的最后检查 放入嵌体，加压 去除多余的水泥	• 咬合纸 • 咬合纸夹持器 • 抛光用钻针（金刚砂钻针、硅胶钻、精细抛光钻） • 抛光膏 抛光钻针　抛光膏　咬合纸夹持器 （用于抛光金属产品）	• 把2种颜色的咬合纸分别装到咬合纸夹持器上
19）患者指导	• 镜子	• 向患者说明可能引起的不适症状，如金属易导热，温度过高时可能会引起疼痛，咬合时会有不适感等 • 向患者说明因水泥没有完全硬化，一定时期内不要食用黏性食物 • 对患者进行口腔卫生指导，以防止继发龋，并说明定期检查的必要性

（三）漂白法（图Ⅰ-4-3；表Ⅰ-4-3）

所谓美白是指改善牙齿的颜色，提高牙齿的亮度，广义上叫作"牙齿美白"，狭义就是"牙齿漂白"。不需要切削牙体组织，而是通过化学方法改善颜色，是一种低侵蚀性的治疗方法。活髓牙美白方法有家庭漂白和诊室漂白两种，死髓牙采用漂白剂法。

诊室漂白是在口腔医疗机构由口腔科医生或口腔卫生士操作，一般使用以 3.5%~35% 的过氧化氢溶液为主要成分的漂白剂。

以下为治疗示例和诊疗配合的要点。

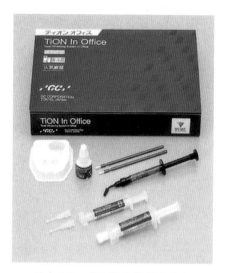

图Ⅰ-4-3　诊室漂白的用物准备

表Ⅰ-4-3　诊室漂白的流程、用物准备及配合要点

病例：患者来到医院，主诉"希望牙齿看起来更白一些"，牙体检查未发现异常，无外来沉淀物的影响，拟进行保险范围之外的漂白处理。

治疗流程	用物准备	配合要点
1）术前告知、问诊	同意书、说明使用工具	<ul><li>手术前询问生活习惯、特别是饮食习惯（是否有嗜好的食物），充分了解患者情况</li><li>确认是否有常见病症（过氧化氢酶症患者，对漂白剂等过敏的患者，呼吸系统和下颌关节病症的患者，其他如孕妇或哺乳期的患者）</li><li>充分了解患者希望进行美白的原因，对审美的要求程度</li></ul>

治疗流程	用物准备	配合要点
2）检查、诊断、确定治疗方案 口腔内检查、拍摄 X 线片、拍摄口内照片、检查牙齿颜色、透射检查 根据口腔医生的诊断确定使用的材料、方法，并进行说明	基本材料、比色板、口腔专用颜色检测仪、口腔内相机、口角拉勾	● 通过比色板确认牙齿的基底颜色 ● 检查口腔的卫生情况 ● 确认牙龈是否有炎症 ● 确认有无牙齿过敏症状 ● 将比色板作为标准，比较患者牙齿的色差。在确认时，要把比色板弄湿，使目标牙齿与比色板的条件一致。另外，让患者自己也进行确认，因此需要提前拍摄口内的照片 ○ 比色时，将比色板弄湿，在与牙齿条件相同的情况下进行
3）知情同意后，患者签署同意书		● 向患者仔细说明变色的程度、漂白的方法和程度、术后护理的内容，维护的必要性，治疗所需要的费用等
4）齿面清洁 	牙科低速弯机、抛光刷（使用不含氟化物的研磨剂）、弱吸引器、强力吸引器、吸引器橡胶头（必要时准备各号的手用洁治器、牙面清洁器）	● 为了使药剂直接作用于牙面，需要去除牙面上的沉积物 ○ 牙结石及牙面严重的沉积物，尽量于前一天清理干净
5）隔湿、隔离治疗区域，涂布牙龈保护材料 	口唇保护材料、面颊牵开器、纱布、牙龈保护材料	● 涂抹口唇保护材料后，仔细清理，并进行简易隔湿处理 ● 用气枪使牙颈部、牙龈边缘充分干燥 ● 把牙龈保护材料涂抹到牙龈边缘，以保护牙龈不受损伤

续表

治疗流程	用物准备	配合要点
6）往牙釉质表面涂抹漂白剂 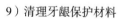	漂白剂、涂抹刷 一次性涂抹笔	• 准备漂白剂 • 使用专用的涂药刷在牙面上均匀涂抹一层糊状漂白剂
7）光固化	光固化灯、遮光板、眼镜（术者、患者用） 光固化灯	• 对牙面进行光照射 • 一般情况下，涂抹 2~3 次，反复进行照射
8）清理漂白剂	冷光美白仪	• 使用镊子、棉球，把漂白剂清理干净 • 使用三用枪冲洗牙面
9）清理牙龈保护材料 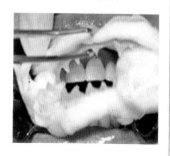		• 使用镊子，仔细清理牙龈保护材料，注意不要伤到牙龈

第四章 口腔临床与诊疗配合

治疗流程	用物准备	配合要点
10）用含氟化物成分的抛光材料进行抛光 	牙科低速弯机、橡皮杯、含氟化物成分的抛光材料（PTC 糊剂等）	• 为预防着色和感觉过敏，使用含氟化物成分的抛光材料，进行抛光
11）说明漂白后的注意事项，进行口腔卫生指导		• 向患者说明漂白后的注意事项（漂白后的反弹，饮食的注意事项、感觉过敏症状、推荐家庭护理用品、维护保养） • 关于牙齿美白（Touch-up teeth whitening） 　每 2~3 个月使用一次 PTC，以维持美白效果，或者根据患者的要求再次进行美白 • 再次进行诊室漂白 1~2 次 • 进行家庭漂白 ○ 刚刚漂白后的牙面，抗酸能力降低。（原因）表层被去除后，新的色素容易沉积，容易被酸脱矿→饮示指导，避免抽烟 ○ 刚刚漂白后，应该限制的饮食包括咖啡、可乐、红酒、咖喱饭、烟、酸性饮料、柑橘类、酸奶等 　处理结束后，必须用含氟化物成分的糊剂抛光齿面→不仅为增加齿面的光泽度，还可以通过让牙齿表面更加光滑，起到防止处理后再次着色、反弹的效果
12）维护时的检查		由口腔卫生士进行维护 • 对照比色板检查牙齿的颜色 • 确认牙龈是否有炎症 • 确认是否有感觉过敏的症状

（写真：株式会社ジーシー提供）

（王春丽　梁天一　译，夏斌　审校）

第二节　牙髓治疗的诊疗配合

一、牙髓治疗及其诊疗配合特点

牙髓治疗主要包括龋病和外伤等硬组织疾病、牙髓疾病、根尖周组织疾病的预防及治疗。患者就诊时多以疼痛为主诉。牙髓治疗的时间一般较长,在治疗过程中,口腔卫生士需要和医生相互协作。在无菌的环境下,配合娴熟的临床技术可以达到理想的治疗效果。

口腔卫生士要理解牙髓治疗相关流程。必要的器械准备、治疗中流畅的配合、治疗后的相关指导,是治疗顺利完成的保障。另外,认真倾听患者主诉,必要的事项应向口腔科医生汇报。同时注意消除患者不安的情绪,使其配合完成治疗。

二、根管治疗的示例以及配合流程

（一）牙髓治疗（麻醉下直接拔髓）（图Ⅰ-4-4;表Ⅰ-4-4）

直接拔髓法（麻醉拔髓法）是在局部麻醉下为患牙摘除全部牙髓的方法。常用于牙髓处于细菌感染状态的患牙,此时需去除根管内全部的牙髓组织,以预防根尖组织的炎症扩散。

下面是诊疗示例和配合要点。

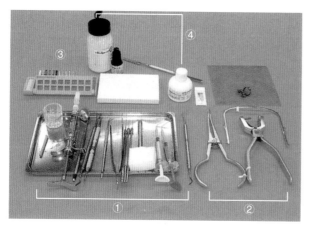

图Ⅰ-4-4　直接拔髓的用物准备

①基本器械（口镜、探针、镊子、挖匙、止动片、强力吸引器、吸引器橡胶头、弱吸引器）、浸润麻醉用物、根管扩大和清洗用物（冲洗器、次氯酸钠、3%过氧化氢溶液、拔髓针、光滑髓针、髓针柄、吸潮纸尖）

②橡皮障隔湿用物（橡皮布、橡皮障夹、橡皮障支架、夹钳、打孔模板、打孔器）

③根管预备用物:K型扩大器、K型根管锉、H型根管锉、P钻、G型扩孔钻

④暂封材料（氧化锌丁香酚、牙胶、调拌板、金属调拌刀）、根管消毒剂

表 I-4-4　麻醉拔髓的顺序、用物准备及配合要点

治疗流程	用物准备	配合要点
1）局部麻醉	基本用物 ● 表面麻醉剂 ● 浸润麻醉剂 ● 注射器	● 减少注射针刺入时的疼痛感 ● 传递表面麻醉剂 ● 患者实施局部麻醉时的注意事项 ○ 当日的身体状况（血压、睡眠时间、有无进食） ○ 实施橡皮障隔湿前,应确认患者是否对乳胶过敏 ○ 注意确认患者使用麻醉剂后的身体反应
2）橡皮障隔湿及术野消毒	● 橡皮障隔湿系统 ● 0.5%~10% 的次氯酸钠 ● 3% 的过氧化氢溶液 ● 灭菌用小棉球 橡皮障隔湿用物	● 对患牙进行确认,安装橡皮障隔湿系统 ● 冲洗时及时吸唾
3）去除腐质,揭髓室顶	● 裂钻 ● 球钻 ● 挖匙	● 腐质去除时及时吸唾 ○ 使用橡皮障隔湿系统时不能说话,向患者说明当身体感觉不舒适时,举手示意
4）扩大髓腔、清除感染牙质	● 裂钻、球钻 ● 挖匙 ● 探针 ● 0.5%~10% 次氯酸钠 ● 3% 过氧化氢溶液 ● 小棉球	● 所用器械要灭菌后使用 ● 去腐、髓腔冲洗时及时吸唾
5）牙髓切除	● 灭菌球钻 ● 挖匙	● 操作要在无菌情况下进行 ● 器械交换时要注意充分保持器械的清洁

治疗流程	用物准备	配合要点
6）暴露根管口	<ul><li>0.5%~10% 次氯酸钠溶液</li><li>EDTA 制剂</li><li>3% 过氧化氢溶液</li><li>小棉球</li><li>灭菌用生理盐水</li></ul> 	<ul><li>冲洗时及时吸唾</li></ul> 根管冲洗剂　　EDTA 制剂
7）探查根管	<ul><li>根管口探针、扩大针、根管锉类</li></ul>	
8）根管口漏斗状扩大	<ul><li>扩大器、G 型扩孔钻</li></ul>	及时吸唾
	 P 钻　　　　G 型扩孔钻　　　　LARGO 机用根管扩孔钻	
9）根管长度测量	<ul><li>患牙根尖部的 X 线片 扩大针、根管锉 根管长度测量仪</li></ul>	<ul><li>能够确认患牙根尖部的 X 线片，确认根管长度测量仪的电源以及用于牙齿和口腔黏膜的电极</li></ul>
10）根髓的拔除	<ul><li>拔髓针</li></ul> 	

治疗流程	用物准备	配合要点
11）根管的扩大成形和冲洗 	● 0.5%~10% 次氯酸钠溶液 ● 3% 过氧化氢溶液	● 冲洗时及时吸唾
 K型扩大针 K型根管锉 H型根管锉		
12）根管的消毒 	● 髓针柄 ● 小棉球 ● 棉捻 ● 吸潮纸尖 ● 根管消毒药物（苯酚类、甲醛类、氢氧化钙） 	● 将小棉球捻在光滑髓针上制作棉捻 吸潮纸尖
13）暂封 	● 暂封材料 ● 调拌板 ● 氧化锌丁香酚	● 准备暂封材料

治疗流程	用物准备	配合要点
14）去除橡皮障隔湿系统		● 去除橡皮障隔湿系统 ● 用吸引器吸除唾液
15）根管治疗过程中注意观察，准备下一次治疗		● 告知患者注意事项 ①局部麻醉后的注意事项 ②3~7d 的时间内，因拔髓后会出现外伤炎症反应（咬合痛或咀嚼痛） ③自觉症状消失后，开始根管治疗

（二）根管治疗（根管充填）（图Ⅰ-4-5；表Ⅰ-4-5）

使用对生物体无害的材料封闭根管，保持根管内的无菌状态，这种操作叫做根管充填，治疗的目的是密封根管，切断与根尖周组织的联系。

根管充填操作容易导致针刺伤等医疗事故，口腔科医生和口腔卫生士的充分协作非常重要。

下面是诊疗示例和临床配合要点。

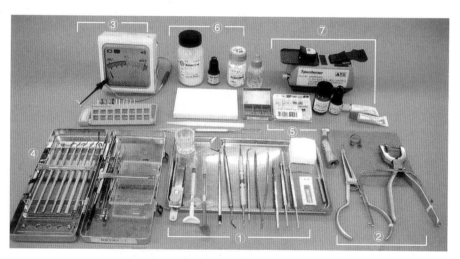

图Ⅰ-4-5　根管充填的用物准备

①基本用物（口镜、探针、镊子、挖匙、止动片、强力吸引器、吸引器橡胶头、弱吸引器）、根管清洗及干燥用物（冲洗器、次氯酸钠、3%过氧化氢溶液、拔髓针、光滑髓针、髓针柄、吸潮纸尖）

②橡皮障隔湿用物（橡皮布、橡皮障夹、橡皮障支架、夹钳、打孔模板、打孔器）

③根管测量用物（K 型扩大针、K 型根管锉、H 型根管锉、电子根管长度测量仪、测量尺）

④根管充填用物（镊子、垂直加压器、侧方加压器、调拌板、金属调拌刀）

⑤根管糊剂、主牙胶尖、辅牙胶尖、螺旋充填器

⑥垫底材料、暂封材料

⑦加热设备、氢氧化钙制剂

表 I-4-5　根管充填（侧方加压充填方法）的流程、用物准备及配合要点

治疗流程	用物准备	配合要点
1）橡皮障隔湿系统	橡皮障隔湿系统物品 	安装橡皮障隔湿系统
2）去除暂封材料 	基本材料	用挖匙、探针取出暂封材料
3）根管长度的测量	扩大针、H 型根管锉、K 型根管锉、测量尺、根管长度测量仪	通过上次病历确认根管数量、根管长度、粗细等
4）根管的清洁和干燥	 根管长度测定仪 扩大针、H 型根管锉、K 型根管锉、光滑髓针、髓针柄、冲洗器 0.5%~10% 次氯酸钠、3% 过氧化氢溶液、生理盐水、冲洗器、灭菌小棉球、吸潮纸尖	冲洗器内分别吸入 0.5%~10% 次氯酸钠、3% 过氧化氢溶液、生理盐水

治疗流程	用物准备	配合要点
5）选择主牙胶尖和试尖	● 根管充填用物（根管封闭剂、垂直加压器、侧方加压器） ● 主牙胶尖 ● 辅牙胶尖 ● 测量尺 ● X线片 主牙胶尖　　　辅牙胶尖	准备灭菌后的主牙胶尖，测量工作长度（根据需要进行X线检查，准备好牙片）
6）将根管封闭剂涂布在根管壁内，通过螺旋输送器将根管封闭剂导入到根管内 	● 调拌板、调拌刀 ● 根管封闭剂 ● 螺旋充填器 ● 低速弯机	将螺旋输送器安装在低速弯机上备用 调拌根管封闭剂，从方便操作的位置传递给医生
7）插入主尖和侧方加压 主牙胶尖上蘸根管封闭剂 传递给医生	● 无菌的根管充填组套（镊子、侧方加压器、垂直加压器） ● 主牙胶尖	● 使用镊子夹住主牙胶尖蘸上根管封闭剂，根据患者的位置传递给医生 ● 接回镊子和垂直加压器

第四章　口腔临床与诊疗配合

119

治疗流程	用物准备	配合要点
8）插入辅牙胶尖和侧方加压 传递前端蘸有根管封闭剂的 辅牙胶尖	● 镊子 ● 侧方加压器 ● 辅牙胶尖 ● 棉球	● 接过侧方加压器，用镊子夹住辅牙胶尖，在尖端蘸根管封闭剂传递给医生 ● 侧方加压前端用棉球擦干净加压器 ● 重复上述操作 使用侧方加压器进行侧方加压 口腔卫生士接回侧方加压器 口腔卫生士将辅牙胶尖的前端蘸上根管封闭剂后传递给医生
9）拍摄 X 线片以确定充填情况	● 牙片	● 患者在张口状态下，进行 X 线拍摄，并佩戴防护用具 ● 拍摄时会引起患者的不适感，要特别注意安全 ● 配合进行 X 线拍摄

治疗流程	用物准备	配合要点
10）牙胶尖的切断并加压烫断剩余的牙胶尖 用加热器械把牙胶尖烧断	• 加热设备 • 吸引器 • 吸引器橡胶头 • 垂直加压器 • 酒精棉	将器械一端用加热设备加热后烫断多余的牙胶尖,烫断时用吸引器吸引,避免患者产生不舒服的感觉 • 接过加热器械,传递垂直加压器 • 垂直加压器的前端用酒精棉擦干净 口腔卫生士传递垂直加压器
11）垫底及暂封	• 垫底用水泥 • 暂封材料 • 基本组套 • 酒精棉 垫底用水泥　　暂封材料	调拌垫底用水泥,将探针从方便操作的位置传递给医生 准备暂封材料,将水泥充填器或探针传递给医生
12）去除橡皮障隔湿系统		• 去除橡皮障隔湿系统 • 吸引剩余水和唾液
13）患者指导		• 向患者说明黏性食物容易造成暂封材料的脱落,即便暂封物脱落,因中间还有一层水泥,所以不用担心根管内污染 • 要说明在根管充填后,咀嚼时可能会产生疼痛 确认下次的处置内容

（王春丽　译,胡菁颖　审校）

第三节 牙周手术的诊疗配合

一、牙周手术诊疗配合的特点

牙周基础治疗后再次评估,仍有探诊深度超过 3mm 的牙周袋、探诊出血、菌斑控制困难或牙周炎复发等情况时,需要进行牙周手术治疗。口腔卫生士需要掌握手术的流程、物品准备以及配合要点等。

二、牙周手术与诊疗配合的流程

(一)牙周手术期间的工作内容

1. 术前与患者的沟通

①需事先告知患者的内容

确定手术意愿和时间后,告知患者详细的治疗内容和流程,确保患者身体状况良好,安心前来就诊。提前告知手术需要的治疗时长,嘱患者着舒适的服装前来就诊。女性患者,建议勿化浓妆,以便手术过程观察患者颜面部的变化。饮食无特殊限制,手术当日提前到医院就诊。

②当天对患者的提醒

当患者来到医院时,首先检查当天的身体状况、询问饮食休息是否妥当、测量患者生命体征。告知患者手术时间可能会很长,建议手术前去卫生间。最后再次确认患者了解当天的治疗内容。

2. 手术期间注意事项

术者会专注于术区,特别是局麻下行侵入性操作时,口腔卫生士应密切观察患者的肤色和表情的变化并及时与患者沟通告知医生。在使用孔巾无法观察患者面部的情况下,应不断与患者沟通来确认患者的感受和状况。

3. 术后宣教

①由于麻醉效果的持续,尽量避免进食以免咬伤唇颊。

②术后口内可能有少量渗血,不要剧烈漱口。

③嘱患者勿用术区咬硬物,特别是在使用了牙周塞治剂的情况下。进食黏性食物时应格外小心。

④遵医嘱服药。

⑤避免过度运动、劳动及长时间洗澡。

⑥服药后仍存在疼痛不能缓解、肿胀、出血等情况时,应及时联系医生。

⑦告知术后可能会发生牙龈退缩和牙本质过敏症状。

4. 术后口腔清洁

通常术后第二天开始清洁口腔,避免使用牙刷清洁术区,可充分清洁其他区域以防感染,建议使用漱口水配合清洁。1~2周后,缝线和牙周塞治剂去除后,可以用柔软的牙刷轻轻刷牙。

（二）牙周翻瓣手术（图Ⅰ-4-6；表Ⅰ-4-6）

牙周翻瓣手术（牙龈切除术,flap operation,FOP）是将包含骨膜在内的全厚瓣翻起,直视病损区域,对菌斑、牙石及不良肉芽组织进行彻底搔刮,从而达到彻底去除牙周袋这一目的的牙周手术。

1. 手术后的注意事项

①术后一周去除牙周塞治剂并拆除缝线,在此之前,手术区域的牙菌斑控制主要依靠漱口水。拆除之后,使用柔软或超柔软的牙刷轻刷以控制菌斑。

②按照处方说明用药。

③如果出现出血、疼痛或牙周塞治剂脱落的情况,请立即联系医生。

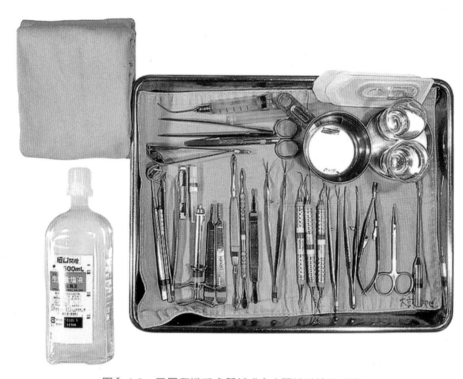

图Ⅰ-4-6　牙周翻瓣手术器械准备（器械详情见列表）

表 I -4-6　牙周翻瓣手术流程和用物准备

病例：65 岁男性上颌右侧侧切牙～上颌左侧侧切牙的牙周翻瓣手术

治疗流程	用物准备	配合要点
1）术区的消毒	消毒所用的器械 消毒所用的器械 ①检查用器械 ②负压吸引头（外科用：直） ③棉球、棉卷、纱布 ④聚维酮碘溶液	①进行口外消毒 口外清洁 ②孔巾覆盖面部后对口内进行消毒 孔巾
2）局部麻醉 	局部麻醉所用的器械 局部麻醉所用的器械 ①表面麻醉剂 ②碧兰麻注射器 ③注射针头 ④碧兰麻麻药	● 使用负压吸引漏出的麻药
3）切开 	替换用刀片（No.15、15C、12D 等） 各种切牙龈用器械 ①替换用刀片　　①斧形刀 ②手术刀柄　　　②柳叶刀	● 有出血的情况下使用吸引器吸引以保证术野清晰 ● 必要的情况下，使用无菌纱布

治疗流程	用物准备	配合要点
4）牙龈翻瓣 	骨膜分离器　　　　　牙龈分离器 各种骨膜分离器 牙龈分离器 ①レミントンホウタイプ ②ソルト	● 酌情使用负压吸引器吸引血液，根据需要准备无菌纱布和生理盐水
5）去除牙周袋内壁和骨缺损区域的炎性肉芽组织 	各种刮治器 各种刮治器	● 准备好无菌纱布和生理盐水以确保术野清晰 ● 使用无菌纱布清洁器械上的肉芽组织并传递给术者 ● 使用吸引器吸引口内的唾液
6）SRP		
7）必要时进行骨手术 如果牙槽骨存在骨缺损或形态异常，则进行牙槽骨整形手术 	シュガーマンファイル骨锉 オーシャンビンチゼル骨凿 咬骨钳 旋转切削器械（切削用） 球钻（切削用） 生理盐水 切削用钻针 外科手术器械 ①シュガーマンファイル骨锉 ②シュルーガーファイル骨锉 ③骨凿 ④咬骨钳	● 使用切削钻针对牙槽骨整形时，需要喷水同时使用吸引器吸引

第四章　口腔临床与诊疗配合

治疗流程	用物准备	配合要点
● 再生性治疗使用釉原蛋白凝胶时 	釉原蛋白凝胶 釉原蛋白凝胶	从包装中取出釉原蛋白凝胶递给术者
8）龈瓣修整	组织剪	有出血的情况下使用吸引器吸引
9）清洗与止血	清洗所需器具 　冲洗器 　药杯 　生理盐水 清洗所需器具 ①冲洗器 ②吸引器头 ③药杯 ④生理盐水	使用负压吸引器吸引冲洗液
10）缝合 	缝合所用器具 　缝合针 　缝合线 　持针器 　齿镊 　手术剪 缝合所用器具 ①有线缝合针 ②显微持针器 ③持针器 ④缝合镊 ⑤手术剪	确认缝合的情况,反复传递持针器与手术剪 有唾液时使用负压吸引器吸引
11）放置牙周塞治剂 	放置牙周塞治剂所用器具 放置牙周塞治剂所用器具 ①牙周塞治剂 ②凡士林 ③调拌用纸板 ④调拌刀	将牙周塞治剂调拌到合适硬度后传递给术者

<table>
<tr><td>临床要点</td></tr>
</table>

牙周再生性治疗

近年来,逐渐开始通过牙周翻瓣手术进行牙周再生性治疗。主要包括引导组织再生术(guided tissue regeneration, GTR)和釉基质蛋白衍生物(enamel matrix derivative, EMD)的应用。

(李莉 胡菁颖 译,马桂娟 审校)

第四节 口腔修复治疗的诊疗配合

一、牙体缺损间接修复治疗及诊疗配合特点

参见图Ⅰ-4-7~图Ⅰ-4-12,表Ⅰ-4-7。

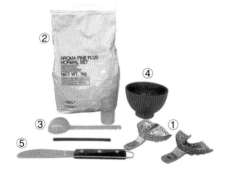

图Ⅰ-4-7 初印模制取用物
①托盘,②藻酸盐印模材料,③量勺,④橡皮碗,
⑤调拌刀

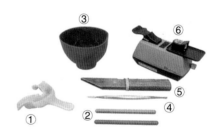

图Ⅰ-4-8 肌功能整塑用物
①个别托盘,②红膏棒,③橡皮碗、温水(用于调整温度)
④雕刻刀,⑤木把刀,⑥瓦斯喷枪

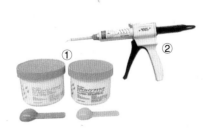

图Ⅰ-4-9 终印模制取用物
①硅橡胶印模材料,②硅橡胶印模材料混合枪、
一次性搅拌头

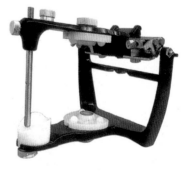

图Ⅰ-4-10 𬌗架

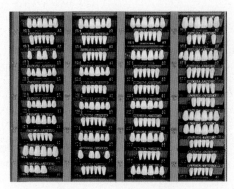

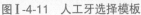

图I-4-11　人工牙选择模板

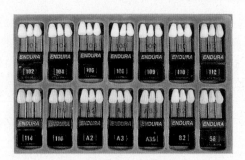

图I-4-12　比色板

表I-4-7　可摘局部义齿修复治疗流程、用物准备及配合要点

病例：72岁女性右侧下颌第二磨牙、第一前磨牙

治疗流程	用物准备	配合要点
1）制取初印模 制取印模	成品托盘、藻酸盐印模材料、水计量器、橡皮碗、印模调拌刀	• 选择合适的托盘并口内试戴 • 根据牙列形态等，使用红膏适当修整托盘边缘 • 按照操作时间，充分调制藻酸盐印模材料并放置托盘内，按操作方向递予医生。待材料完全凝固后从口内取出，用流动水充分冲洗，消毒液浸泡后转送至技工室 • 患者口唇周围常黏附残留的印模材料，应及时配合擦拭干净
2）技工工作内容 技工室 复制石膏模型　制作个别托盘	1. 制作石膏模型 1）灌注石膏 2）灌注模型底座 3）模型修整 2. 制作个别托盘 1）标记个别托盘边缘线 2）填补倒凹 3）制作组织终止线 4）用树脂片制作个别托盘 5）边缘修整	

治疗流程	用物准备	配合要点
3）肌功能整塑	个别托盘、红膏棒、橡皮碗、温水、冷水、修整刀、木把刀、瓦斯喷灯、酒精灯 肌功能整塑用物	• 将红膏棒烤软后黏在制作好的托盘边缘，将托盘浸于温水后放入口内，根据整塑部位做相应的肌功能整塑动作 • 在操作台上铺一次性治疗巾，防止托盘加热后红膏融化流出 • 小心烫伤
4）制取终印模	硅橡胶印模材料、硅橡胶印模材料混合枪、一次性搅拌头、木把刀、红膏、硅橡胶印模材料黏接剂 硅橡胶印模材料	• 将印模材料的搅拌头安装在注射枪上递予医生 • 患者口唇周围黏附残留的印模材料，应及时配合擦拭干净

肌功能整塑、制取终印模

技工工作内容

↓

技工室

复制研究模型 → 制取蜡堤

1. 围模灌注工作模型
   1）围模
      在印模边缘用围模蜡形成围模
   2）灌注石膏
   3）模型修整

2. 殆堤
   1）树脂暂基托（殆托）制作
   2）蜡堤的制作

治疗流程	用物准备	配合要点
5）制取颌位关系记录 面弓转移	𬌗堤、工作模型、𬌗架、基托蜡片、三角蜡刀、修整刀、木把刀、蜡盒、酒精灯 𬌗堤　　　　𬌗架	● 每次咬合采集后，应及时清理掉器械上的余蜡 软化蜡棒图 安装𬌗架
6）比色	比色板、镜子 人工牙选择模板　　比色板	● 准备比色板、人工牙,选择模板和镜子 ● 患者应处于明亮的自然光下或近似太阳光的人工光线下,关掉综合治疗台的诊疗灯 ● 嘱患者手持镜子,对照比色板选择修复体颜色和形态

技工工作内容　　与口腔技师协作完成

技工室

支架蜡型制作　　金属支架制作

1. 翻制耐火材料模型
2. 制作金属支架蜡型
3. 包埋
4. 铸造
5. 金属支架研磨
6. 模型上金属支架的就位

治疗流程	用物准备	配合要点
7）试戴金属支架 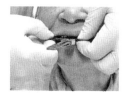 调整金属支架 技工工作内容 ↓ 技工室	金属支架、压力指示剂、调拌板、调拌刀、咬合纸、咬合纸夹持器、金刚砂钻针或磨头	● 将咬合纸用咬合纸夹持器夹好后递予医生,以检查支架是否存在咬合障碍点
		技工室排牙和塑料基托的制作 1）排牙 2）制作基托蜡型
8）试戴排牙蜡型 排牙　　涂抹压力指示剂 技工工作内容 ↓ 技工室	排牙、三角蜡刀、压力指示剂、技工尖头钳、咬合纸、咬合纸夹持器、镜子、金刚砂钻针等	● 在义齿基托组织面涂一层压力指示剂 ● 调整金属支架时,使用三用枪吹净打磨后的金属粉末 ● 将咬合纸递予医生,检查是否存在咬合障碍点
		义齿制作 ①装盒 ②冲蜡 ③装胶 ④煮盒
9）义齿试戴与调整 检查咬合	义齿、压力指示剂、咬合纸、咬合纸夹持器、金刚砂钻针或磨头、スタンプバー、シリコーンポイント、ワイヤーベンディングプライヤー、镜子	● 在义齿基托组织面涂一层压力指示剂 ● 医生调整金属支架时,使用三用枪吹净打磨后的金属粉末 ● 必要时递予医生技工尖头钳或半月钳调改卡环 ● 将咬合纸用咬合纸夹持器夹好后递予医生,以检查支架是否存在咬合障碍点

治疗流程	用物准备	配合要点
10）术后宣教 下颌义齿的摘取方法	义齿、镜子、义齿刷、口腔清洁用具	指导患者如何摘戴、清洁义齿

义齿摘戴方法的宣教

以下内容由口腔卫生士宣教

①摘戴义齿方法

根据基托、卡环的形状，沿着摘戴的方向轻轻用力。为减轻支持组织的负荷，最好夜间不佩戴义齿。清洁义齿后，将其泡在清水中。（此外，也有晚上戴义齿的情况）。

②义齿清洁

饭后取下义齿，使用义齿刷刷洗干净。刷洗时为防止不慎掉落导致义齿损坏，应在下方放置装有水的容器作为缓冲。最好使用义齿清洁剂浸泡后再清洗，使用前确认其不含导致义齿变色、变质的成分。

③口内余牙的菌斑控制

余牙较难清理，尤其是基牙。因此，除牙刷外还需使用牙缝刷、牙线等。

④定期口腔检查

定期口腔检查，保持口内余牙和口腔黏膜的健康状态，及时发现义齿咬合异常、就位不良等问题并进行相应的调整。

⑤义齿戴入后可能出现的问题

初戴义齿时，即使就位良好，也会引起短期不适。饮食应从软食开始适应，防止咬伤颊侧和舌头。戴用一段时间后可能出现卡环松动。牙龈等口内状态的变化会导致义齿与组织之间逐渐不贴合。当出现疼痛时，尽早来院检查口腔黏膜及修改义齿。若发生破损等情况，不可擅自调整，尽早就诊。

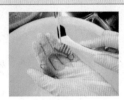

义齿清洁

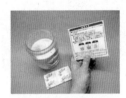

义齿清洗剂的使用

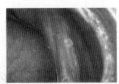

义齿不适造成的
黏膜损伤

口腔修复治疗是指通过人工材料来恢复因某种病因导致的牙体缺损、牙列缺损或牙周组织功能和形态异常的一种治疗方式。口腔主要有咀嚼、发音和吞咽的功能，牙齿缺失会引起上述所有功能的异常。前牙形态、颜色等的异常也会直接影响颜面部的美观，对患者产生心理影响。

在进行冠、桥、局部义齿、全口义齿、种植义齿等口腔修复治疗时，检查及治疗过程中会使用各种各样的器械和材料。为顺利、高效地配合医生完成治疗，口腔卫生士必须了解诊疗过程的先后顺序，了解和掌握用物材料的使用方法并按照操作步骤合理准备。

二、口腔修复治疗的示例及相关诊疗配合流程

（一）可摘局部义齿

可摘局部义齿适用于多种牙列缺损，单颌牙列从缺失一颗牙齿到仅剩一颗牙齿，治疗顺序基本与全口总义齿相同。可摘局部义齿的修复治疗由诊室、技工室反复协作共同完成。因此，诊室与技工室之间的联系非常重要。

（二）牙体缺损的修复治疗（图I-4-13；表I-4-8）

牙体缺损的修复治疗主要通过人工固定修复体恢复缺损患牙的正常生理形态和功能，解决龋坏、外伤等病因导致的牙冠部分或全部缺损，恢复口腔功能和美观。冠是指通过修复治疗覆盖天然牙冠的修复体的总称。固定桥是针对一颗或多颗牙齿缺失，将桥体通过黏接剂和固定装置安装在预备好的基牙或种植基台上，也称为固定义齿。可根据修复体的制造工艺、所用材料类型、修复体结构特点将牙体缺损的修复进行分类。治疗步骤包括牙体预备、制取印模、灌注模型、修复体制作和黏固。牙体缺损的修复是由医生、口腔卫生士与技师共同合作完成。

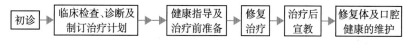

初诊 → 临床检查、诊断及制订治疗计划 → 健康指导及治疗前准备 → 修复治疗 → 治疗后宣教 → 修复体及口腔健康的维护

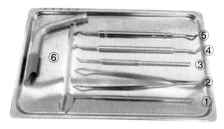

图I-4-13　常规用物

检查器：①口镜，②镊子，③探针，④水泥充填器，⑤洁治器，⑥强力吸引器橡胶头

表I-4-8　前牙冠类修复治疗、用物准备及配合要点

举例：前牙铸瓷全冠修复（含暂时冠的制作和黏接）

治疗流程	用物准备	配合要点
1）基牙预备 ①局部麻醉 ②牙体预备 牙体预备后	常规用物 ● 必要时，准备局部麻醉或表面麻醉用物 ● 牙科手机、微型马达手机、钨钢钻针、钨钢磨头、白砂石、裂钻	● 使用吸引器吸除口内的局部麻醉药液及唾液，保持术野清晰 ● 基牙预备时使用吸引器吸唾，保证术野清晰

治疗流程	用物准备	配合要点
● 牙体预备 合并桩核冠修复 ①牙冠及根管预备 ②纤维桩的试就位和调整 ③桩核的制作 基牙的处理→纤维桩黏接→牙体预备	磨头及钻针等（见上文）、牙体处理剂、黏接树脂、黏接树脂混合枪、预成纤维桩	● 使用吸引器吸唾，保证术野清晰 ● 准备牙体处理剂和黏接树脂 ● 将处理液的 A 液与 B 液垂直滴到双碟内（现用现混合），将黏接树脂提前装入到混合枪内
2）暂时冠制作 ①预成冠的选择与试戴 暂时冠试戴	暂时冠 	● 准备预成冠
②修整暂时冠边缘 ③涂抹分离剂 ④填入重衬用树脂 填入重衬用树脂	钨钢磨头 镊子、棉球、凡士林 快速自凝树脂、双碟、毛刷、纱布	● 在不妨碍医生的前提下，使用三用枪吹净打磨后的碎屑 ● 将凡士林等分离剂均匀涂一薄层于患牙预备体表面，利于暂时冠与患牙的分离 ● 将粉液放于双碟内混合，若计量不足，及时补充。及时用纱布擦拭毛刷上的剩余树脂，防止固化
⑤暂时冠口内重衬 暂时冠口内重衬	温水	● 口内重衬时，及时用探针清理暂时冠边缘溢出的自凝树脂

治疗流程	用物准备	配合要点
⑥形态修整 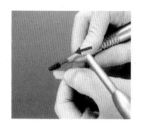 形态修整	钨钢磨头、铅笔	• 在不妨碍医生的前提下，使用三用枪吹净打磨后的碎屑 • 口外修整、口内试戴暂时冠的过程中，根据操作位置调节诊疗灯光，调节时需注意避免灯光直射患者眼睛
⑦调整咬合 ⑧抛光 ⑨暂时冠黏接 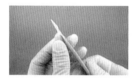 涂抹暂时黏接材料	咬合纸、咬合纸夹持器、绿砂石磨头、尖头钨钢钻 砂纸卷、抛光轮、橡胶轮、树脂抛光材料 暂时冠黏接材料、调拌刀、调拌板、纱布、酒精纱布、牙线 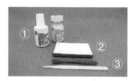 暂时黏接用物 ①暂时冠黏接材料 ②调拌板 ③调拌刀	• 传递咬合纸，必要时口内吹干、口内外移动灯光 • 用三用枪吹暂时冠，防止摩擦生热 • 术者干燥基牙时，口腔卫生士开始调拌黏接材料。将黏接材料涂抹于暂时冠组织面，按照就位方向传递 • 及时用探针清理冠边缘溢出的黏接材料，用牙线清理邻面  固化后、去除多余的黏接剂 • 用纱布擦除探针上多余的黏接材料时，应多垫几片纱布，防止扎伤 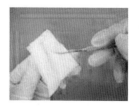 擦除黏接材料

治疗流程	用物准备	配合要点
3）制取印模 取下暂时冠 取下暂时冠	去冠器、探针、纱布	• 使用去冠器轻轻取下暂时冠，防止冠边缘损坏。并用探针清理暂时冠内和基牙上的暂时黏接材料
①排龈 排龈	表面麻醉剂、棉签、口腔用卡局式注射器、注射针头、局部麻醉剂、排龈线、排龈器、剪刀、镊子	• 根据龈沟深度、边缘线长度选择适宜粗细和长度的排龈线 • 若基牙牙龈出血，可在排龈线上蘸取适量的止血药物，然后进行排龈、止血
②终印模制取 印模制取后	硅橡胶印模材料（油泥型、枪混型）、硅橡胶印模材料混合枪、一次性搅拌头、专用注射器、保鲜膜（不使用保鲜膜时，应提前准备修整刀） 硅橡胶印模材料	使用成品托盘联合取模时： • 使用保鲜膜覆盖拟修复患牙后，将混合好的油泥型印模材料放置在托盘上，递予术者 • 印模材料凝固后从口内取出，取下保鲜膜。为不影响终印模制取，去除牙齿邻面及边缘一定量的印模材料 • 制取终印模时，准备枪混型印模材料，将印模材料装入专用注射器后传递予术者 • 排龈后，从基牙边缘开始将印模材料注入龈沟内，同时将印模材料注入初印模内 • 将放入枪混型印模材料的初印模再次放入口内，制取终印模

治疗流程	用物准备	配合要点
4）制取𬌗记录	硅橡胶𬌗记录材料、硅橡胶印模材料混合枪、一次性搅拌头、（边缘整塑棒、咬合记录硅橡胶、三角蜡刀） 制取𬌗记录用物 ①硅橡胶𬌗记录材料；②硅橡胶印模材料混合枪；③一次性搅拌头；④蜡片	• 将一次性搅拌头安装到硅橡胶印模材料混合枪上，并按照术者握持方向进行传递
5）比色 根据比色板选取适宜的颜色	比色板、镜子	• 在明亮的自然光或近似阳光的人工光源下进行比色，但注意避免阳光直射，且应关闭综合治疗椅的诊疗灯 • 牙面不能处于干燥的状态
6）技工工作内容 ①工作模型制作 • 灌注石膏模型 • 灌模型底座 • 模型修整 ②蜡型制作 ③蜡型采集 ④包埋 ⑤铸造（树脂冠和烤瓷冠） ⑥调整、抛光		
7）口内试戴、调整、抛光 确认接触点	咬合纸、咬合纸夹持器、接触点测量尺、钨钢磨头、绿砂石磨头、硅酮钻针、硅离子、砂纸卷、抛光钻针	• 传递接触点测量尺，检查接触点 • 使用探针确认牙冠边缘就位情况。将咬合纸用咬合纸夹持器夹好后递予医生，以检查是否存在咬合障碍点 • 术者调磨、抛光时，使用三用枪向修复体吹气，防止摩擦生热 传递咬合纸

治疗流程	用物准备	配合要点
8）黏接	黏接材料、探针、牙线、纱布	• 术者干燥基牙的同时，口腔卫生士开始调拌黏接材料，将黏接材料涂抹于牙冠内，注意避免产生气泡 • 将修复体按就位的方向，放在调拌板上传递给术者 • 黏接材料完全凝固后，用探针、牙线清理多余的材料 冠的传递
9）维护	宣教用模型、牙刷、配合清洁工具	• 通过口内观察、牙周检查确认口腔状态 • 必要时给予刷牙指导和PTC

（三）种植义齿修复（表Ⅰ-4-9）

种植手术为无菌操作。为了预防感染等并发症，口腔卫生士必须清楚区分无菌区和非无菌区。手术中需要有无菌区的配合助手和非无菌区的巡回助手。为了保证术者专心手术，助手不仅要协调配合，还应密切观察患者的术中反应。配合助手需注意术中照明、牵拉口角、吸引血液等保证术野清晰，传递器械时应将安全部位和易于操作的握持端传递给术者，器械沾有血液后应及时擦拭。

表 I-4-9　种植手术的流程、用物准备及配合要点

治疗流程	用物准备	配合要点
1) 种植治疗前宣教 ①治疗前的宣教	曲面断层及 X 线片、口内照片、面部照片、研究模型、宣教模型 宣教模型（种植用）	● 准备知情同意相关文件 ○ 提前采集口内照片、制取研究模型
②告知治疗流程及日程 ③告知可能出现的并发症 ④告知口腔卫生管理流程	镜子、口腔清洁工具、宣教模型	● 菌斑控制的重要性（日常自我维护与定期专业维护） ● 维护的重要性
2) 术前准备 ①保证手术区域清洁	消毒液、纸巾、纱布	● 将移动式器械柜（车）和综合治疗台擦拭干净 摆放器械用的移动式器械柜（车）应摆放在不妨碍患者通过的位置 ● 清洁区域、非清洁区域应分别配有器械助手和巡回助手 清洁区域与非清洁区域之间的器械传递 ● 无菌区域的物品应一直放在该区域,直至不再使用 ● 摆放器械的移动式器械柜（车）需铺上无菌铺巾 ● 不能灭菌的器械需包裹无菌盖膜后使用

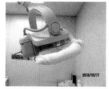 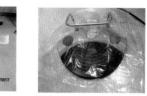

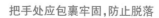

把手处应包裹牢固,防止脱落　　在脚踏上提前套好塑料薄膜,防止污染

治疗流程	用物准备	配合要点
②用物准备 种植用外科工具盒	镊子、口镜、口内消毒液、口腔用卡局式注射器、注射针头、局部麻醉剂、牙周探针、外科负压吸引器、口角拉钩、扁平拉钩、拔牙钳、手术刀、牙龈分离器、骨膜分离器、锐匙、龈瓣剪、持针器、缝线、种植手机、骨修整钻、纱布、生理盐水、种植体、种植外科套装、棘轮扳手、扳手及延长杆等	• 器械助手手消毒、穿手术衣穿手术衣、戴无菌手套后，禁止接触非无菌物品或区域 • 术中需增加无菌用物时，巡回助手根据使用顺序进行准备
③监测生命体征、遵医嘱给药	血压计、体温计、血氧饱和仪 生命体征监护仪	• 确认患者身体情况 • 监测血压、脉搏、血氧饱和度、体温 • 密切观察术中用药情况，遵医嘱用药 • 作好术前准备，如手术前应先去洗手间 • 安抚患者不安情绪
3）口腔清洁	牙刷、牙间隙刷、簇绒刷、牙线、超声洁治器、探针	• 清除手术部位周围的软垢。包括龈上、龈下以及舌头
4）消毒 ①口腔内外的消毒 ②铺无菌手术治疗台	消毒液、口镜、镊子、棉球、纱布、孔巾、巾钳 巾钳	• 将手术部位暴露于无菌孔巾内，且不超出消毒范围

手术流程的示例

治疗流程	用物准备	配合要点
1）麻醉	口腔用卡局式注射器、注射针头、局部麻醉剂	● 确认局部麻醉剂是否含有肾上腺素 ● 局部麻醉时,注意牵拉口唇、调节灯光、监测生命体征。使用吸引器吸除口内的局部麻醉剂及唾液,保持术野清晰
2）切开 *1	手术刀、口角拉钩	● 根据手术顺序传递器械。熟知切开范围、方向,及时吸除血液,保证术野清晰
3）翻瓣	骨膜分离器、扁平拉钩	● 避免骨干燥,保证最小有效限度的软组织瓣剥离
4）搔刮、骨成形	骨凿、种植手机、骨修整钻	● 及时吸除骨成形时种植手机喷出的水,保持术野清晰
5）种植体窝洞制备 *2	钻针、牙周探针、深度测量尺、种植体、种植外科套装、棘轮扳手、扳手及延长杆、支架、导板、外科导板	● 按使用顺序准备钻针 ● 根据种植窝形成的方向、邻牙间距等确定术野 ● 提前告知患者术中会有不适,如震动感、口内积水、疼痛等
6）种植体就位 *3		● 注意不要触碰种植体。打开种植体第一层包装时顺势将其置于安瓿内,只有术者最终可以直接接触种植体 ● 嘱患者在种植体植入时,面部保持不动 ● 用骨膜分离器翻开龈瓣后,避免过度吸引种植窝。用生理盐水冲洗降温时,防止接触到种植体,向根尖方向冲洗 ● 用扳手调整种植体植入深度时,根据扳手旋转方向,翻开相应位置的龈瓣 ● 安装覆盖螺丝时注意及时吸唾,确认就位情况

治疗流程	用物准备	配合要点
7）缝合 *4	持针器、缝线（含缝合针）、剪刀、齿镊	● 根据缝合部位、方向，夹持缝针
8）评估全身情况	血压计、生命体征测量仪	● 告知手术情况和术后注意事项
9）修整临时修复体 术后，牙龈形态变化较大，为防止手术部位受到压迫，调整临时修复体		
10）术后宣教		

（写真＊1～4是日本歯科大学新潟病院土田江見子氏の提供）

种植术后宣教

● 测量生命体征，确认有无出血和疼痛。若出现疼痛及时告知医生，遵医嘱进行处理。
● 再次提醒患者术前告知内容。
①麻醉效果将持续 1~2h，饮食过程中避免口唇等咬伤或烫伤。
②处方药的服药方法。
③进清淡软食，禁用术侧咀嚼。
④适当压迫止血，不宜过度用力。不可过度漱口。
⑤遵守刷牙起始时间及刷牙部位要求。
⑥因个体差异可能出现轻微肿胀、出血等术后反应。
⑦次日来院消毒换药，约一周后拆线。

（黄燃丽　译，廖宇　审校）

第五节　口腔外科治疗的诊疗配合

一、口腔外科治疗及其配合特点

　　口腔外科治疗时，多数患者抱着不安的心情，处于紧张状态。疼痛刺激等可引起身体状况和心情的变化，口腔卫生士要经常确认患者的表情和神色,尽力防止意外事故发生,通过安抚语言来缓解患者的不安也很重要。

二、口腔外科治疗的方法及其配合流程

(一)拔牙术流程

口腔外科最多的治疗为拔牙术,以下为口腔卫生士的工作职责。

1. 拔牙术术前准备

拔牙术属于外科手术,对局部或者全身都有可能产生影响。拔牙术前,应充分了解患者的全身及局部状态,在对拔牙适应证评估的同时,也要对可能发生的意外事故做出应对措施。近年来,随着人口老龄化,患有全身疾病的老年患者增多,口腔医生要根据需求与其他临床科室的医生共同合作,事先评估风险,有计划地进行拔牙治疗。

口腔卫生士应做到营造良好的医疗条件,使患者能够安心地接受治疗,不发生意外事故和医疗事故。

拔牙当日要掌握患者服药情况,根据患者情况使用血压计及监护仪,排除患者存在过度疲劳和睡眠不足等不良状态。拔牙后不能马上进食,术前还要了解进食状况,防止术中低血糖和紧张引起的休克。

医疗器械的消毒、灭菌等管理和准备,防止院内感染措施等也是口腔卫生士的重要责任。

拔牙时,以标准预防为指导,实施适当的院感预防措施很重要。佩戴口罩、护目镜、面屏、无菌手套等个人防护用品,操作前后一定要手消毒。在拔牙前后也必须清洁治疗单元。在使用高速手机分牙、分根时,有效使用口腔外科吸引器。要充分掌握预防感染的知识,作好适当的预防措施,以确保能够安全地进行诊疗。

2. 术中的诊疗配合

普通牙和复杂牙拔除的基本术式和使用器械,要点如表I-4-10所示。

表 I-4-10 普通拔牙的流程、用物准备及配合要点

病例:68 岁男性主诉:右上颌第一前磨牙咬合痛、牙龈肿胀。

*附加信息:X 线片检查确认根折线,牙周袋变深,磨牙症,咬合力强。

治疗流程	用物准备	配合要点
①口腔检查和清洗		● 口腔内的清洗、消毒对预防术后感染很重要。拔牙前清除全口牙石、菌斑。含漱
②术野消毒	诊疗用检查器(口镜、镊子、探针)、消毒棉球	● 消毒棉球用于术野消毒 ● 消毒使用 10% 聚维酮碘、0.01%~0.025% 氯化苯丙胺、0.01%~0.025% 氯化苯扎溴氨等

第四章 口腔临床与诊疗配合

治疗流程	用物准备	配合要点
③局部麻醉 	局部麻醉用器械（注射器、注射针、局麻药）	• 注射器安装麻药,作好准备 • 使用外科吸引器 • 根据需要注射前使用表面麻醉剂
④剥离牙周韧带 切开黏膜骨膜 	刀柄、弯刀片（No.12）、外科吸引器、(骨膜分离器)	• 适当的使用外科吸引器进行吸引（视野清晰） • 告知开始拔牙同时,确认麻醉是否起效
⑤患牙脱位拔除 	牙挺、拔牙钳	• 使用外科吸引器吸引血液（视野清晰） • 根据部位的不同,选择适宜的牙挺与牙钳
⑥搔刮拔牙窝 冲洗拔牙窝 	刮匙、消毒棉球、生理盐水、一次性冲洗器,冲洗针	• 适当的使用外科吸引器进行吸引 • 检查拔除患牙的牙根是否完整,拔牙窝内是否残留牙根
⑦止血	无菌纱布	• 牙齿拔除后咬纱布,确认止血
⑧患者宣教指导		• 术后为减轻患者的不安,安抚患者使其放松 • 院内观察,确认止血、生命体征恢复正常状态

①器械的选择

根据拔牙部位选择拔牙钳和牙挺。

a）拔牙钳

不同牙位使用不同喙部弯曲度的拔牙钳。下颌牙钳的喙部和柄部呈单弯曲,上颌牙钳的喙部和柄部呈双弯曲(上前牙牙钳无弯曲),如图Ⅰ-4-14,图Ⅰ-4-15所示。

b）牙挺

除了分为弯挺和直挺外(图Ⅰ-4-16A)还有大小种类之分,根据牙齿和牙根的形态大小进行选择。拔除残根时会用到根尖挺(图Ⅰ-4-16B)。

c）缝合针

缝合针大致分为弯针和直针两种,大小形状的种类繁多,根据缝合部位以及组织形态选择适合的缝合针。多数情况下使用弯针,但在切开牙龈缘后使用直针缝合。

②术中要点

拔牙时易出血,患者的身体和心理负担大,配合者应充分理解术式,正确地传递器械。配合时要预防感染,特别是使用高速手机分离牙冠、分根时,注意使用口腔外科吸引器。

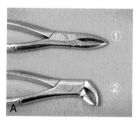
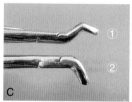
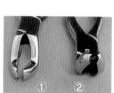
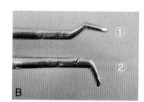
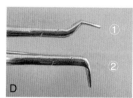
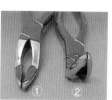
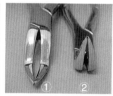

图Ⅰ-4-14　拔牙钳

各照片:①上颌用;②下颌用

A. 前牙用;B. 前磨牙用;C. 磨牙用;D. 残根用

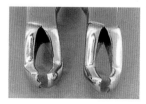

图Ⅰ-4-15　上颌磨牙钳喙部

左:左侧用;右:右侧用

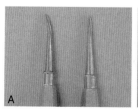
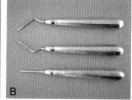

图Ⅰ-4-16　牙挺

A. 左:弯,右:直;B. 根尖挺

手术中为了避免发生意外状况，应经常确认、努力把控患者的状态。注意适当地与患者进行交流，除确认不适症状外，还要注意患者表情和面色的变化。通过语言安抚来缓解紧张也很重要。

3. 患者术后的管理与指导

术后与患者交流使其放松，以缓解其不安情绪。在院内观察至确认止血并恢复正常体征，告知拔牙后注意事项后患者才能离开。为保证患者恢复正常生活，以下几点需充分说明：

①止血后注意事项

不要用手指或舌头刺激拔牙创。拔牙当日不要用力漱口。拔除牙齿后的拔牙窝内有血凝块覆盖，如用手指、舌头刺激拔牙创或用力漱口，有可能导致血凝块脱落，继发出血。

②保持清洁

术后当天刷牙应避开拔牙部位。如口腔卫生状况差，则有感染的可能性。

③服药

服药量和时间需遵医嘱。如果不按照医嘱服用抗生素，不但没有效果，还会产生耐药性。疼痛时服用止痛药。

④洗澡及运动

洗澡和运动会促进血液循环，有可能造成止血困难和继发出血，所以当日不宜过度运动和洗澡。

⑤饮食

避免食用坚硬和有刺激性的食物。这些食物会刺激伤口增加疼痛，或延缓伤口愈合。

⑥饮酒、吸烟

避免饮酒和吸烟。喝酒促进血液循环，造成止血困难和继发出血。吸烟会收缩毛细血管，影响伤口愈合。

（二）普通拔牙（图Ⅰ-4-17；表Ⅰ-4-10）

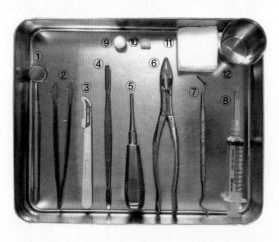

图Ⅰ-4-17　普通拔牙的用物准备
①口镜
②镊子
③刀柄
④骨膜分离器
⑤牙挺
⑥拔牙钳
⑦刮匙
⑧冲洗器
⑨棉球
⑩局部止血药
⑪无菌纱布
⑫不锈钢杯

整体的要点
● 开始时观察患者当日的身体状态、精神状态等，并向术者报告
● 术中要注意观察患者，使术者集中精神进行手术
● 注意麻醉后直至拔牙结束，精神放松，很多患者易感到恶心不适

拔牙后的宣教
①止血：不用手指或舌头刺激伤口。另外，当天要避免用力的漱口
②保持清洁：拔牙当天避开拔牙部位刷牙
③服药：药量和服药时间遵医嘱，疼痛时服用止痛药
④洗澡：避免当天洗澡及过度的运动
⑤饮食：避免坚硬和有刺激性的食物
⑥饮酒、吸烟：避免饮酒和吸烟对伤口造成不良影响

（三）复杂牙拔除（图 I-4-18；表 I-4-11）

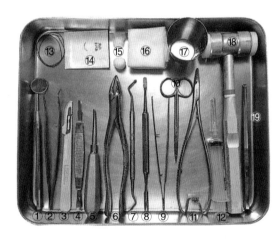

图 I-4-18　复杂牙拔除的用物准备

①口镜	⑩线剪
②镊子	⑪持针器
③刀柄	⑫一次性冲洗器
④骨膜分离器	⑬缝合线
⑤牙挺	⑭缝合针
⑥拔牙钳	⑮上：局部止血药下：消毒棉球
⑦刮匙	⑯无菌纱布
⑧骨锉	⑰不锈钢杯
⑨齿镊	⑱骨锤　⑲骨凿

表 I-4-11　复杂牙拔除的流程、用物准备及配合要点（埋伏第三磨牙病例）

病例：22 岁女性主诉下颌第三磨牙肿胀疼痛来院就诊。

因与第二磨牙远中接触多次引起炎症，故拔除。

治疗流程	用物准备	配合要点
①口腔检查和清洗		● 口腔内的清洗、消毒对预防术后感染很重要。拔牙前清除全口牙石、菌斑。含漱
②术野消毒	诊疗用检查器（口镜、镊子、探针）消毒棉球	● 消毒棉球用于术野消毒 ● 消毒使用 10% 聚维酮碘、0.01%~0.025% 氯化苯丙胺、0.01%~0.025% 氯化苯扎溴铵等

治疗流程	用物准备	配合要点
③局部麻醉	局部麻醉用器械（注射器、注射针、局麻药）	• 注射器安装麻药,作好准备 • 使用外科吸引器 • 根据需要注射前使用表面麻醉剂
④剥离牙周韧带,切开黏膜骨膜	刀柄、圆刀片（No.15）、外科吸引器	• 告知开始拔牙前,需确认麻醉是否起效 • 适当的用外科吸引器吸净血液
⑤用骨膜分离器将黏膜骨膜翻开	骨膜分离器	• 适当的用外科吸引器吸净血液 • 确保术野清晰,便于术者操作
⑥去骨	骨凿 骨锤 外科手机 去骨钻针 外科吸引器 扁平钩（拉钩）	• 对应敲击方向,用手托住患者的下颌 • 去骨时选用外科吸引器进行吸引 • 确保术野清晰,便于术者操作
⑦分牙	骨凿 外科手机 高速手机（分牙用） 金刚砂钻针 外科吸引器 （口腔吸引器） 扁平钩（拉钩）	• 向下敲击时,用手托住患者的下颌 • 适当的用吸引器进行吸引 • 用高速手机和金刚砂钻针进行分牙时,可根据需要更换口腔用吸引器

治疗流程	用物准备	配合要点
⑧拔除患牙 	牙挺、根钳	● 适当的用外科吸引器吸净血液（术野清晰） ● 需更换外科吸引器 ● 根据情况分根拔除
⑨病灶搔刮 	刮匙	● 适当地用外科吸引器吸引 ● 检查拔除患牙的牙根是否完整,拔牙窝内是否残留异物
⑩牙槽骨修整	骨凿 骨锤 外科用手机 去骨钻针 咬骨钳 骨锉	● 适当的用外科吸引器吸引 ● 使用骨凿时对应敲击方向,用手托住患者的下颌
⑪清洗拔牙创 	无菌生理盐水 一次性冲洗器 冲洗针	● 适当的用外科吸引器吸引 ● 吸引时不要触碰拔牙窝内

第四章 口腔临床与诊疗配合

治疗流程	用物准备	配合要点
⑫缝合	缝合用器械(持针器、缝合针、缝合线、剪刀) 长柄齿镊 齿镊 ①长柄齿镊 ②齿镊 缝合时为了能够固定牙龈需使用齿镊 局部使用止血药 抗生素	● 适当的用外科吸引器吸引 ● 用持针器夹好针线。牵拉口唇、颊部 ● 配合时注意手卫生(未佩戴无菌手套按压下颌后,不再辅助进行无菌操作)
⑬止血	无菌纱布	● 拔牙后嘱患者咬纱布,确认止血
⑭患者宣教		● 和普通拔牙标准一致

整体要点

● 开始前观察患者当日的身体状态、精神状态等,并向术者报告
● 要求患者穿宽松的上衣(脱掉外套,松解领带和腰带)
● 复杂牙拔除术与普通拔牙相比,患者会感受到更强的力,听到更复杂的声音,很多患者易感到恐惧,所以术中应当安抚患者使其放松
● 通过余光观察患者术中反应,可防止并发症的发生,同时也能保证术者集中精神,顺利地完成治疗
● 注意麻醉后、拔牙结束放松时,患者易感到恶心不适

(李茜　译,黄燃丽　审校)

第六节　口腔麻醉的诊疗配合

一、口腔麻醉的诊疗配合特点

口腔麻醉方法分全身麻醉、局部麻醉、镇静麻醉等。局部麻醉在口腔治疗中使用频率最高,应充分了解器械的拿取和麻醉药品的知识。另外,为了预防麻醉中的全身并发症,保证麻醉效果,需要准备好监护设备、掌握与口腔科医生(麻醉师)共同配合的知识,并在诊疗配合工作中实施。

二、局部麻醉的基础知识

(一)抑制疼痛反射的方法

局部麻醉就是使用药物作用于感觉神经的神经末梢,阻断局部的兴奋传导。外科治疗中局部抑制疼痛的方法有表面麻醉、浸润麻醉、传导阻滞麻醉、脊髓麻醉、硬膜外麻醉。口腔经常使用的是表面麻醉、浸润麻醉、传导阻滞麻醉。局部麻醉药物不像全身麻醉药、催眠药和抗焦虑药、镇痛药一样具有中枢神经抑制作用,可以在不改变意识的情况下麻痹末梢神经的知觉,抑制痛觉的反射。

(二)局部麻醉药的种类

口腔的浸润麻醉及传导阻滞麻醉使用酰胺型的局部麻醉药物,以利多卡因、甲哌卡因为代表。通常使用透明的玻璃容器(1.8ml 或 1ml)针筒样针剂。其中多添加有血管收缩药和防腐剂(表Ⅰ-4-12;图Ⅰ-4-19)。

表面麻醉药物多为氨基苯甲酸乙酯的酯类药物,也有酰胺型的利多卡因。酯型在相同麻醉效果的毒性高出酰胺型 2 倍左右,所以即使使用表面麻醉也需要注意休克等副作用。

表面麻醉剂有凝胶、果冻状或液体的药剂形态,多数装在软管或小瓶里,大多有香蕉、草莓等香味(表Ⅰ-4-13;图Ⅰ-4-20)。

表 1-4-12　口腔用局部麻醉药(卡局式)

麻醉药(浓度)	商品名	血管收缩药	其他添加物
盐酸利多卡因(2%)	口腔注射*	肾上腺素 0.025mg/ml	皮亚硫酸钠
	口腔用キシロカインカートリッジ	肾上腺素 0.012 5mg/ml	对羟基苯甲酸 皮亚硫酸钠
盐酸普鲁卡因(3%)	シタネストーオクタプレシン	フェリプレシン 0.03 单位	对羟基苯甲酸
盐酸甲哌卡因(3%)	スキャンドネストカートリッジ	无	无

* 口腔注射用药每 1ml 剂量。

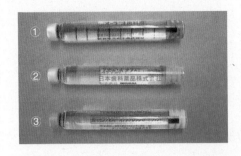

图1-4-19 口腔局部麻醉用药(针筒型)
①オーラ注;②スキャンドネスト;③シタネストオクタプレッシン

表 1-4-13 口腔用表面麻醉药

麻醉药	商品名	剂型 / 容器
氨基苯甲酸乙酯型(酯型)	ハリケインゲル	膏状 / 小瓶
	ハリケインリキッド	液体 / 小瓶
	ジンジカインゲル胶冻	凝胶 / 小瓶
	ビーゾカイン・歯科用ゼリー	凝胶 / 软管
氨基苯甲酸乙酯、丁卡因、四磷酸酯型	プロネスパスタアロマ	膏状 / 软管
盐酸利多卡因(酰胺型)	キシロカインゼリー	凝胶 / 软管
	キシロカインビスカス	液体 / 小瓶
	キシロカインポンプスプレー	液体 / 喷雾器

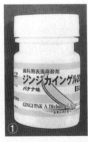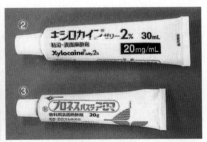

图 I-4-20 各种表面麻醉用药
①ジンジカインゲル;②キシロカインゼリー;③プロネスパスタアロマ(共有四种香味)

（三）局部麻醉的适应证及其使用方法

1. 表面麻醉

为了减轻局部注射时的穿刺痛,可在口腔黏膜表面涂抹或喷涂局部麻醉药物。表面麻醉还有助于缓解刮治时的疼痛,也可应用在制取印模和口腔 X 线拍摄时的咽反射亢进时。

2. 浸润麻醉

通过在可能发生疼痛的部位及其周围注射局麻药物使痛觉麻痹,浸润麻醉在口腔外科手术、牙周手术、拔髓、嵌体牙体预备、活髓牙牙体预备、刮治等很多口腔治疗中经常使用。

浸润麻醉的方法是：①在移行沟部和牙龈乳头部的黏膜下浅浅地刺入，注射麻醉药品进行黏膜下麻醉，然后将②针尖慢慢推进至骨膜正上方，麻醉药物注入骨膜上的骨膜麻醉法。

3. 传导阻滞麻醉

口腔中经常使用的传导阻滞麻醉，是使局部麻醉药物在下颌神经孔附近作用于下颌神经，即靠近下牙槽神经的主干支，使下颌半侧范围麻醉的方法。传导阻滞麻醉适用于有局部炎症而不适合进行浸润麻醉的情况或骨皮质致密的下颌磨牙的麻醉操作等。除下颌神经孔外还有经颏孔、眶下孔、切牙孔、腭大孔等部位的传导阻滞麻醉。在这些骨孔中神经和血管并行，为了避免向血管内注入局部麻醉药，注射器推药前的回吸操作很重要。

（四）使用时的注意事项

1. 注射器

局部麻醉药物一般使用专用的注射器，分浸润麻醉用和传导阻滞麻醉用两种，传导阻滞麻醉注射器也可以用于浸润麻醉，但浸润麻醉注射器不适用于传导阻滞麻醉。浸润麻醉用针筒在药筒底部橡胶塞处推注杆为平坦的尖端，传导阻滞麻醉用针筒在药筒橡胶塞处的推注杆尖端呈螺旋状，可以扎入橡胶塞内进行回吸操作。在进行传导阻滞麻醉时将注射器刺入组织内并回吸，观察针筒内有无回吸的血液，可以避免麻醉药物注入血管内。如果回吸时针筒内有血液，应变换针尖的位置，再次回吸确认针筒内有无血液。如果局部麻醉药物被注入血管内，可能引起局部麻醉药物急性中毒、不安、兴奋、血压上升、心跳过速、进行性意识丧失、脉搏短促和心跳停止等情况（图Ⅰ-4-21）。

2. 注射针

针筒式注射器使用专用的注射针，传导阻滞麻醉针头使用粗细为25G（标准）或27G，长30mm的针头，浸润麻醉通常使用粗细为30G、31G或33G，长21mm的针头。传导阻滞麻醉注射针比浸润麻醉注射针更粗、长（图Ⅰ-4-22）。

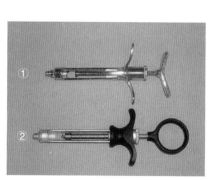

图Ⅰ-4-21　针筒式注射器
①浸润麻醉用；②传导阻滞麻醉用传导阻滞麻醉用注射器尖端为螺旋状

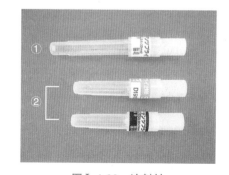

图Ⅰ-4-22　注射针
①传导阻滞麻醉用（长30mm规格为27G棕色）；②浸润麻醉（长21mm，规格为30G蓝色、33G白色）

笔记
注射针的外径是根据颜色来识别的，从平成19年开始统一为国际标准化机构规格（ISO规格）。27G，棕色；30G，蓝色；31G，粉色；33G，白色。

3. 针筒式麻醉药的保管和消毒

麻醉药保存在15℃以下的阴暗处最佳,使用前恢复到室温可以缓解药物注入时的疼痛。煮沸、高压蒸汽灭菌、紫外线消毒可使其变性;长时间浸泡消毒,消毒液有可能渗透到药筒内,因此药筒应当用酒精棉擦拭消毒。应当特别注意擦拭消毒后,手指不要触碰麻醉针头刺入部位。

三、局部麻醉病例及诊疗配合流程

参见图 I-4-19~ 图 I-4-22,表 I-4-14。

表 I-4-14　局部麻醉的流程、用物准备及配合要点

治疗流程	用物准备	配合要点
①表面麻醉法	各种表面麻醉药、棉球或棉签等	黏膜表面干燥后,用棉球等涂抹麻醉药或喷液体
②器械的准备	卡局式注射器、口腔局麻用卡局式注射器、注射针头、酒精棉	①注射器的选择 ● 浸润麻醉推注杆的尖端平坦,注射前将麻醉药直接压入注射器 ● 传导麻醉推注杆呈螺旋状或鱼叉状,插入药筒后部的橡胶塞
		②注射针头的选择 ● 浸润麻醉使用规格为30G(标准)、31G 或 33G、长 21mm 的针头 ● 传导麻醉使用规格为 25G 或 27G、长 30mm 的针头
		③卡局式局麻注射器的选择 遵医嘱准备,局部麻醉药用酒精棉擦拭消毒。特别应当注意麻醉针头刺入部位擦拭消毒后手指不要触碰
③卡局式注射器安装		①卡局式注射器麻醉药品的填装:取卡局式注射器,沿正确的方向安装麻醉药,注意手指不要碰到注射针头刺入部位(防止污染)
		②传导麻醉注射器可将尖端螺旋或鱼叉插入药筒的橡胶塞,以便进行回吸操作 ● 这项操作,是为了防止局部麻醉药进入血管内,针头刺入后回吸药液,检查确认药筒内是否有回吸血液
		③安装注射针 a)旋转撕破包装 b)取下短端盖子,直接插入注射器的前部,旋转保证安装到位(此时用小指在注射器前端侧面做支点进行固定,不要悬空,以保证安装到位)
④实施麻醉		● 进行合理的吸引操作 ● 局部麻醉药注入后为获得理想的麻醉效果,需等待 5min 左右时间,以免患者身体出现异常反应

治疗流程	用物准备	配合要点
⑤使用后用物处理		• 注射针拆除时使用专门的处理器械是最为安全的 • 当没有专用器械时,要去掉注射针,向外拔注射器的拉环后取出药筒 • 拆除注射针时容易引起针刺伤,因此要谨慎操作。原则上不回帽 • 血液体液会通过注射针头侵入到容器内,所以无论注射针头还是麻醉药筒,一定要严格遵守一人一物一用,即使药筒内还留有残余药物,不能混用

四、吸入镇静、静脉镇静的示例及诊疗配合流程

（一）镇静麻醉概要

1. 概要

镇静麻醉是不使患者丧失意识而缓解其在口腔治疗中紧张不安和恐惧心理的方法。可以减轻患者的心理负担,从而使生命体征稳定,患者能够安全顺利地完成口腔治疗,呕吐反射强烈的患者也适用。与全身麻醉不同,患者仍存在意识和反射,但也有术中记忆的丧失,需要局部麻醉以减轻疼痛。镇静麻醉分为吸入镇静和静脉镇静。

2. 镇静麻醉的术前评估

问诊时需要询问既往史、家族史、过去接受过口腔治疗时的不愉快经历、常用药物及过敏史,测量评估生命体征及全身状态。

对适应证、非适应证、禁忌证进行评估。

对氧化亚氮吸入镇静或静脉镇静的注意事项进行说明,需征求患者同意。

（二）吸入镇静示例（图 1-4-23; 表 1-4-15）

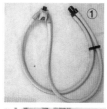
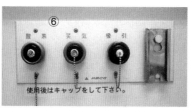
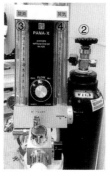
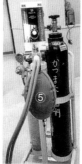
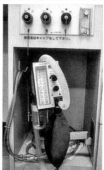

图 1-4-23 吸入镇静的器械准备
①单鼻面罩
②氧气瓶
③氧气流量计
④氧化亚氮流量表
⑤储氧袋
⑥终端管道（壁式卡座）

表 I-4-15　吸入镇静的治疗流程、用物准备及配合要点

病例:右下第1磨牙拔髓		
治疗流程	用物准备	配合要点
1. 准备 ①器械的准备和确认 a. 向加湿装置内注入新的水 b. 确认氧气、氧化亚氮瓶内余量 c. 确认鼻罩与氧气、氧化亚氮瓶连接正确 d. 确认患者的氧化亚氮吸入专用鼻面罩的型号 e. 确认仪器可以正常运作	氧化亚氮吸入镇静器、氧化亚氮瓶、氧气瓶、储氧袋、蛇形管、鼻面罩、面罩配套头带	确认接口部位无泄漏
②心电监护仪监测患者血压、脉搏、呼吸(体位为平卧位)	心电监护仪	
2. 术中 ①吸入镇静 	鼻面罩、面罩配套头带、储氧袋	● 确认签署同意书 ● 氧化亚氮吸入口罩(鼻罩)贴合患者的鼻子,确认鼻子呼吸通畅 ● 安抚患者,使患者放松
②实施口腔治疗 使用局部麻醉药避免术中疼痛。术中如发生患者睡着、兴奋、恶心等情况,需要降低氧化亚氮的浓度 ③治疗结束后 a. 关闭氧化亚氮,吸入100%的氧气3~5min后取下鼻面罩 b. 在镇静状态的自我感觉恢复前保持安静。自我感觉恢复的标志为能清晰、明确地应答 c. 确认生命体征没有异常,扶患者步行进入到休息室,小心患者步态不稳		如发生异常情况,立即向口腔医生报告(通常需要注意患者的呼吸,脉搏,皮肤的颜色等) 氧化亚氮镇静后氧气吸入不足可出现倦怠感,头痛等不适症状 ● 站立时需注意有无眩晕,如眩晕不可控,需坐下休息
3. 术后观察 观察30min后没有问题方可离院		明确的应答 患者无眩晕,能够不摇晃直线行走。嘱患者手术当日不能从事危险作业,说明出行注意事项

关于管路:管路终端装置(插座)

传感器装置型插座(CPS 型):通过转动出口阀的手柄,就可以取下插座的防尘装置。能够让各种医疗气体变得很容易识别。

吸入镇静:终端管路(壁式插座)及储气瓶的颜色

	氧气	氧化亚氮	空气	二氧化碳
管路终端的颜色	绿	蓝	黄	无
储气瓶颜色	黑	上部:蓝	灰	绿
		下部:灰		

(三)静脉镇静示例(图Ⅰ-4-24;表Ⅰ-4-16)

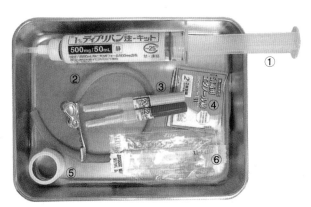

图Ⅰ-4-24 器械准备
①镇静药
②止血带
③静脉留置针
④酒精棉
⑤医用胶带
⑥延长管

表Ⅰ-4-16 静脉镇静的治疗流程、用物准备及配合要点

病例:左下颌阻生第三磨牙拔除术		
治疗流程	用物准备	配合要点
1. 手术当日确认 　确认身体状况和禁食禁水状况		嘱患者术前排尿
2. 准备 ①器械的准备 镇静药、急救药的准备	药物、注射器、止血带、输液器、静脉留置针、输液泵、心电监护仪等	
②患者监护仪的安装图		心电监护仪的安装

治疗流程	用物准备	配合要点
3. 术中 ①静脉镇静法 给予镇静药物(地西泮、咪达唑仑、氟西泮等) 注意观察确认患者的意识、脉搏、血压、心电图、胸廓起伏、呼吸音、麻醉深度(BIS)监护仪从呼出二氧化碳浓度确认全身状态 患者处于放松、有困意的状态时,即使其生命体征稳定也要终止给药,另外准备好急救药 ②进行口腔治疗 调整镇静药,可在治疗过程中追加给药	心电监护仪,BIS 监护仪	给药后可出现部分记忆缺失,容易遗忘疼痛、痛苦、尿意 ● 操作中能够正确配合指示(如开口等) ● 必要时使用表面麻醉剂和开口器 ● 正确的进行吸引器的操作(防止误吞和误吸的发生)
4. 术后 镇静后要观察 30min 以上,在镇静状态的自我感觉恢复前保持安静。如果没有问题方可离院		向患者进行说明,镇静当日禁止驾驶等危险作业

五、全身麻醉的诊疗配合流程

(一)全身麻醉的概要

全身麻醉是通过注射全身麻醉药物使意识消失,创造无痛状态进行手术的方法。全身麻醉的四大要素:无痛、意识丧失、肌肉松弛、抑制有害反射。全身麻醉常应用于口腔外科手术、多颗牙种植手术、口腔恐惧症、儿童多颗牙龋齿和残障人士的口腔治疗等。给药途径分为吸入性麻醉、静脉麻醉。

(二)全身麻醉的流程(图Ⅰ-4-25;表Ⅰ-4-17)

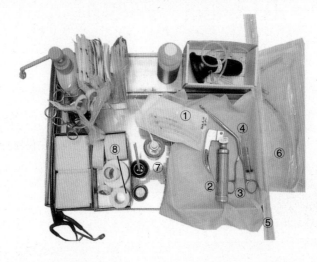

图Ⅰ-4-25 全身麻醉器械准备
(麻醉推车)
①气管插管(鼻腔)
②喉镜
③气管导管钳
④注射器
⑤探针
⑥气管插管管芯
⑦表面麻醉药
⑧医用胶带

病例：颌骨固定板取出术

治疗流程	用物准备	配合要点
1. 主治医生医嘱进行全身麻醉		
2. 术前管理 （1）全身麻醉前检查 评估全身状态、检查、追加检查 收集现病史、既往史（肌肉疾病、支气管哮喘等）、体质、禁忌药、常用药物、是否有麻醉经验等信息 特别是对全身麻醉中存在危险性特别高的疾病进行确认和评估手术风险，根据术式和患者状态制订麻醉计划，向患者说明麻醉法并获得同意 ● 在进行气管插管时，麻醉科医生使用喉镜使患者开口，因此在手术前进行前牙的松动度检查，是否有假牙、是否有需要治疗牙齿及是否需要拔牙 ● 麻醉方式的知情同意 （2）禁食水 成人：术前 6h 小儿：（根据年龄）手术前 3~4h 为宜 ● 采取全身麻醉时，尽可能减少胃内容物，防止呕吐引发的误吞误吸导致肺炎及窒息 （3）麻醉前给药 为了安全地实施全身麻醉，以此下六项为目的实施麻醉前给药 ①镇静、减轻不安；②抑制唾液等呼吸道分泌物；③抑制迷走神经反射；④减轻疼痛；⑤降低代谢；⑥预防吸入性肺炎，给药路径多为肌内注射和口服	苯二氮平（咪唑地西泮、地西泮等）、抗胆碱药（阿托品、斯考拉明）、阿片类（吗啡、甲哌啶等）、抗组胺药（普罗美定、西美替丁等）、止吐药	
3. 进入手术室（步行、轮椅、平车），确认姓名（确认腕带姓名和口头确认）		确认患者姓名、血型和手术部位
4. 实施全身麻醉的方法 ①安装监护仪 目的：确认全身麻醉前的身体状况 手术中生命体征	心电监护仪（检测项目：血压、脉搏、心率、血氧饱和度、体温等） 	安装心电监护仪

治疗流程	用物准备	配合要点
②建立静脉通路 目的:静脉给药与输血(出血多的情况) ● 用药(镇痛药与抗生素) ● 补液(补充水和电解质等) 	止血带、留置针、延长管、固定用贴膜、输液器	检查连接部位有无松动,开放静脉后和口腔医生、麻醉师确认,固定
③诱导麻醉(缓慢诱导和快速诱导)		确认生命体征,呼叫患者,直到患者失去意识
a. 缓慢诱导 给予吸入麻醉药物 使用吸入麻醉药导入麻醉的方法 从肺部吸入麻醉药和氧混合气体,能产生全身麻醉效果,在患者面部戴面罩,吸入麻醉药	面罩、麻醉机、吸入麻醉药 [气体麻醉药]氧化亚氮、氧气面罩 [挥发性麻醉药]七氟烷、氟烷等 	
b. 快速诱导 给予静脉麻醉药物 用静脉麻醉药进行诱导的方法 从患者的末梢静脉给予静脉麻醉药物,从而达到全身麻醉的效果	氧气面罩、静脉麻醉药(丙泊酚、硫喷托纳、氯胺酮等)输液泵肌肉松弛药(维库溴铵、罗库溴铵、琥珀胆碱等)、麻醉机、肌肉松弛监视器	● 通过呼叫和睫毛反射等确认患者入睡,戴面罩保持人工呼吸。确认失去意识,观察生命体征及全身状态

治疗流程	用物准备	配合要点
c. 给予肌肉松弛药物 下颌、气道周围、声门、喉头等区域的肌肉松弛后,进行气管插管更为容易,同时可以防止患者身体乱动来配合麻醉 d. 气管插管 i. 开口 ii. 插入喉镜 iii. 暴露喉头:直视喉头(在喉头部喷涂麻醉药) iv. 插入气管插管导管 v. 向气管插管导管的气囊内注入空气 目的:使气管导管与气管壁贴合紧密 vi. 将气管插管导管与麻醉管路连接 最后,视诊和听诊(听诊器)确认气管插管的位置正确,用胶带固定管路 	牙垫、口咽通气道、罗库溴铵、氧气面罩、局部麻醉药喷雾、气管导管(口插用、鼻插用)水溶性凝胶(气管插管润滑用)简易呼吸器、听诊器、二氧化碳测定器(终末呼气碳酸分压测定器)、医用胶布(固定气管插管用)	● 由于自主呼吸消失,所以要准备麻醉机和人工呼吸装置
④麻醉管理 呼吸、循环和体温 麻醉术中要经常观察监护仪,确认呼吸、循环、体温、尿量等全身状态。必要时要进行输液、输血、给予药物等操作 	BIS 监护仪(麻醉深度、Bispectral Index)	● 评估血氧:测定 SpO_2(脉冲氧监测仪) ● 换气评估:呼吸二氧化碳分析(二氧化碳剂)
a. 评估麻醉深度 麻醉中通过 BIS 指数评估麻醉深度,全身麻醉中 BIS 值维持在 40~60 之间	BIS 监护仪	
b. 评估呼吸 评估是否给予适宜的氧气换气	脉搏血氧监测仪、二氧化碳监测仪	
c. 评估循环功能 评估是否维持了适宜的循环功能,观察脉搏、血压、心电图、尿量等	心电监护仪体温计	

治疗流程	用物准备	配合要点
d. 体温管理 全麻手术中经常因为各种各样的原因,引起体温的变化,因此要根据体温测量结果进行保暖与降温		
⑤麻醉的苏醒与拔管 a. 治疗和手术结束后,立即停止给予麻醉药物,吸入100%的氧气,等待苏醒 b. 确认患者的意识、呼吸、肌力恢复后,清理口腔和气管内的分泌物 c. 拔去气管插管,面罩给予100%的氧气 d. 确认全身情况没有问题,将患者转移到病房或恢复室 ● 此时患者意识恢复 麻醉苏醒时监护仪需继续监测。手术的创伤和疼痛容易引起循环功能变化,需确认患者的疼痛、体位、恶心、呕吐等情况	心电监护仪 ①参考 BIS 指数 ②肌肉松弛监护仪	在拔管前吸口腔内和气管插管内分泌物,注意手术后的呕吐 [全身麻醉结束后的注意事项] ①有无意识 ②呼气次数是否充分(10~20次/min) ③是否从肌肉松弛状态恢复(可以开口、深呼吸、握手等) ④有无咽反射 ⑤血压、脉搏稳定、血压无降低 SpO_2: 98% ⑥是否进行镇痛措施

BIS 监视器

在患者的前额部安装电极,通过分析脑波来评估麻醉期间的清醒程度。

BIS 值以 0~100 的数值表示催眠水平,在全身麻醉中,BIS 数值维持在40~60。

氧气化的评价

呼吸评价,评价"氧气化和换气"。氧气化是指通过气体交换,观察血液(动脉血)是否吸收了必要的氧气,通过 SpO_2 可以观察动脉血中与血红蛋白结合的氧气比例。换气是指血液将 CO_2 排放到肺泡,然后通过呼吸排出体外。

(李茜 译,黄燃丽 审校)

第七节 正畸治疗的诊疗配合

一、正畸治疗与诊疗配合特点

口腔卫生士的正畸诊疗配合工作涉及多方面。安装固定矫治器时常出现疼痛或不适,应事先告知患者、家属疼痛的程度和处理方法。佩戴固定矫治器时发生龋齿和牙周炎的风险高,所以托槽周围的彻底清洁和预防护理是口腔卫生士的重要工作。以下是主要的工作内容。

（一）正畸治疗的相关指导要点

1. 安装固定矫治器前

①评估口腔卫生情况

牙齿脱矿、菌斑附着、牙周组织状况、龋齿等风险评估。

②告知龋齿及牙周病预防的正确知识

为了维护口腔健康,提高预防意识,需告知患者龋齿、牙周病预防的重要性。

③告知患者相关风险因素的口腔管理应对方法

2. 安装固定矫治器中

①介绍固定矫治器

通过宣传手册说明矫治器的作用、目的、管理方法等。安装矫治器后数日内牙齿开始移动,可能会伴有疼痛,但会逐渐减轻。疼痛约一周左右消失,如症状无法缓解,应及时预约复诊,可用湿毛巾冷敷或口含冰块缓解疼痛。

②关于饮食

牙齿疼痛的时候,建议进软食。前牙咬硬物时,托槽易脱落,肉类和苹果等应切成小块用后牙咀嚼。透明的结扎圈容易着色,佩戴后不建议食用咖喱和红酒等容易着色的食物。

③关于刷牙

矫治器周围容易造成食物残留,饭后一定要刷牙。

佩戴矫治器时,托槽和带环周围容易发生龋齿,牙齿邻面、牙颈部及远中等牙刷难以到达之处和刷牙时利手的同侧牙齿不容易刷到,要指导患者按顺序把每颗牙刷好。

在弓丝的正下方,可以使用牙间隙刷和牙缝刷等辅助工具。

牙齿邻面应使用牙线清理,可以选择超级牙线、易拉牙线以及带柄的鸭嘴兽型等专业牙线。

3. 正畸治疗期间（定期来院复查期间）

①评价自我护理情况。

②提高患者主观能动性。

评价自我护牙意识,如果患者意识淡薄,督促其护牙爱牙。

③用专业护理辅助不能自我护理的部位,对于龋齿、牙周病的危险高发部位,定期进行 PMTC、使用氟化物。

④固定矫治器的问题处理。

固定矫治器损坏时,立刻和医院联系,交代损坏程度并获得医生的专业处置意见。当结扎丝脱落时,告知可用平头筷子将结扎丝推入托槽里。

4. 正畸治疗后

拆除矫治器后,彻底控制菌斑,继续维护口腔卫生。

①保持器的说明

安装可摘式保持器时,新的卡环处容易产生龋齿,需在进食时将其摘下,饭后刷牙,清洁牙齿后再戴上保持器。

（二）口腔肌功能治疗的诊疗配合

临床上可单纯使用口腔肌功能治疗(oral myofunctional therapy, MFT),也可矫治器和 MFT 联合使用,联合使用对于治疗后的牙列稳定和保持效果更好。在改善口腔不良习惯、异常咬物习惯、吞咽咬合紊乱不良习惯(TCH)时,需对口腔周围组织进行评估并实施计划。

笔记:牙列接触的坏习惯(TCH)

持续接触上下牙。接触一天后,肌肉紧张、疲劳,颞下颌关节的负担增加,也会出现各种不确定的症状。

二、正畸治疗的示例和诊疗配合的流程

正畸治疗的大致顺序:咨询、检查、诊断、制订治疗计划、开始治疗、口腔保健指导、安装矫治装置(治疗中)、保持。

具有代表性的正畸治疗病例,包括带环的黏接、托槽等装置的安装及各自拆除的过程。

固定矫治器黏接分为直接黏接法和间接黏接法,一个完整的唇侧面直接黏接法的椅旁操作示例如下。

（一）正畸装置的安装

1. 黏接带环（图Ⅰ-4-26,图Ⅰ-4-27;表Ⅰ-4-18）

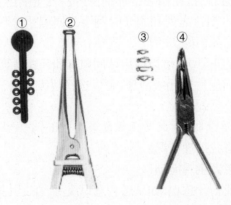

图Ⅰ-4-26　分牙器械
①分牙圈
②带有分牙圈的分牙钳
③分牙簧
④弓丝末端回弯钳

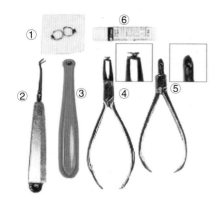

图Ⅰ-4-27 带环黏接器械
①预成带环
②带环推子
③带环就位器
④去带环钳
⑤带环控制钳
⑥黏接保护剂

表Ⅰ-4-18 带环黏接的治疗流程、用物准备及配合要点

预成带环装置

- 舌侧矫治装置(舌侧弓丝)托槽装置、唇档
- 增强支抗装置(NANCE弓、横腭杆)
- 快速扩大装置(四角簧)、缓慢扩大装置(W簧)
- 带环安装牙位:主要是第一磨牙

治疗流程	用物准备	配合要点
1)分牙 ● 清洁牙齿 ● 牙间分牙 ①弹性分牙圈的安装	牙刷、牙线 弹性分牙圈 带有分牙圈的分牙钳	● 分牙前去除牙、牙间隙周围的菌斑 ● 将分牙圈安置在分牙钳上,由咬合面置入
②分牙簧的安装	分牙簧、弓丝末端回弯钳	● 用弓丝末端回弯钳将分牙圈安装放入牙齿之间 ※ 如果牙齿之间没有间隙,可以在安装带环前3~7d分牙
2)摘掉分牙圈	探针、洁治器、镊子	
3)清洁牙面	抛光刷、抛光杯、抛光膏、牙线	● 取适量抛光膏,抛光牙面 ● 抛光邻接面 ● 冲洗抛光后的残留物

治疗流程	用物准备	配合要点
4）带环试戴与调整 ● 带环放入 ● 带环调整 ● 去除带环 	去带环钳、带环控制钳、带环推子、带环就位器	● 准备带环 ● 带环推子、带环就位器依次递给医生 ● 将去带环钳递给医生 ○ 选择合适的预成带环，在近中面做标记
5）隔湿、吹干 ● 用棉卷隔湿、吹干牙面	棉卷	
6）带环黏接 ● 涂布黏接保护剂 ● 带环黏接剂放入带环内部 	带环黏接剂、黏接保护剂、纱布、棉卷、调拌纸、塑料调拌刀	● 酒精棉球擦拭带环内部 ● 如果带环外装有颊面管，防止黏接保护剂进入 ● 根据需要取适量材料进行调和 ● 把带环黏接剂放置在带环内侧传递给医生 ● 将带环推子、带环就位器传递给医生 ○ 用纱布去除器械上残余的黏接剂，将器械再次传递给医生 ○ 根据牙位选择正确的带环
7）去除剩余的带环黏接剂 ● 清除从带环溢出的黏接剂 	探针、手动洁治器、纱布	将探针递给医生，准备光固化灯
8）光固化照射	光固化灯	● 从带环的咬𬌗面开始照射
9）确认黏接剂固化	手动洁治器、超声波洁治器	● 去除多余固化的黏接剂

2. 安装固定矫治器装置 - 黏接托槽（直接黏接法）（图 I-4-28，图 I-4-29；表 I-4-19）

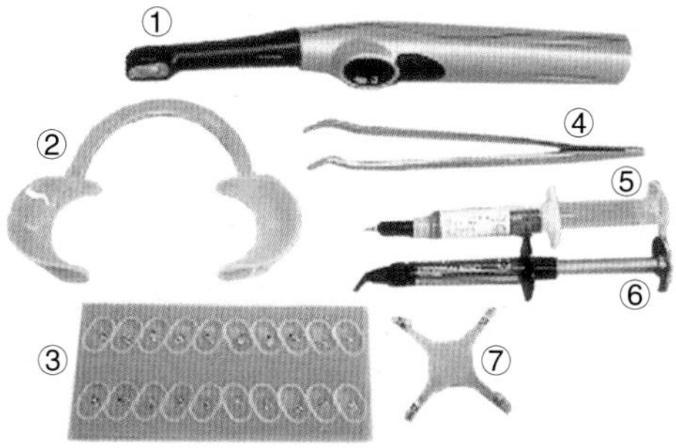

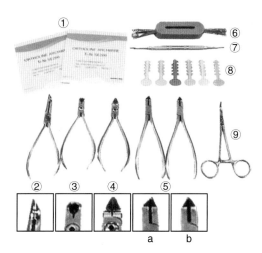

图 I-4-28　托槽黏接用器械
①光固化灯
②开口器
③托槽
④镊子
⑤酸蚀剂
⑥黏接剂
⑦托槽定位器

图 I-4-29　弓丝结扎用器械
①弓丝
②弓丝末端回弯钳
③末端切断钳
④细丝切断钳
⑤单向末端回弯钳（右下、左上 a、左下、右上 b）
⑥结扎丝
⑦结扎器（ligature instrument）
⑧结扎圈
⑨蚊式血管钳

表 I-4-19　直接黏接法治疗流程、用物准备及配合要点

治疗流程	用物准备	配合要点
1）清洁牙面	抛光刷、抛光杯、抛光膏、牙线	<ul><li>准备不含氟化物的抛光膏</li><li>如果含氟化物，将导致黏接力下降</li><li>取适量的抛光膏，低速研磨抛光牙面</li><li>清洁邻接面</li><li>充分冲洗抛光残留物</li></ul>
2）拉开口唇、隔湿、干燥	棉卷、开口器	<ul><li>开口器撑开口唇</li><li>棉卷隔湿，牙面干燥</li></ul>

治疗流程	用物准备	配合要点
3）酸蚀 ● 酸蚀的状态 ● 在安装托槽的牙面上涂布酸蚀剂 	酸蚀剂、针头	● 将针头安装在酸蚀剂上递给医生 ● 酸蚀剂易挥发,使用后立刻盖上针帽进行密封 ● 酸蚀时间遵照酸蚀剂说明书使用
4）冲洗与干燥 ● 充分清洗酸蚀剂,使牙齿干燥	棉卷	● 冲洗时口腔内的酸蚀剂易流到磨牙处,注意及时冲洗干净 ● 及时更换棉卷
5）涂布黏接剂 	黏接剂、镊子或者反向镊、托槽	● 托槽底面涂上适量黏接剂 ○ 黏接剂存放在冰箱冷藏室,应在使用前放置室内回温
6）黏接托槽,确认黏接位置 	定位器	● 托槽上带有标记记号,把标记的位置和方向确认好交给医生 ● 有时用定位器来确认位置 ○ 在各种托槽中,标记点是牙颈部或远中
7）去除多余黏接剂	探针、手动洁治器、纱布	● 除去托槽周围溢出的黏接剂
8）光固化 	光固化灯	○ 不同材质的托槽光照方向不同金属制品由各自近远中方向光照树脂、陶瓷:正面光照
4）~8）重复进行		

治疗流程	用物准备	配合要点
9）安装弓丝 ● 使用预成弓丝 ● 调整弓丝的形状、长度 ● 弓丝的安装 ● 末端切断钳剪断 末端确认 	弓丝、预成弓丝、弓丝末端回弯钳、霍氏钳、末端切断钳、细丝切断钳、纱布	● 准备好需要使用的相应的弓丝 ● 把细丝弯制钳交给医生 ● 递末端回弯钳或霍式钳给医生 ● 递切断钳 ● 使用末端切断钳切断弓丝时，切断的弓丝末端会在切断钳上，一定要用纱布擦净
10）结扎 ①结扎丝结扎 ● 结扎器结扎 ● 细丝切断钳切断余下的结扎丝 	结扎丝、结扎器或者单向末端回弯钳、细丝切断钳	● 按要求准备好结扎丝 ● 把结扎丝结扎到托槽翼上 ● 把所有托槽结扎后的弓丝，用细丝切断钳切断，统一收集 ● 细丝切断钳切断结扎丝 ● 将切断后的结扎丝末端压入托槽边

治疗流程	用物准备	配合要点
②弹性结扎圈结扎 ● 用蚊式钳结扎夹取 ● 托槽翼的固定 	弹性结扎圈、蚊式钳或持针器	● 准备弹性结扎圈 ● 蚊式钳夹取结扎圈 ● 将弓丝就位在托槽槽沟内，用结扎圈结扎在托槽翼上
11）弓丝末端的处理 ● 末端回弯的区域 ● 末端回弯的状态 	末端切断钳、单向末端回弯钳	● 弓丝末端的确认 ○ 确认弓丝是否过长扎到颊侧黏膜 ● 如果弓丝太长,用末端切断钳切断 ● 远中使用末端回弯钳进行回弯
12）患者指导	镜子、牙刷、间隙刷、牙缝刷	● 安装托槽后可能发生不适,要对其进行饮食方式、清洁方法的说明

（二）拆除矫治装置

1. 拆除带环（表 I-4-20）

表 I-4-20　带环拆除的治疗流程、用物准备及配合要点

注意事项：在拆除直接安装在牙齿和牙面上的带环和托槽时，注意防止损伤牙釉质

1）拆除带环 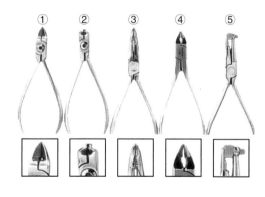	去带环钳	● 去带环钳的支点放在牙齿的咬合面上；钳子另外一侧放牙颈部带环边上，将其取下 ○ 上颌磨牙的带环从腭侧取下，下磨牙部的带环从颊侧取下，容易拆除 ○ 为了防止牙齿损伤，去除带环时可以将棉卷或纱布垫在牙齿咬合面上 ○ 舌侧有带环托槽弓丝时，整体拆除更好一些
去除黏接剂	树脂去除剂、手动洁治器、超声洁治器、纱布	● 去除牙面上残留的黏接剂
牙面抛光	抛光刷、抛光杯、抛光膏、牙线、氟化物	● 取适量抛光膏低速旋转抛光牙面 ● 对邻接面进行抛光 ● 充分冲洗抛光残留物 ● 涂布氟化物

2. 拆除弓丝及托槽装置（图 I-4-30；表 I-4-21）

图 I-4-30　去除弓丝和托槽的器械
①细丝切断钳
②末端切断钳
③弓丝末端回弯钳
④去托槽钳
⑤树脂去除剂和去带环钳

表 I-4-21　弓丝托槽的拆除治疗流程、用物准备及配合要点

诊疗顺序	用物准备	配合要点
1）去除结扎 ①结扎丝使用的情况	细丝切断钳、镊子	● 用细丝切断钳将结扎丝切断 ● 用镊子将结扎丝去除 ● 为了防止误吞，将托槽及弓丝整体拆除

诊疗顺序	用物准备	配合要点
②弹性结扎圈的使用情况 	探针	• 用探针将弹性结扎圈从托槽翼上摘除
2）拆除弓丝 	末端回弯钳或霍式钳、末端切断钳	• 确认弓丝的远心端 • 将弓丝末端回弯的部分切断 • 用霍式钳或回弯钳将弓丝从托槽槽沟内取出
3）拆除托槽 	去托槽钳	• 用去托槽钳拆除托槽 • 用去托槽钳夹住两侧托槽翼将其去除，或用去托槽钳插入托槽底板与牙面接触面去除 • 旋转拆除托槽时应动作轻柔，避免引起患者不适
4）黏接剂的去除 	树脂去除剂、洁治器、树脂去除钻针	• 用树脂去除剂去除牙面残留材料 • 注意不要损伤口唇和牙釉质
抛光牙面	抛光刷、抛光杯、抛光膏、牙线、氟化物	取适量抛光膏、低速来回旋转，抛光牙面 • 对邻接面进行抛光 • 充分冲洗抛光残留物 • 涂上氟化物

（黄慧萍　冯娜　译，王磊　审校）

第八节　儿童口腔治疗的诊疗配合

儿童口腔科的诊疗对象是"儿童"。在没有给出定义前,存在各种观点,一般认为未满 15 岁的孩子称为"儿童",在儿科、儿童口腔科也大多是这么界定的。但是,日本儿科学会在平成 18 年(2005 年)的时候将儿童年龄的定义从中学生提高到了 20 岁。处于成长阶段的新生儿到成人阶段的口腔颌面部的健康发育、预防口腔疾病和保持口腔健康是儿童口腔科的工作目标。

一、儿童诊疗及诊疗配合的特点

儿童根据年龄的不同,心理发育也存在差异。要在把握这一特点的基础上和患儿进行交流,建立信任的关系。婴幼儿的理解能力尚未发育完全,具有强烈的恐惧心理,需要采取和成人不同的交流方式。

（一）诊疗时的关怀

①低龄儿童就诊时的态度容易受到身体状况和心情的影响,预约就诊的原则是选择体力消耗少、心情稳定的上午。另外,应避免饥饿空腹的时候就诊。

②3 岁以上的患儿,在交流和建立信任关系之后最好采取母子分离的方法。当然有些情况下母亲陪伴来完成治疗也能有良好效果。采取母子分离的方法最好根据儿童的心理发育状况循序渐进。

③从安全方面、心理方面考虑,在小儿目所能及的范围内除了必需器械外,不要放置其他物品。

（二）诊疗时的位置及四手操作技术

患儿采取水平位进行诊疗。运用四手操作技术可以提高诊疗的效率。以时钟面为例,一般医生在 9~12 点的位置,配合人员在 3 点的位置就座。在患儿头部需要固定的情况下,配合人员在 12~2 点的位置就座。

诊疗过程中配合人员右手握持吸引器,左手使用三用枪,调节灯光等。另外,在磨除牙体组织的时候,配合人员应向口镜上不断喷水雾,以保障医生视野的清晰。

在将器械传递给医生的过程中,为了避免器械的掉落或给患儿带来视觉上的恐惧,应在头枕的后面或下面,或者在下颌到胸前的位置进行传递。

（三）儿童的行为管理方法

接诊儿童患者时最基本要点就是保持温柔和关爱(tender-loving-care)。笑着看着患儿的眼睛问:"你叫什么名字？多大了？"温柔地打招呼,这样能够缓和紧张情绪。在又哭又闹的情况时,医生需要采取捂口法让患儿安静下来确保后续能够进行交流。在这期间为了把患儿的注意力吸引到医生身上，配合人员不要插嘴说话。3岁以上的患儿语言理解能力开始提高，可以用儿童易懂的词汇（代用语）对使用的器械设备进行说明（表Ⅰ-4-22）。治疗中进行语言鼓励和适当的身体接触。另外，不要把目光从孩子身上移开，让他一个人独处。治疗中患儿睡着的情况下，可以使用牙垫或开口器保持开口状态。结束时要对患儿的表现给予鼓励和表扬，并要告诉家长。不配合的患儿治疗后会大量出汗，要让父母准备替换的衣服，小心着凉。

表Ⅰ-4-22　代用语的举例

诊疗用语	代用语
吸引器	吸尘器
三用枪	风、水、淋浴、水枪
高速牙科手机	喷气机
抛光刷	医生的牙刷
橡皮障	雨衣、橡胶的口罩
麻药	牙齿的睡觉药
X线片	牙齿的照片
乳牙冠	牙齿的帽子、银色的牙齿
印模材料	医生的黏土

　　临床上常常采用以心理学为基础的各种应对方法减轻儿童对诊疗的不安和恐惧（表Ⅰ-4-23）。儿童产生不能配合治疗的主要原因是过去不愉快的经历，以及因错误的他人行为和信息传递引起的反面示范或儿童心理发育不成熟。行为管理是促成患儿从不合作行为向合作行为转变的方法。

表Ⅰ-4-23　行动疗法和抑制方法的实施（身体活动控制）

行动疗法	TSD法 （tell-show-do法）	减轻不安和恐惧的过度反应，采取配合治疗的行为的方法。适用于3岁以上的儿童 tell：现在我要说明的是什么 show：给他们看器械，告诉他们如何使用 do：一边照镜子，一边实践
	观摩法	让孩子看其他孩子配合口腔诊疗的情况，给他们看诊疗场面的视频和图片，促使他们采取同样行动的方法
	鼓励法	卡片、贴纸等作为代用货币，做到预先约定好的行为时送给患儿，积攒到一定数量的时候可以交换患儿喜欢的东西

抑制方法	捂口法（hand-over-mouth 法）	对于暂时处于恐慌、歇斯底里状态根本不听你说话的孩子，用手按住口部，不让他出声，让他听医生的讲解。此方法不适用于低龄和残障儿童
	保护性固定	非合作儿童和残障儿童必须紧急治疗时，为了保证患儿的安全，需要采取身体抑制的方法。配合者用手按住患儿，用毛巾或布裹上患儿身体。要抑制运动行为就要固定关节（肩膀、手肘、腰、膝盖）部位。即使在抑制下，小儿的手也会有突然动起来的情况，配合人员可以用手搭在孩子的手上防止突发动作
	保持开口	开口困难或难以长时间保持开口的儿童使用开口器或牙垫协助。牙垫使用时系上牙线防止误吞；开口器前端的咬合部分不要用乳胶套而要用纱布包裹，这样可以防止乳胶套的误吞。牙齿松动情况下，放入开口器时候要特别注意

　　如果行为管理方法的实施没有效果，或者低龄儿童中出现不合作情况，有时会采用抑制方法，这时为了确保安全必须向监护人说明原因，取得理解。考虑到对孩子的心理影响，当孩子采取了配合行动时，应给予表扬鼓励，并停止身体的抑制行为，去除开口器。

（四）局部麻醉

　　为了减轻疼痛给患儿带来的不安和恐惧，临床采取局部麻醉的无痛治疗方法来协助完成治疗。

1. 表面麻醉

　　目前广泛使用果冻状的表面麻醉药，方法是在将进针部位擦拭干燥后，用小棉球或棉棒取适量的凝胶状表面麻醉药涂抹在黏膜上，保持 1~2min 后即可起效，期间注意不要让局部麻醉药接触唾液。

2. 浸润麻醉和阻滞麻醉

　　尽量使用细针以减少疼痛，在浸润麻醉时选择 33G、31G 的针头，阻滞麻醉时选择 30G 针头，阻滞麻醉的麻醉起效和持续时间都比较长。从患儿看不见的地方将注射器传递给医生。当患儿手脚不自主活动的时候，配合人员需要用手轻轻按住，有时需要协助固定患儿的头部。诊疗过程中要注意观察患儿的情况，在唾液积存，麻药外漏的情况下及时用吸引器吸引。治疗后嘱咐家长和患儿需要禁食 2~3h，这期间注意防止唇和黏膜咬伤，可以让患儿咬住纱布避免咬伤，但要注意避免纱布误吞。

（五）橡皮障隔湿

　　儿童治疗时，必须使用橡皮障以防止小器械或药液的误吞误吸。为防止橡皮障夹的误吞要将牙线拴在夹子的弓部，在近中侧系一个外科结，避免牙线浮到上面妨碍操作。术中及时吸引口腔内的唾液，在患儿呕吐时，将其头偏向未安装橡皮障夹的一侧，排除呕吐物。

（六）X 线检查表（表 I -4-24）

在儿童口腔科诊疗中主要采用分角线技术和咬合翼片的口内 X 线拍摄方法，可以使用标准胶片（31mm×41mm），小儿用胶片（22mm×35mm）。另外，在检查上前牙多生牙的时候使用咬合胶片（57mm×76mm），采用咬合法拍摄。

表 I -4-24　各种拍摄方法的用途

分角线技术	咬合翼片
龋齿的进展程度	邻面龋
牙周组织的状况	牙槽嵴顶的状态
根分叉的病变	牙冠修复体的适合状况
牙根的吸收和形成情况	根分叉的状态
恒牙胚的发育情况和与乳牙根的位置关系	末端平面
观察牙髓、根管治疗后的预后	第一恒磨牙的状态
外伤造成的牙齿损伤	远中导板的位置关系

幼儿容易产生恐惧心理，需要细心的照顾。拍摄 X 线片的时候向患儿解释这是给牙齿拍照，不会痛。插入胶片时要注意呕吐反射的出现。让患儿在胶片安放好后直到拍摄结束为止暂时不要动。幼儿在拍摄过程中，可以由配合人员协助保持胶片位置，为避免职业辐射也可以请家长协助拍摄。请母亲帮忙时要确认她是否怀孕，可能怀孕的情况下不要让母亲帮助拍摄。拍摄时家长也要穿上防护围裙，站在不被直接辐射的位置保持患儿口内胶片固定。用手指难以固定胶片的情况下，可以使用照相辅助器械。

二、患儿诊疗示例及配合流程

（一）充填修复

1. 乳牙预成冠修复术（图 I -4-31；表 1-4-25）

涉及多牙面龋坏或明显牙冠缺损的乳磨牙或做过牙髓治疗的乳磨牙，行乳牙金属预成冠修复。

2. 树脂冠修复术（表 I -4-26）

多牙面龋坏或因外伤造成冠部缺损的乳前牙，可以使用树脂冠进行牙冠的修复。

3. 活髓切断术（表 I -4-27）

乳牙的活髓切断术是将炎症局限在冠部牙髓，或在去除牙本质龋损过程中露髓患牙的冠部牙髓去除，氢氧化钙糊剂覆盖在根髓断面，形成新生的牙本质桥，使牙根部牙髓组织和根尖周组织保持健全状态的治疗方法。

牙根未发育完成的年轻恒牙发生牙髓炎或外伤露髓后，用氢氧化钙糊剂进行牙髓切断治疗，可以保存根部的牙髓促进牙根继续生长，根尖正常封闭。

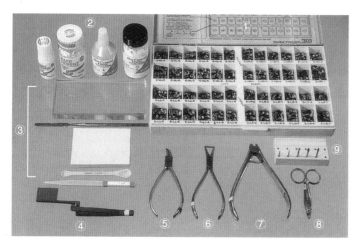

图Ⅰ-4-31　乳牙金属预成冠修复用
物准备
①乳牙用预成冠套装
②黏接用水泥
③调拌板（玻璃调拌板、纸调拌板）、调拌
　刀、量勺
④咬合纸、咬合纸夹持器
⑤鹰嘴钳
⑥咬合面调整钳
⑦成形钳
⑧乳牙用金冠剪
⑨钻针

表Ⅰ-4-25　乳牙金属预成冠修复的治疗流程、用物准备及配合要点

治疗流程	用物准备	配合要点
1）表面麻醉、浸润麻醉		
2）橡皮障隔湿		
3）牙冠预备	玻璃离子水泥、钻针	吸引碎屑和冷却水
4）去除橡皮障隔湿系统		
5）乳牙金属预成冠的选择和调整 边缘长度调整 边缘外形调整 咬合面调整钳子的使用方法	乳牙金属预成冠套装、金冠剪、鹰嘴钳、成形钳、咬合面调整钳、咬合纸、咬合纸夹持器 成形钳　鹰嘴钳　咬合边缘调整钳	注意防止预成冠的掉落和误吞
6）冠边缘的调磨	金刚砂钻针、硅胶磨头	碎屑的吸引

治疗流程	用物准备	配合要点
7）黏接	黏接用水泥（玻璃离子水泥、黏接用树脂水泥）	乳牙冠用酒精棉球擦拭并干燥；填入黏接水泥时不能有气泡；咬合面朝上递给医生；等待黏接材料的固化 放入黏接水泥
8）去除剩余黏接水泥	探针、挖匙、牙线	固化后去除多余的黏接材料

表Ⅰ-4-26 乳牙树脂成形冠修复的治疗流程、用物准备及配合要点

治疗流程	用物准备	配合要点
1）表面麻醉、浸润麻醉		
2）橡皮障隔湿		
3）牙本质腐质的去除	钻针、挖匙、龋齿检测液、氢氧化钙糊剂、玻璃离子水泥	吸引碎屑和冷却水，必要时协助用氢氧化钙盖髓和玻璃离子水泥充填
4）树脂成形冠的选择和调整。用金冠剪去除树脂冠颈部，在冠的切端一角穿孔	树脂成形冠、金冠剪、探针 树脂成形冠	
5）充填、光固化 去除树脂成形冠、咬合调整	光固化复合树脂充填套装，树脂充填器、光固化灯	酸蚀、冲洗、干燥、黏接剂涂布。冠内填充树脂，避免产生气泡，传递给医生。将冠安放在基牙上，去除多余的树脂后光固化照射用探针将冠去除
6）去除橡皮障		
7）咬合调整	咬合纸、咬合纸夹持器	必要时进行咬合调整
8）研磨	白色磨石	对牙颈部和突出部分进行修整、调磨

表 I -4-27　乳牙牙髓切断术的治疗流程、用物准备及配合要点

治疗流程	用物准备	配合要点
1）表面麻醉、浸润麻醉		
2）橡皮障隔湿		
3）患牙和术野的消毒	抛光刷	使用抛光刷清洁患牙
4）打开龋洞,去除牙本质腐质	钻针	
5）开髓、揭髓室顶	钻针	在冷却水下进行
6）去除冠部牙髓,髓腔清洁,止血干燥	圆球钻、挖匙	在冷却水下进行
7）冠髓切断、冲洗	球钻、冲洗器、次氯酸钠、过氧化氢、棉球	牙髓切断在冷却水下进行 冲洗器注入药液和棉球交替使用 使用灭菌的棉球轻压切断面,止血干燥
8）放置盖髓剂	调拌板、调拌刀、氢氧化钙糊剂或氢氧化钙和灭菌水、垫底器械、灭菌棉球	调拌合格的氢氧化钙糊剂 放入后用灭菌棉球轻压
9）垫底、暂封	氧化锌丁香油水泥、玻璃离子水泥、调拌纸、调拌刀	氧化锌丁香油水泥垫底后,玻璃离子水泥暂封
10）牙冠修复	乳牙冠、树脂成形冠、复合树脂	用乳牙冠和复合树脂进行修复

（二）外伤

牙齿外伤多发生于运动功能和平衡性不成熟的 1~2 岁幼儿时期和活跃的 7~8 岁儿童时期。乳牙和恒牙外伤的原因中跌倒最多,另外还有冲撞、碰撞。牙齿外伤后要及时处理,如果有条件的话立刻到医院就诊。完全脱落的牙齿或折断的牙齿断片保存在牙齿保存液或冷牛奶中拿到医院。

在接待患者时首先询问受伤的情况（什么时候、什么地方、怎么发生的）。确认患儿有无意识障碍、头疼、呕吐、眩晕等情况,如果有以上情况优先考虑去专科医院就诊。检查包括软组织受伤的情况,以及触诊、叩诊、冷热测、活力测、X 线检查等硬组织检查。

牙再植固定时要保证稳定,注意提供固定力的牙不要负担过重。指导患儿不要进食硬的或黏性的食物。

除造成牙齿外伤外,婴幼儿口内叼着牙刷摔倒时,还会造成上腭刺伤,在指导刷牙时要提醒父母注意。

口腔卫生士在早期发现虐待方面的职责

　　近年,虐待儿童成为社会问题。日本在 2000 年出台了相关法律并进行过修订。学校、儿童福利机构、医院及其他与儿童福利有业务关系的团体及学校的教职员工、儿童福利机构的职员、医生、保健师、律师及职务上与儿童福利有关系的其他人员,比较容易早期发现虐待儿童的情况,日本法律规定这些人"有义务早期发现"。各地方口腔科医生学会或社团制作了指南或准则。当怀疑或发现虐待儿童的情况时,日本要求工作人员应迅速向政府或相关机构通报。口腔卫生士与孩子接触的机会多,比较容易发现异常情况,能够早期发现而采取措施。

参 考 文 献

1) 近藤隆一:わかる!できる!ホームホワイトニング. 医歯薬出版, 東京, 2000.
2) 加藤久子:歯科衛生士のためのホワイトニング. 医歯薬出版, 東京, 2007.
3) 川原春幸 監修:ホワイトニングのリーセントステイタス. 医歯薬出版, 東京, 2002.
4) 全国歯科衛生士教育協議会監修:最新歯科衛生士教本 歯周疾患 歯周治療. 医歯薬出版, 東京, 2013.
5) 全国歯科衛生士教育協議会編:新歯科衛生士教本 歯周治療学. 医歯薬出版, 東京, 2008.
6) 吉江弘正ほか編:第2版臨床歯周病学. 医歯薬出版, 東京, 2014.
7) 和泉雄一ほか編:第2版ザ・ペリオドントロジー. 永末書店, 京都, 2014.
8) 木村英隆著:スーパーベーシックペリオドントロジー 歯肉剥離掻爬術と遊離歯肉移植術までを完全マスター. クインテッセンス出版. 東京. 2010.
9) 日本歯周病学会編:歯周病の診断と治療の指針2007. 医歯薬出版, 東京, 2007.
10) 日本歯周病学会編:歯周病の検査・診断・治療計画の指針2008. 医歯薬出版, 東京, 2009.
11) 申 基喆ほか:最新歯科衛生士教本 歯周病学第2版. 医歯薬出版, 東京, 2015.
12) 野間弘康ほか:カラーアトラス 抜歯の臨床. 医歯薬出版, 東京, 1991, 65-72, 81-158.
13) 原著者James R. Hupp, 監訳者 里村一人:現代口腔外科学 原著第5版. わかば出版, 東京, 2011, 1-127.
14) 全国歯科衛生士教育協議会監修:最新歯科衛生士教本 口腔外科・歯科麻酔. 医歯薬出版, 東京, 2011, 122-134, 218-224.
15) 角保徳:一からわかる口腔外科疾患の診断と治療. 医歯薬出版, 東京, 2006, 331-345.
16) 古森孝英:医療従事者のための口腔外科学. 永末書店, 京都, 2008, 211-221.
17) 古森孝英:歯科衛生士のための口腔外科学. 永末書店, 京都, 2011, 211-221.
18) 高橋正光ほか:矯正臨床 一般歯科医のための理論と実務. デンタルダイヤモンド社, 東京, 2013.
19) 遠藤敏哉:必携! 矯正装置 簡便な矯正装置で最大の治療効果を得るために. クインテッセンス社, 東京, 2014.
20) 全国歯科衛生士教育協議会監修:最新歯科衛生士教本 歯科矯正. 医歯薬出版, 東京, 2015.
21) 前田孝英ほか:小児歯科学基礎・臨床実習第2版. 医歯薬出版, 東京, 2014.
22) 全国歯科衛生士教育協議会監修:最新歯科衛生士教本 小児歯科. 医歯薬出版, 東京, 2016.
23) 前田隆秀ほか:小児の口腔科学. 学建書院, 東京, 2013.
24) 下岡正八ほか:新小児歯科学第3版. クインテッセンス出版, 東京, 2009.
25) 高木裕三ほか:小児歯科学第4版. 医歯薬出版, 東京, 2011.

26) 全国歯科衛生士教育協議会監修：最新歯科衛生士教本 歯科放射線. 医歯薬出版, 東京, 2015.

27) 飯久保正弘ほか：わかりやすい歯科放射線学. 学建書院, 東京, 2008.

28) 全国歯科衛生士教育協議会監修：最新歯科衛生士教本 保存修復・歯内療法. 医歯薬出版, 東京, 2015.

29) 日本小児科学会：ガイドライン・提言「小児科医は子ども達が成人するまで見守ります」
https://www.jpeds.or.jp/modules/guidelines/index.php?content_id=66

30) 日本日本小児歯科学会：子ども虐待防止対応ガイドライン
http://www.jspd.or.jp/contents/main/proposal/index02.html

31) 日本日本外傷歯学会：歯の外傷治療ガイドライン
http://www.ja-dt.org/guidline.html

（王春丽　梁天一　译,夏斌　审校）

第五章　口腔治疗相关材料

　　口腔卫生士在临床工作中会使用多种口腔治疗材料。不仅要具备各种材料的基础知识,更应具备根据临床症状,评估治疗部位、治疗流程、材料特征、使用目的的能力。为了诊疗能够安全顺利进行,应向患者说明要根据治疗的进度使用材料,同时交待治疗内容及拟选用的材料等。

　　例如,龋齿、牙体缺损相关治疗,选用牙体缺损直接修复材料,如图Ⅰ-5-1所示。

　　在诊疗流程中,会用到许多种口腔材料,例如:印模材料、模型材料、蜡、暂封材料、暂时冠黏接材料、冠修复材料、黏接材料等。本章主要内容为口腔材料的特征和使用方法。

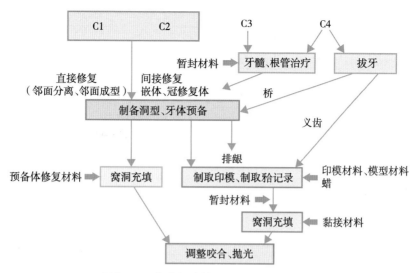

図Ⅰ-5-1　各类龋齿的治疗流程及相关材料

第一节　印模的制取

一、基础知识

牙体缺损时，一般采取直接口内修复治疗。但当缺损部位复杂、面积较大时，在口内直接进行修复治疗比较困难，多在口外完成修复体的制作，即使用印模材料将口内状态正确地复制、转移到模型上。为制取精准的模型，应准确记录口内软、硬组织的状态，此时获取的口内记录称为印模（图Ⅰ-5-2）。制取印模用的材料称为印模材料，配合向口外转移印模材料的器械称为托盘，制取印模的过程称为印模制取。将石膏等模型材料注入制取完成的印模内（图Ⅰ-5-3），制取模型（图Ⅰ-5-4）。石膏模型的精度会影响最终修复体的精确度。印模材料的特征如表Ⅰ-5-1所示。

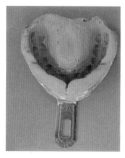

图Ⅰ-5-2　印模

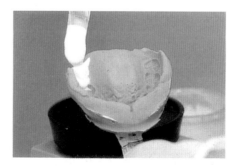

图Ⅰ-5-3　将石膏注入印模内

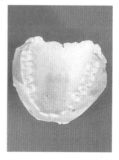

图Ⅰ-5-4　石膏模型硬固后，分离阴阳模

印模材料种类	组成	用途	特征		备注
琼脂类	琼脂 硼砂 硫酸钾	终印模	优点	● 弹性好,精确度高 ● 无须调拌操作	利用溶胶、凝胶的物理现象
			缺点	● 强度弱 ● 脱水收缩、吸水膨胀,湿度会影响尺寸稳定性	
藻酸盐	藻酸盐 硫酸钙 硅藻土	研究模型	优点	● 操作简单 ● 有弹性,精确度较高(与印模红膏相比有弹性) ● 价格低廉	● 材料有粉末、膏状两种性状 粉末状 膏状
			缺点	● 脱水收缩、吸水膨胀,湿度会影响印模的稳定性 ● 永久变形较明显 ● 与石膏反应,模型表面易变粗糙	● 利用溶胶、凝胶的化学现象 ● 需要浸渍于固定液内
硅橡胶(加成型)	硅橡胶印模材料 加成型硅橡胶印模材料	终印模	优点	● 固化较快 ● 尺寸稳定性好	● 材料有油泥状或粉状 根据流动性分类: 油泥型:putty 低流动型:heavy body 中流动型:medium body 高流动型:light body ● 基质与催化剂混合后使用
			缺点	● 操作时间易受温度影响 ● 疏水性	
氧化锌乙酰	氧化锌 对苯二酚 松香 橄榄油	终印模 无牙颌印模	优点	● 精确度较高 ● 尺寸稳定性好 ● 易贴合于树脂托盘	
			缺点	● 弹性差 ● 强度低 ● 易与牙齿、黏膜粘连,接触黏膜后有灼烧感	
边缘整塑印模膏	树脂 松香 硬脂酸 滑石粉	研究印模 无牙颌印模 托盘印模 采集咬合关系	优点	● 制取功能印模 ● 可以加压 ● 可重复使用	硬度分为软、中、硬三种
			缺点	● 弹性差	

（一）印模制取的诊疗配合

1. 托盘的选择、试戴及调整

根据印模的用途和印模材料的种类，选取合适的托盘。用于患者口内的托盘应为一次性或灭菌合格的产品。有孔托盘使用范围广、型号（图Ⅰ-5-5~图Ⅰ-5-7）较多，按患者牙弓长宽、形状、高低不同选择合适的型号。

制取完整单颌印模时，托盘要尽量与牙弓协调一致，托盘后缘应覆盖过最后一颗磨牙（上颌盖过上颌结节，下颌盖过磨牙后垫）（图Ⅰ-5-8），同时还应评估腭部的形态、腭穹窿的高度、系带的位置、骨隆突等。如出现牙齿、黏膜与托盘间距不均等时，可适当弯曲、扩大托盘，进行调整。若托盘边缘末端较短，可使用印模膏加长调整（图Ⅰ-5-9）。

如有必要，可于口内反复试合托盘，若牙弓大小介于两种型号的托盘之间，选择较大号托盘为宜。

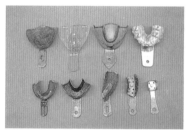
图Ⅰ-5-5　不同种类的托盘

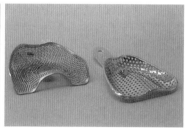
图Ⅰ-5-6　有牙颌用托盘（左）和无牙颌用托盘（右）

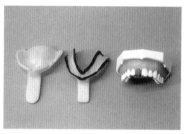
图Ⅰ-5-7　个别托盘（左、中）和单牙托盘（右）

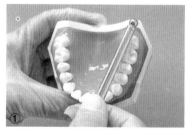
①

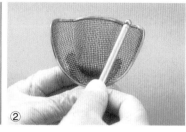
②

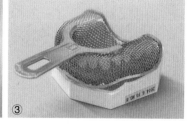
③

图Ⅰ-5-8　托盘的选择和试戴
①测量覆盖至上颌最后一个磨牙的长度；②根据图①的测量长度选择适宜的托盘；③托盘应与牙弓协调一致

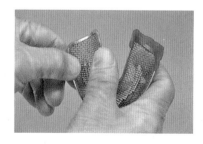
图Ⅰ-5-9　使用红膏增加托盘边缘长度

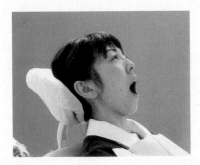

图 I-5-10 制取下颌印模时的体位

2. 托盘就位的顺序及方法

（1）顺序

若患者患有口角炎或口唇干裂,应在托盘就位前,在口唇相应部位涂抹可可脂或凡士林等。

①患者体位

患者采取水平仰卧位制取印模时,可通过调整治疗坐椅靠背与头托的倾斜角度,使患者的上颌牙列与水平面垂直。采取坐位时,应使制取印模的牙列在患者开口时与水平面平行（图 I-5-10）。

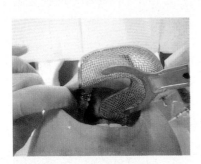

图 I-5-11 托盘的就位

②就位方法

术者在患者的斜后方（前方）,用利手和非利手的示指牵拉患者的口唇和颊黏膜:非利手牵拉患者口唇,利手持托盘轻轻压迫牵拉同侧口唇后,旋转放入患者口内并使托盘就位（图 I-5-11）。

将托盘柄部放于患者中线处。

评估托盘是否与牙弓协调一致,托盘后缘是否覆盖最后一颗磨牙等。下颌托盘就位时,嘱患者轻轻闭口,上抬舌。同时应观察患者有无恶心等不适（图 I-5-12）。

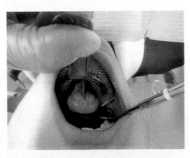

图 I-5-12 托盘的试合

（二）患者出现呕吐反射时的处理方法

向患者说明相关处理流程及其必要性,安抚其不安情绪。快速、准确、轻柔地进行处理,减轻其不适感进而取得患者的信任。

1. 患者的体位

在制取全口印模时,患者采取坐位后升高治疗椅,此体位有助于术者视野清晰,使患者呕吐反射降至最低。

托盘就位前,嘱患者鼻式深呼吸。就位后,保持用鼻深呼吸,直至托盘取出。为防止印模材料流入咽喉部,患者应保持头部前倾的体位（图 I-5-13）。此外,轻抚患者背部也可降低其呕吐反射。

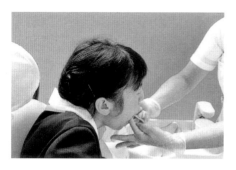

图 I-5-13　上半身向前倾斜,缓解患者不适

2. 表面麻醉的应用

必要时,采取上腭面麻醉。

3. 呕吐的预防措施

儿童易出现呕吐反射,取印模前应按需准备漱口盆。

4. 其他

托盘上的印模材料不宜过多;应优先制取下颌印模;制取上颌印模时,应从后牙向前牙方向,逐渐轻压托盘,使其就位,以减少对软腭的刺激。

二、使用藻酸盐印模材料制取研究模型

(一)藻酸盐印模材料种类

藻酸盐印模材料质地可分为粉末状和糊状(参见第 184 页表 I-5-1)。两种性状的印模材料混合方式分别为:向粉末状印模材料内加水后搅拌混匀;向糊状印模材料内加石膏后搅拌混匀。调拌方法有手工调拌、机器自动调拌及机器半自动调拌(图 I-5-14,图 I-5-15)。

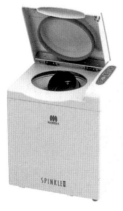

图 I-5-14　印模材料自动调拌机

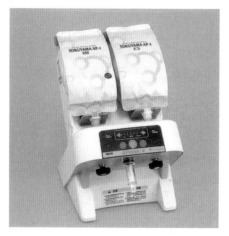

图 I-5-15　印模材料半自动调拌机

（二）用物准备

手工调拌粉末状藻酸盐印模材料时的用物准备（图Ⅰ-5-16）。

（三）印模材料的量取

粉末状：放置一段时间的印模材料，会受湿度影响而质变，因此为不影响材料质量，应于干燥处密封保存。使用专用量勺量取粉剂（图Ⅰ-5-17，图Ⅰ-5-18）。

水：使用专用水计量器取水，水温一般为20℃。室温较高时应使用凉水调拌，以延长操作时间。

将印模材料放入托盘之前，先在托盘上喷分离剂，便于操作后用物整理时印模材料和托盘的分离。

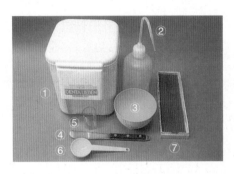

图Ⅰ-5-16 用物准备
①藻酸盐印模材料；②水；③橡皮碗；④调拌刀；⑤水计量器；⑥量勺；⑦蜡棒、托盘

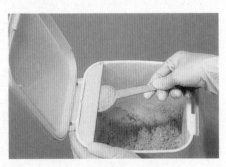

图Ⅰ-5-17 印模材料的量取

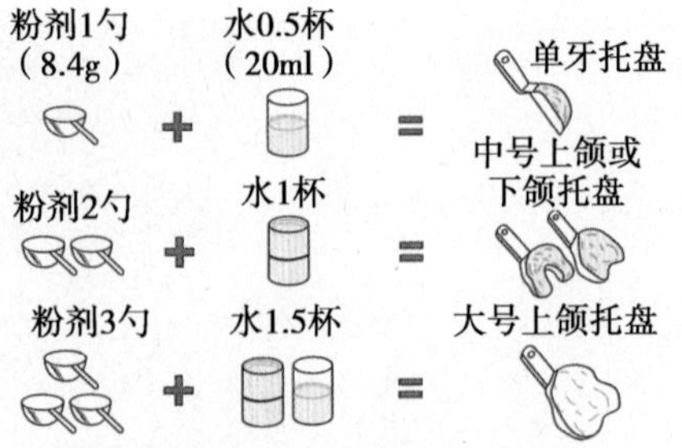

粉剂1勺（8.4g） ＋ 水0.5杯（20ml） ＝ 单牙托盘

粉剂2勺 ＋ 水1杯 ＝ 中号上颌或下颌托盘

粉剂3勺 ＋ 水1.5杯 ＝ 大号上颌托盘

图Ⅰ-5-18 印模材料的用量
患者牙齿缺失或腭盖较高等因素均会增加印模材料的使用量，因此应先评估患者口内情况，再选取适量的印模材料

（四）调拌方法（图Ⅰ-5-19~图Ⅰ-5-26）

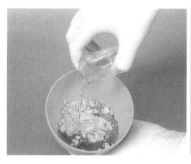

图Ⅰ-5-19 将取好的粉剂放入橡皮碗后，再加入清水

温湿度较高时，可将橡皮碗、调拌刀冷藏，并使用冷水进行调拌。但此时应注意牙齿敏感患者会感到不适。也可根据季节的不同，调整水温从而调整印模材料的凝固时间

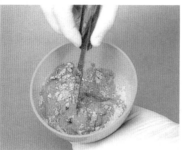

图Ⅰ-5-20 搅拌混匀

调拌刀轻轻直立搅拌，防止粉末飞溅

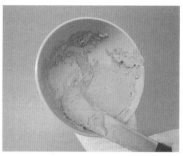

图Ⅰ-5-21 调拌

利用调拌刀的弯曲度，将其贴紧橡皮碗内壁，反复旋转加压研磨，将粉末研磨成糊状

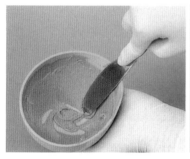

图Ⅰ-5-22 排气

反复推压调拌刀刀面，使之挤压橡皮碗内壁，排出印模材料内的气泡

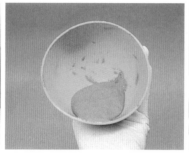

图Ⅰ-5-23 收集印模材料

用调拌刀刀刃部将印模材料归拢于碗的一侧，防止气泡再次进入印模材料

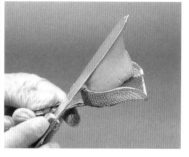

图Ⅰ-5-24 将印模材料放入托盘（上颌）

一次盛满托盘，腭盖处不宜过多

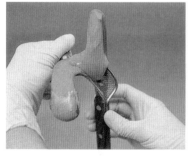

图Ⅰ-5-25 将印模材料放入托盘（下颌）

将印模材料铺满托盘，适当加压，使其稍溢出托盘孔

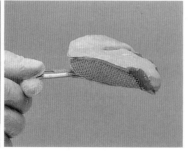

图Ⅰ-5-26 托盘内印模材料的用量

托盘上印模材料不宜过多。若橡皮碗内剩有印模材料，应尽快收集，涂抹于印模未制取完全的部位

（五）印模制取（图Ⅰ-5-27~图Ⅰ-5-34）

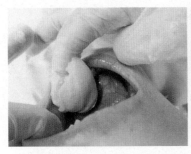

图Ⅰ-5-27　制取

口内干燥后，提前在咬𬌗面、倒凹处、牙列游离端、系带、较高的颊间隙等部位抹一层印模材料，以便印模的制取。应沿同一方向进行涂抹，防止产生气泡

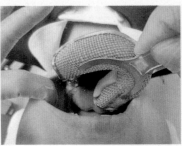

图Ⅰ-5-28　托盘就位

与试合相同，用利手与非利手的示指牵拉患者口唇，旋转托盘放入患者口内并就位。托盘中央对准患者的中线，托盘边缘与切牙距离 6mm 为宜

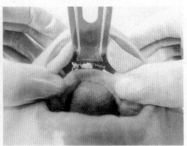

图Ⅰ-5-29　托盘口内就位与保持

制取下颌印模，托盘就位时，嘱患者上抬、前伸舌，完成口底边缘整塑。托盘就位后，用手指支撑患者的下颌，使其颞下颌关节保持不动，直至印模凝固。制取上颌印模时，排开颊黏膜的同时注意印模材料的流动，从后向前轻压就位。托盘前端排开口唇，印模材料流入。双手中指放在前磨牙附近，稳定住托盘等待凝固

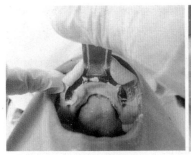

图Ⅰ-5-30　取出印模①

印模材料完全凝固后，为减少印模的变形，可用中指沿着牙弓轻轻向对颌方向上抬一次，取下托盘

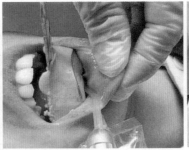

取出印模②

取出托盘时，可向前磨牙附近的黏膜和印模材料之间吹气，同时取出托盘

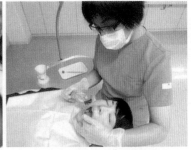

图Ⅰ-5-31　检查印模质量

检查内容
①重要部位是否完全采集
②有无气泡
③前牙切端、磨牙牙尖处印模的厚度
④托盘上的印模材料是否脱模

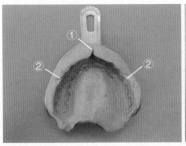

图Ⅰ-5-32　上颌印模

系带（①）
颊间隙处（②）

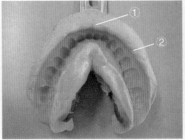

图Ⅰ-5-33　下颌印模

系带（①）
颊间隙处（②）

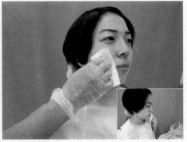

图Ⅰ-5-34　清理患者面部多余的印模材料

检查并用湿纸巾擦拭患者口唇周围黏附的多余印模材料

（六）印模的处理（唾液、血液等）

印模制取完成后,迅速在流动水下充分冲洗,然后保湿保存（图Ⅰ-5-35~图Ⅰ-5-37）,尽早灌注石膏。

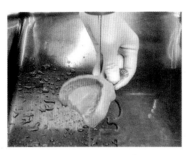

图Ⅰ-5-35　印模的处理①（唾液、血液等）

印模上黏有患者的唾液、血液等,使用流动水冲洗印模时应注意流动水的水压不宜过大,防止损坏模型。然后使用厂商推荐的消毒剂浸泡一定时间后,再次使用流动水进行冲洗。为防止印模表面皲裂,应将印模浸泡于固定液内

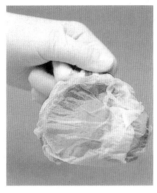

图Ⅰ-5-36　印模的处理②

藻酸盐印模会脱水干燥、体积收缩。因此应尽早灌注石膏。不能尽早灌注石膏时,应在100%湿度下保存或用湿纸巾包裹

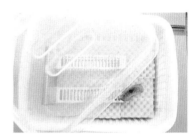

图Ⅰ-5-37　保湿箱

含水较多的印模材料在湿度较低的环境里易脱水干燥、体积收缩,保湿箱可在一定程度上避免这个问题,但也不能长期保存。印模完成后应尽快灌注模型材料（石膏）

（七）模型材料的灌注与印模的保管（图Ⅰ-5-38~图Ⅰ-5-39）

将石膏材料注入制取合格的印模内。凝固后,若不能成功地将石膏模型和印模材料分离,则制取的模型精确度降低。

石膏模型的精确度受印模材料凝固后注入模型材料的时间、保存的温湿度等条件的影响。

笔记:固定液

作用:①促进石膏硬固。②增加石膏表面硬度。

主要成分:硫酸铅、硫酸钾、硫酸钠、硫酸锰的2%水溶液。

固化时间:通常需要2~5min,印模表面石膏的"膏状"消失,时间过久会引起变形,因此应按规定时间进行操作。

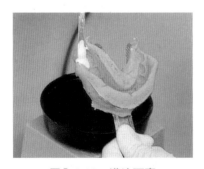

图Ⅰ-5-38　灌注石膏

轻轻甩掉印模上的水,然后轻吹干燥印模表面。将印模托盘的把手放在振荡器上,取少量调拌好的石膏由托盘的一端向另一端缓慢移动灌注。石膏填注入印模的每个面后,继续按上述顺序再次灌注,直至印模边缘饱满

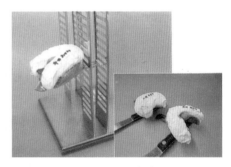

图Ⅰ-5-39　保存

特别是琼脂印模材料（藻酸盐印模材料、琼脂印模材料），因凝固后的印模（从口内取出后）还未完全反应，继续凝固，放置一段时间后，印模中的水分和盐分渗出、蒸发，会导致脱水变形。印模中的水分会阻碍石膏硬固，使模型表面变得粗糙。为预防此现象出现，印模取出后需先浸泡于固定液内。另外，此材料脱水干燥后会出现体积收缩，因此在印模从口内取出后，应尽早灌注石膏。

（八）模型的取出（图Ⅰ-5-40）

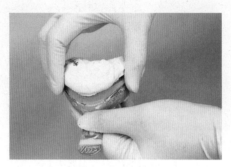

图Ⅰ-5-40　模型的取出

从模型的前端开始，将印模的前端稍向下前方移动，直接将托盘和印模整体取出，防止损伤牙齿

（九）托盘的处理（图Ⅰ-5-41；表Ⅰ-5-2）

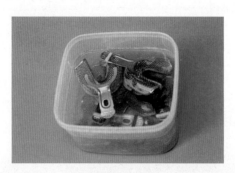

图Ⅰ-5-41

使用后的印模材料作为医疗垃圾进行处理。清理后的托盘浸泡在清洗液中，可溶解残余的印模材料，便于清洁。清除托盘上残余的印模材料后，对托盘进行冲洗、灭菌

表Ⅰ-5-2　生物危险标志的颜色及对应的感染性废弃物

颜色		废弃物
红	☣	血液、脓液等；液体、泥状物体
橙	☣	固态物体
黄	☣	注射器、手术刀片等锐利器械

三、制取琼脂印模时的诊疗配合

（一）琼脂印模材料的用物准备（图Ⅰ-5-42~图Ⅰ-5-44）

琼脂印模材料分为注射型（图Ⅰ-5-42）和托盘型（图Ⅰ-5-44）。

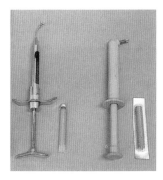

图Ⅰ-5-42　注射型琼脂印模
材料、注射器
注射器型（左）棒状（右）

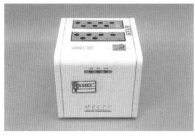

图Ⅰ-5-43　琼脂恒温器（干燥型）
基本模式沸腾 100℃ 10min
保存约 60℃ 10min
液化、储存琼脂需要一定的时间，因此需在诊
疗前 30min 开始准备材料并进行计时

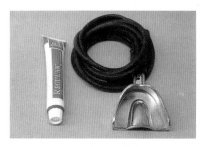

图Ⅰ-5-44　琼脂印模专用托盘
将盛有软化琼脂的专用托盘（带突边的钢
托盘）口内就位，用水管循环冲水冷却，细
部琼脂和专用托盘上的琼脂用注射器冷却
和促进固化

（二）琼脂 - 藻酸盐联合印模（右上第一后磨牙）（图Ⅰ-5-45~图Ⅰ-5-53）

此项操作是临床常见操作。

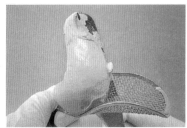

图Ⅰ-5-45　藻酸盐印模材料的准备
将藻酸盐印模材料调拌至稍柔软时，
放入托盘上

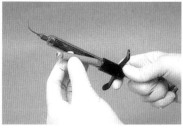

图Ⅰ-5-46　安装琼脂印模材料
取出装满琼脂的安瓿，安装于注射
器上

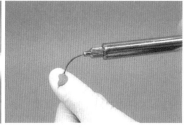

图Ⅰ-5-47　确认材料的流动性
将少量琼脂注射于手套上，确认其流
动性

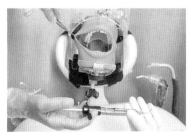

图Ⅰ-5-48　注射器的传递
按医生握持方向传递注射器

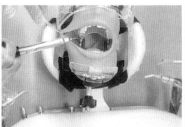

图Ⅰ-5-49　注入琼脂
医生将琼脂注入窝洞、基牙

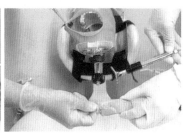

图Ⅰ-5-50　印模材料的传递
取回注射器的同时传递备有藻酸盐
的托盘

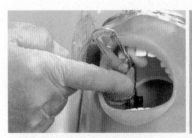

图Ⅰ-5-51　托盘的就位

医生应尽快使托盘在患者口内就位

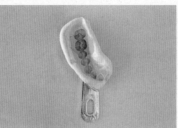

图Ⅰ-5-52　凝固后取出

印模材料凝固后，沿着牙弓方向一次取出

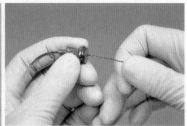

图Ⅰ-5-53　用物处理

印模制取完成后，取下注射器针头，并使用专用的金属针清理管腔，使用后的注射器、针头需进行高温高压灭菌

四、制取合成橡胶印模的诊疗配合

橡胶印模材料较其他印模材料更加精密，稳定性更高。

特别是硅橡胶印模材料是橡胶印模材料中形变最小的。根据流动性将印模材料分为三种类型（图Ⅰ-5-54，图Ⅰ-5-55）。硅橡胶印模材料有人工手动混匀基质和催化剂后呈糊状的印模材料，也有不需要手动进行混合，可防止气泡混入的枪混型印模材料（图Ⅰ-5-55，图Ⅰ-5-56）。

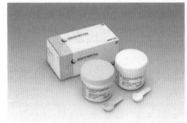

图Ⅰ-5-54　硅橡胶印模材料①

油泥状（超高黏度型）

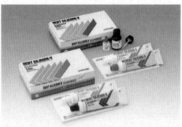

图Ⅰ-5-55　硅橡胶印模材料②

上：常规型（中黏度）
下：注射型（低黏度），糊状

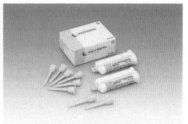

图Ⅰ-5-56　硅橡胶印模材料③

套筒型（枪混型）

（一）制取硅橡胶（油泥状＋套筒型）印模的诊疗配合（图Ⅰ-5-57）

硅橡胶印模材料制取方法是精确度较高的印模制取方法之一。可使用成品托盘制取硅橡胶印模，无须使用个别托盘。

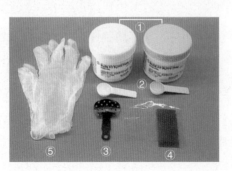

图Ⅰ-5-57　用物准备

①油泥状硅橡胶印模材料（基质、催化剂）；②专用量勺；③成品托盘；④间隙液；⑤塑料手套

1. 初印模的制取（图Ⅰ-5-58~图Ⅰ-5-62）

2. 终印模的制取

遵医嘱根据患者情况及印模的制取方法准备相应的材料（常规型、注射型）。

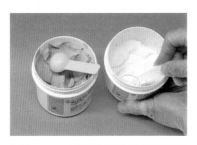

图Ⅰ-5-58　油泥状印模材料的量取

乳胶手套会引起硅橡胶印模材料的凝固，因此应使用塑料手套进行操作。使用专用量勺量取等量的基质和催化剂。单牙托盘：各1~2勺；下颌托盘：各3~4勺；上颌托盘：各3~5勺

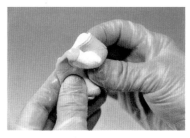

图Ⅰ-5-59　混匀

根据说明书的使用方法，用指尖将基质和催化剂混合至颜色均匀，且形态较薄。避免使用手掌进行混合，手掌的温度高于指尖，会加快印模材料的凝固

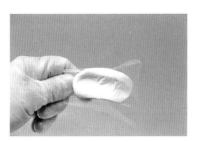

图Ⅰ-5-60　将印模材料放入托盘

将揉成柱状的印模材料放入成品托盘上，并覆盖聚乙烯薄膜（间隙膜）

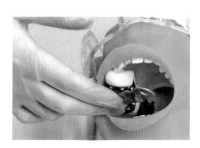

图Ⅰ-5-61　初印模的制取

口内就位后轻压托盘，使印模材料从托盘孔隙充分流出，力度以手指稍有凹陷为宜。此初印模将作为个别托盘用于接下来的操作，要确保本个别托盘与牙列之间有注入枪混型终印模材料（常规型）的空间

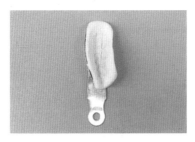

图Ⅰ-5-62　初印模

（1）双糊剂型印模材料的使用顺序（图Ⅰ-5-63~ 图Ⅰ-5-71）

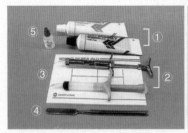

图Ⅰ-5-63 用物准备
①糊剂型；②注射器；③调拌板；④金属调拌刀；⑤延迟剂

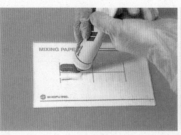

图Ⅰ-5-64 注射型印模材料的使用量
根据印模材料的使用量分别挤出等量的基质和催化剂置于调拌板上

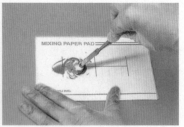

图Ⅰ-5-65 调拌
将金属调拌刀稍微直立进行调拌，直至印模材料均匀混合
每滴入一滴延迟剂，操作时间延长15~20s

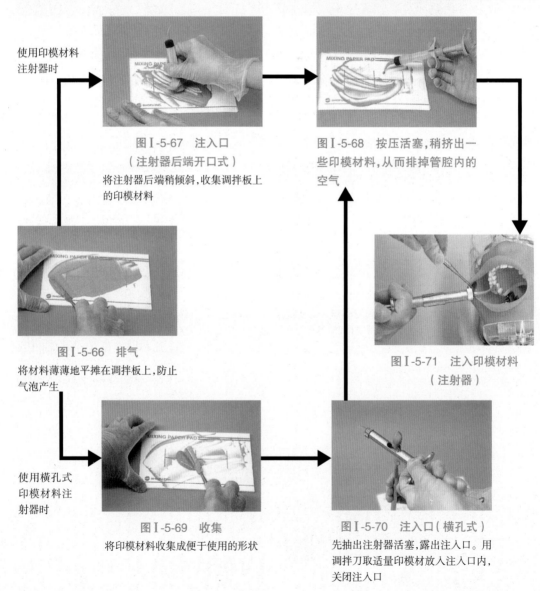

使用印模材料注射器时

图Ⅰ-5-67 注入口
（注射器后端开口式）
将注射器后端稍倾斜，收集调拌板上的印模材料

图Ⅰ-5-68 按压活塞，稍挤出一些印模材料，从而排掉管腔内的空气

图Ⅰ-5-66 排气
将材料薄薄地平摊在调拌板上，防止气泡产生

图Ⅰ-5-71 注入印模材料
（注射器）

使用横孔式印模材料注射器时

图Ⅰ-5-69 收集
将印模材料收集成便于使用的形状

图Ⅰ-5-70 注入口（横孔式）
先抽出注射器活塞，露出注入口。用调拌刀取适量印模材放入注入口内，关闭注入口

（2）套筒型（注射枪）的使用顺序（图Ⅰ-5-72~图Ⅰ-5-76）

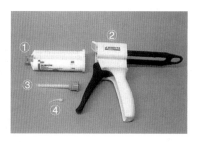

图Ⅰ-5-72　用物准备
①筒装终印模材料；②混合注射枪托；
③注射枪搅拌头；④注射头

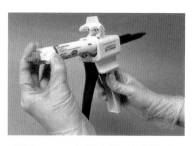

图Ⅰ-5-73　打开卡槽，拉动提手。
将印模材料放入注射枪后扣紧卡槽
冷藏印模材料可延长其操作时间

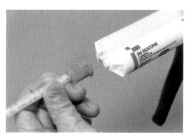

图Ⅰ-5-74　取下前端盖子，
安装注射枪搅拌头

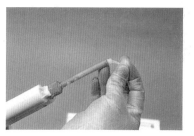

图Ⅰ-5-75　在注射枪搅拌头上安装
适合的注射头

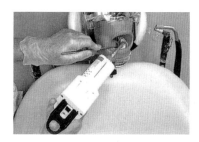

图Ⅰ-5-76　注入印模材料
将注射枪传递予医生

（3）糊剂型、枪混型印模材料联合使用时的操作顺序（图Ⅰ-5-77~
图Ⅰ-5-84）

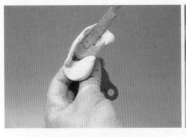

图Ⅰ-5-77 将印模材料
放入初印模托盘内

为防止气泡混入初印模内,在医生使
用注射枪制取印模时,口腔卫生士将
调拌板上剩余的终印模材料均匀涂
抹于初印模托盘上

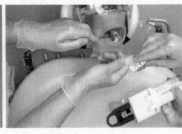

图Ⅰ-5-78 传递

接回医生手中的注射枪,同时传递放
入枪混型印模材料的初印模托盘

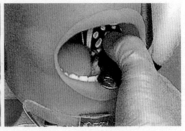

图Ⅰ-5-79 制取终印模

医生将托盘在患者口内就位,保持不
动,等待凝固

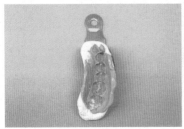

图Ⅰ-5-80 凝固后取出

凝固后沿着牙弓一次取下,检查印
模,清洗唾液、血液后进行消毒
待印模的弹性形变恢复后灌注石膏

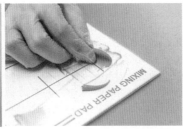

图Ⅰ-5-81 确认凝固程度

口内温度较高,印模材料凝固加快。
若口外印模材料凝固,说明此时口内
印模材料也已完全凝固。可预留一些
印模材料于口外,用以确认凝固程度

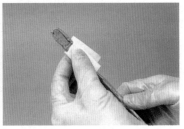

图Ⅰ-5-82 清理调拌刀

用酒精棉片擦拭清洁调拌刀上的印
模材料

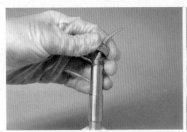

图Ⅰ-5-83 清理注射器内的印模材料

凝固后,卸下注射器头,取出管腔内
剩余的印模材料

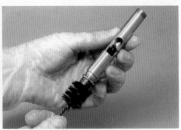

图Ⅰ-5-84 清理注射器管腔

用活塞挤出管腔内剩余的印模材料,
然后使用专用的毛刷清理注射器管腔

（二）用于个别托盘、单牙托盘的精密印模（基牙：右上侧切牙）

选用适合口内情况的个别、单牙托盘（图Ⅰ-5-85），可节省印模材料的使用量，同时保持印模厚度均匀，减少印模的形变。

1. 用物准备（图Ⅰ-5-86，图Ⅰ-5-87）

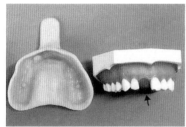

图Ⅰ-5-85　个别托盘

个别托盘（左）、单牙托盘（右）

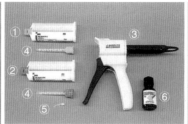

图Ⅰ-5-86　枪混型印模材料

①常规型（个别托盘用）
②注射型（单牙托盘用）
③混合注射枪
④注射搅拌头
⑤注射头
⑥黏接剂

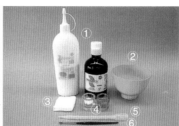

图Ⅰ-5-87　内衬的相关器械、材料

①常温重衬树脂（即刻重衬树脂）；
②橡皮碗；③纱布；④调拌碗；⑤滴
管；⑥毛笔刷

笔记

封闭注入细部
的印模材料凝
固后难以清理，
为减少取出印
模时患者的不
适，应事先封闭
倒凹处。

2. 托盘的试戴（图Ⅰ-5-88~图Ⅰ-5-96）

试合单牙托盘。

必要时调整边缘，准备技工用钨钢钻、常温聚合树脂（即刻聚合树脂）、自凝和盛有水的橡皮碗（图Ⅰ-5-87），促进树脂的凝固。

必要时封闭倒凹。

有时会通过琼脂印模材料和黏蜡修整弹性变形部分。

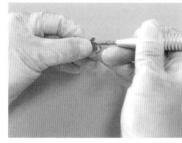

图Ⅰ-5-88　调整常温重合树脂（即刻重合树脂）与边缘

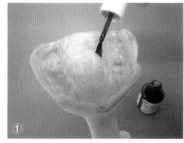

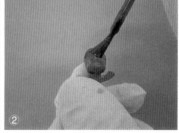

图Ⅰ-5-89　涂布黏接剂

清水冲洗托盘内外侧后将其干燥，使用专用毛刷将黏接剂均匀、轻薄地涂 5mm 于托盘内面及边缘外侧。然后放置 5~10min 后吹干

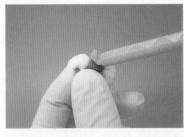
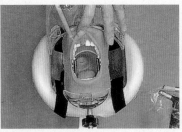
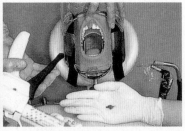

图 I-5-90　将印模材料注入单牙托盘
将枪混型印模材料注入单牙托盘

图 I-5-91　将印模材料注入基牙处
传递枪混型印模材料予医生,医生将印模材料注入基牙处

图 I-5-92　传递单牙托盘
接回混合注射枪,传递单牙托盘

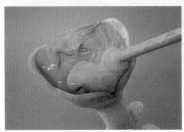
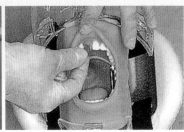
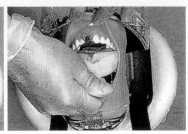

图 I-5-93　向托盘内注入印模材料
向个别托盘注入常规型印模材料后,再注入枪混型印模材料。为防止二次注入时混入气泡,应将混合注射枪的注射头前端没入托盘上的印模材料内进行注射
为确保印模材料厚度一致,需用调拌刀等薄薄地涂开印模材料的内侧,且器械的前端不宜从印模材料内露出

图 I-5-94　单牙托盘的就位与加压
医生将单牙托盘加压就位

图 I-5-95　个别托盘的就位与加压
传递个别托盘予医生,医生将托盘加压就位后,手托在前磨牙处保持不动,等待印模材料凝固

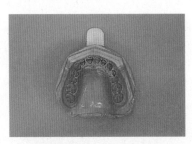

图 I-5-96　凝固后取出
严格遵守印模材料的工作时间。印模凝固后,沿牙弓方向一次取出

五、其他印模材料的使用

（一）总义齿（图Ⅰ-5-97，图Ⅰ-5-98）

非弹性印模材料共有片状、条状两种形态。由于材料的热塑性，可反复加热调整形态，因此适用于无牙颌黏膜的加压印模、口腔前庭等可动部位印模的制取。片状印模材料的流动性较差、精确度较低，主要用于无牙颌研究模型的制取。条状印模材料可作为肌功能修整材料铺于托盘边缘，用于有基托义齿的精密印模制取。

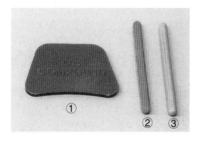

图Ⅰ-5-97　种类
①制取总义齿初印模
②个别托盘边缘整塑
③制取终印模
此类印模材料在不同温度下，其用途也不同

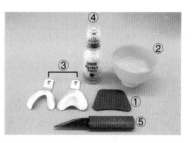

图Ⅰ-5-98　用物准备
①红膏
②热水、恒温碗、纱布
③托盘
④酒精灯
⑤木把刀

1. 制取研究模型（图Ⅰ-5-99~ 图Ⅰ-5-102）

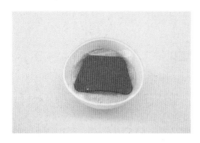

图Ⅰ-5-99　软化方法（湿热法）
将纱布浸泡在温水（50~55℃）中，向恒温碗或橡皮碗中注入热水

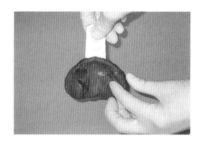

图Ⅰ-5-100　材料放入托盘内
将软化的红膏放入托盘内

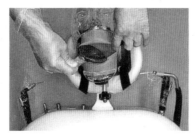

图Ⅰ-5-101　制取功能印模
放入口内，轻压就位后使用酒精灯、木把刀修整印模

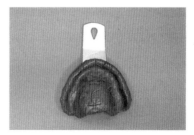

图Ⅰ-5-102　检查印模
若印模不合格，应重新软化印模材料进行制取。直至确认合格后方可灌注石膏

2. 个别托盘的边缘修整（图Ⅰ-5-103~图Ⅰ-5-106）

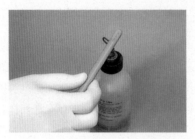

图Ⅰ-5-103 软化法（干热法）

用火软化材料的方式,适用于少量材料或表面边缘材料的软化

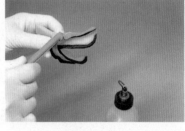

图Ⅰ-5-104

将软化的边缘整塑棒涂抹于托盘边缘进行整塑。操作过程中,可将印模材料浸泡在热水中,调整其软硬度

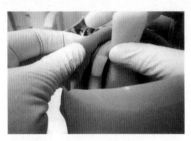

图Ⅰ-5-105

托盘口内就位,制取能反应口内运动功能的边缘部位印模

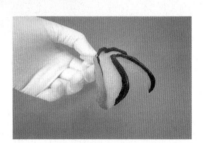

图Ⅰ-5-106

图Ⅰ-5-104、图Ⅰ-5-105中的全口周印模分为几小部分逐一进行制取后,用流动性好、精确度高的橡胶印模材料制取终印模

（二）氧化锌丁香油酚 / 氧化锌乙酰（图Ⅰ-5-107~图Ⅰ-5-109）

此类印模较精确,但凝固后弹性较低,不能采集到倒凹处的状态,因此印模材料适用范围有局限性,一般用于制取无牙颌的印模和咬合关系。

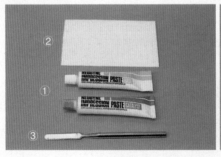

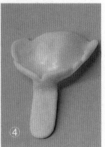

图Ⅰ-5-107 用物准备

①氧化锌丁香油酚 / 氧化锌乙酰印模材料（基质、催化剂）

②调拌板

③金属调拌刀

④个别托盘

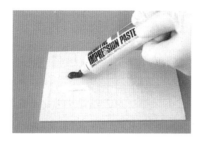

图Ⅰ-5-108 量取、调拌

将等量基质、催化剂快速调拌至颜色均匀

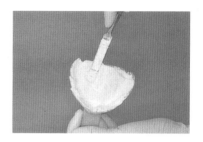

图Ⅰ-5-109 将印模材料
涂抹于托盘上

树脂个别托盘可与印模材料贴合良好，因此不需要使用其他黏接剂。干燥个别托盘，将印模材料均匀涂抹于托盘上（印模材料厚度为2~3mm），然后将托盘传递给医生（加压就位、保持不动、直至印模材料凝固）

（黄燃丽 译，马桂娟 审校）

第二节 模型的制作

一、口腔科石膏使用的基础知识

口腔科使用的石膏在 ISO、JIS 中共分为 5 种，模型使用材料的类型分为 2~5 种（表Ⅰ-5-3）。口腔科使用的石膏遇水会产生发热反应而硬化，此时模型温度的下降意味着石膏的硬化。模型分为用于向患者说明及咬合检查的研究模型和用于制作修复体的工作模型。

表Ⅰ-5-3 石膏的类型及性质类型

石膏类型	名称	主要用途	硬化后线性膨胀率（2h）/%	压缩强度（1h）/MPa	标准的混合比（水分比例）
1	普通石膏	取印模用	0.00~0.15	4.0~8.0	0.5~0.6
2（类型1）	普通石膏	上殆架用	0.00~0.05	9.0 以上	0.40~0.50
2（类型2）	普通石膏	灌模型用及装盒用	0.06~0.30	9.0 以上	0.35~0.50
3	硬质石膏	灌模型用及装盒用	0.00~0.20	20.0 以上	0.20~0.30
4	硬质石膏（高强度、低膨胀）	灌模型用（特殊牙齿类型用）	0.00~0.15	35.0 以上	0.18~0.25
5	硬质石膏（高强度、高膨胀）	为补偿模型收缩以获得需要的膨胀量时使用	0.16~0.30	35.0 以上	0.18~0.22

二、口腔科石膏的调拌

（一）石膏的调拌方法

调拌方法有两种，一个是用橡皮碗和调拌石膏用的调拌刀，手动进行调拌，另外一个方法是用真空搅拌机自动调拌。

根据临床需求，可以在石膏中加入无机盐来缩短石膏的硬化时间。

笔记：缩短石膏硬化时间的方法

（1）改变调拌条件的方法
- 减少水量
- 提高水温（到60℃）
- 延长调拌时间
- 加快调拌速度

（2）加入无机盐类的方法
- 使用 3%~5% 的盐水

（二）研究模型的制作

（1）手动操作步骤

①用物准备（图Ⅰ-5-110）

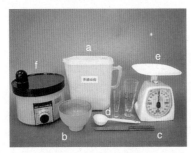

图Ⅰ-5-110 用物准备

a. 普通石膏；b. 橡皮碗；c. 调拌刀；d. 量勺；e. 计量器；f. 振荡器。

根据石膏的量选择橡皮碗的大小。

②计量

根据托盘大小的不同，要求石膏的量和水量有所不同。粉水比［粉：水的比例是100g：50ml~100g：35ml］，在石膏完全松散的状态下进行量取，水温控制在 10~20℃。

③混入石膏

首先将水倒入橡皮碗，然后再加入石膏，一次不能加入太多石膏，要慢慢地酌量加入。

石膏和水的计量标准是所放石膏经充分浸润后要比水面高一点（图Ⅰ-5-111）。

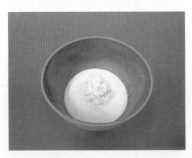

图Ⅰ-5-111 水粉比例

④调和

右手执笔法拿取调拌刀，左手第 2~5 手指握持橡皮碗的底部和边缘，拇指拿橡皮碗的边缘部分（图Ⅰ-5-112）。

调拌过程中不加水。

首先将石膏和水混合，再用调拌刀慢慢地将

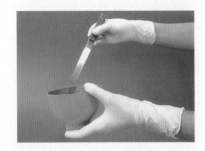

图Ⅰ-5-112 石膏调拌刀和橡皮碗的拿法

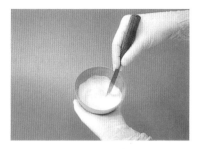

图 I-5-113　调拌方法

石膏和水搅拌均匀,调拌刀可以边刮擦橡皮碗的内壁,边迅速搅拌,调拌时间为 30~60s,直至变为奶油状(图 I-5-113)。

⑤排气泡

为了避免石膏中有气泡,石膏中的气泡必须充分去除。

振荡器上放置橡皮碗,通过震荡使石膏泥中的气泡浮出,并去除(图 I-5-114)。

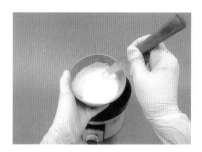

图 I-5-114　振荡器的使用方法

用双手拿着橡皮碗,在桌子上轻轻拍打橡皮碗底部,排除气泡(图 I-5-115)。

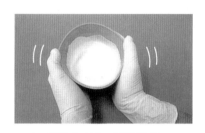

图 I-5-115　手动排气

还有一种方法是碾压橡皮碗内壁的石膏泥,排除气泡(图 I-5-116)。

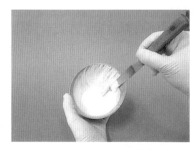

图 I-5-116　一边碾压橡皮碗的
内壁一边排除气泡

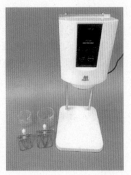

图Ⅰ-5-117　自动调拌机的准备

（2）自动调拌机的操作步骤

①准备（图Ⅰ-5-117）

普通石膏、真空搅拌机、专用容器、石膏用调拌刀、计量器（水、粉）。

②计量

同手动调拌。

③混入石膏

同手动调拌。

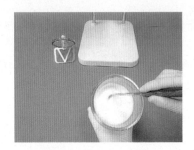

图Ⅰ-5-118　预备调拌

④调拌、排气（图Ⅰ-5-118）

在专用容器中放入计量的水和石膏，均匀混合，充分进行预备调拌。

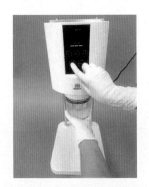

图Ⅰ-5-119　真空搅拌机的使用方法

注意水在未浸没石膏的状态下移动器械会发生调和不均，粉末飞散会造成机器故障。由于真空搅拌机在调拌中会吸走容器内的空气，因此可减少石膏泥中产生的气泡（图Ⅰ-5-119）。

（3）石膏泥的注入

①印模的预处理

为了避免印模表面附着的血液使石膏硬化，需要清洗印模表面。将印模在流动水下冲洗清理，为了防止印模面变形及表面唾液和血液的飞溅，应用细水流冲洗、吹干。

②灌注

将托盘贴在振荡器上，按一定顺序逐步放入少量石膏泥，从后牙慢慢地向前牙方向灌入（图Ⅰ-5-120）。单次灌注大量的石膏泥，会产生气泡及印模的变

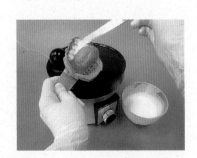

图Ⅰ-5-120　石膏泥的灌注①

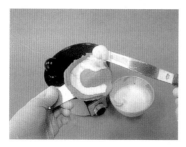

图 I-5-121　石膏泥的灌注②

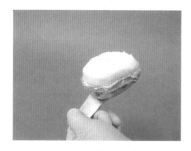

图 I-5-122　石膏泥上高出部分

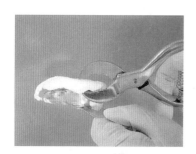

图 I-5-123　去除多余石膏

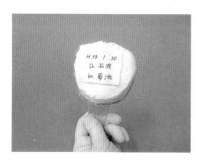

图 I-5-124　模型上写上患者信息
防止模型混淆

形。把托盘倾斜,确认所有部位都能注入石膏泥后再注入;从高处向低处均匀灌注;灌注的开始位置应该固定为同一个地方,不能从各个方向灌注,否则会产生气泡。

振荡器震动过强也容易产生气泡,灌注石膏时应用中等程度的振荡档位,同时注意整体石膏的流动性(图 I-5-121)。

印模殆面灌注完成后继续整体灌注石膏,在已有石膏上面堆注,需要注意的是压力不宜过大以避免印模变形。堆注石膏高度应超过牙龈颊侧移行沟处 1cm,石膏太少脱模时容易折断(图 I-5-122)。

尽量避免在托盘上的有多余的凝固石膏,因其很难去除(图 I-5-123),可以使用石膏钳,注意不能去除模型必要的部分。

(4)模型的保管方法

在石膏模型表面贴上患者姓名、日期等必要的信息,就不会和其他患者的模型弄混(图 I-5-124)。

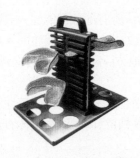

图Ⅰ-5-125 立式托盘架

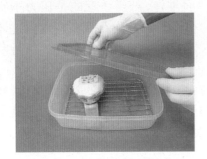

图Ⅰ-5-126 防止印模材料变形

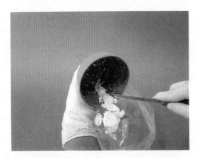

图Ⅰ-5-127 残留石膏的处理

在石膏开始硬化之前,若上下颠倒或是倾斜,未硬化的石膏就会从咬殆面或切缘流出,形成气泡。注入石膏的托盘不能直接放在桌子上,而是要使用立式托盘架保持水平位(图Ⅰ-5-125),以防止印模变形。

氧化锌印模材料和琼脂印模材料等,干燥后容易发生收缩和变形,石膏在湿度高的环境下容易硬化。印模保存时应在带盖的容器内加上水,或者铺上湿毛巾等保管(图Ⅰ-5-126)。

(5)处理用物

趁着软化将橡皮碗内残留的和附着在石膏调拌刀上的石膏收集在一起后处理,不能直接冲到下水道内,否则石膏会在下水道内硬化,造成堵塞(图Ⅰ-5-127)。

用水洗净橡皮碗、调拌刀(图Ⅰ-5-128),为防止排水管阻塞而需设置石膏收集装置(图Ⅰ-5-129)。

(6)去除托盘、修复模型

石膏完全硬化在常温下需要1h,为了不影响模型的准确性和表面形态,必须在注入石膏1h后再撤去托盘。

石膏的硬化以发热反应结束为标准,此时可从附有托盘的印模中取下模型。在牙列比较正常的情况下,模型的前牙部分沿着切缘方向或前方稍微移动后将托盘向模型上的牙轴方向一举移开。牙列不正常时,如托盘前后左右摇晃,模型的牙齿部分可能会损坏,应十分注意(图Ⅰ-5-130)。此时应先摘下托盘,然后再切开印模材料,并将其取下。切开印模的时候可能损伤模型,要注意。

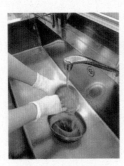

图Ⅰ-5-128 用水洗净
使用的器械

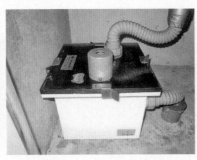

图Ⅰ-5-129 石膏收集装置

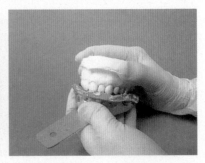

图Ⅰ-5-130 去除托盘

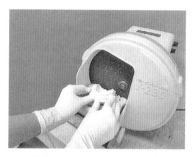

图I-5-131 去除剩余部分

用打磨器磨除模型毛刺和不必要的部分（图I-5-131）。

（7）模型加工

用打磨器修整石膏模型边缘后，模型会有锐利边缘，要用雕刻刀、砂纸等将模型边缘磨圆钝。修整完成后的模型通常是干燥的，需要在沐浴液（肥皂液）中浸泡约15~30min后，一边用水洗一边用柔软的布擦拭表面，直至其表面光亮。（图I-5-132,图I-5-133）。

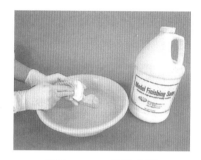

图I-5-132 擦拭表面

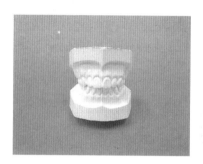

图I-5-133 带底座的研究模型

（三）处理不需要的石膏模型

口腔内使用的石膏具有"感染的危险性"，被视为感染性废弃物，应使用有橙色生物危险标志的容器处理（图I-5-134）。

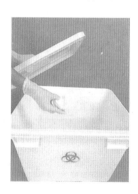

图I-5-134 处理不需要的石膏模型

三、口腔科石膏的管理方法

（一）石膏的保存方法

①石膏销售时储存在铝塑料袋和罐装容器中，开封后要放到防潮容器中保存。

②防潮保存。

③使用后立即密封。

④使用专用的量勺从容器中量取石膏材料，注意不要用湿的量勺。

（纪静 译，姜婷 审校）

第三节 黏接的诊疗配合

一、黏接材料的基础知识

黏接是指用黏接材料将牙齿和充填材料、修复体、牙齿正畸装置进行黏接的过程。黏接力包括机械嵌合力、化学黏接力（离子结合、氢键结合、范德华力）。

作为口腔卫生士，要深入理解黏接材料的种类、使用方法、调拌顺序和调拌方法，运用良好的操作技术，使材料达到最佳状态，这对为患者提供高质量的口腔诊疗是非常重要的。图 I-5-135 为黏接时的操作流程，表 I-5-4 为黏接材料的种类和使用方法。

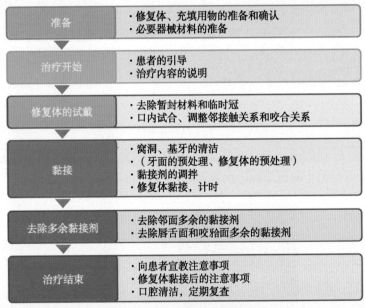

图 I-5-135 黏接的操作流程

表 I-5-4 黏接材料的种类及使用方法

种类	使用方法
聚羧酸 粉液型	用物准备：调拌纸板、塑料调拌刀 操作方法：分一次或两次加入，混合调拌 调拌时间：30~60s 操作时间：约 2~3min 固化时间：约 3~4min
玻璃离子 （传统型） 粉液型	用物准备：调拌纸板、塑料调拌刀 操作法：分一次或两次加入，混合调拌 调拌时间：20~40s 操作时间：约 2min 固化时间：约 4~5min

种类	使用方法
玻璃离子 （树脂加强型） （1）粉液型 （2）糊剂型 1）注射型 2）管芯型	用物准备： 　　　（1）调拌纸板、塑料调拌刀 　　　（2）调拌纸板、塑料调拌刀 　　（管芯型专用容器） 操作方法： 　　牙面处理→（1）一次或分两次加入，混合调拌 　　牙面处理→（2）一次调拌 调拌时间：（1）15~30s 　　　　　（2）10~20s 多余黏接剂的去除时间： （1）约 40s~1min （2）约 1~2min 操作时间：（1）（2）约 2min 固化时间：（1）（2）约 5~8min
黏接性树脂黏接剂（MMA 类） 粉液型	用物准备： 　　（笔堆积法）专用双碟、专用笔 　　（混合法）专用双碟、塑料调拌刀 操作方法：预处理 - 笔堆积法或混合法 混合时间：5s 操作时间：不同的粉末，时间不同，在 70s~3min 固化时间：笔堆积法约 5~6min，混合法约 7~8min
黏接性树脂黏接剂 （复合型） （1）粉液型 （2）糊剂型 1）注射型 2）管芯型	用物准备： 　　　（1）调拌纸板、塑料调拌刀 　　　（2）调拌纸板、塑料调拌刀 　　（管芯型专用容器） 操作方法：预处理→（1）（2）一次调拌 ● 自固化型树脂，不需要预处理 调拌时间： 　　　（1）15~30s 　　　（2）10s 多余黏接剂去除时间： 　　　（1）光照 1~10s，化学固化 1 分 30s~2min 　　　（2）光照每处 2~5s，化学固化 2~5min 操作时间：（1）（2）约 2min 固化时间：（1）（2）约 5~8min
磷酸锌黏接剂 粉液型	用物准备：玻璃调拌板、金属调拌刀 操作方法：分份法调拌（JIS 规格、ADA 规格） 调拌时间：1min~1 分 30s（根据品牌不同，调拌时间在 30~40s 之间） 操作时间：约 3~4min 固化时间：约 6~7min

二、调拌方法

（一）调拌的基本动作

1. 调拌刀的握持姿势

金属制（不锈钢材料制作）的水泥调拌刀（图Ⅰ-5-136），宽度大而有弹性的更容易调拌均匀：拇指和示指握紧手柄，余下三指轻握手柄；拇指和示指指尖翻转调拌刀，调整调拌刀的角度，保持调拌刀和调拌板接触（图Ⅰ-5-137）。水会加速材料固化，要使用干燥的调拌刀。

与金属调拌刀相比，塑料调拌刀的接触平面更大，因此在握持时拇指和中指握持侧面，示指从上面配合握持，无名指和小指轻握手柄。拇指和中指指尖旋转调拌刀，示指要在上方支持固定，翻转调拌刀，调整调拌刀的角度，保持调拌刀和调拌板接触（图Ⅰ-5-138）。水会加速材料固化，要使用干燥的调拌刀。

2. 调拌板

玻璃调拌板必须保证完全干燥，加力调拌时调拌板能在台面上保持稳定。左手拇指和示指固定在调拌板的左侧，使右手能够灵活移动和调整与调拌板之间的角度（图Ⅰ-5-139）。为了延长固化时间，可以先将调拌板冷却。调拌板温度过低时，空气中的水蒸气接触玻璃调拌板会达到露点，导致水蒸气在玻璃调拌板凝结，应避免调拌板温度过低，调拌板的最适宜温度是20℃左右。

调拌纸板使用前，确认无水和污渍附着。调拌时要在稳定的台面，左手拇指和示指固定在调拌板侧面保持稳定，右手的调拌刀灵活运动，左手保持调拌板角度合适，方便调整方向，以便更好地收集黏接剂（图Ⅰ-5-140）。

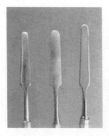

图Ⅰ-5-136 金属调拌刀的种类

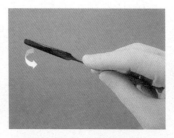

图Ⅰ-5-137 金属调拌刀的握持方法

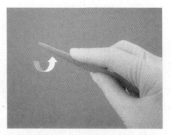

图Ⅰ-5-138 塑料调拌刀的握持方法

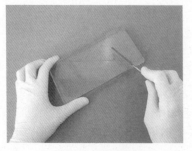

图Ⅰ-5-139 玻璃调拌板的固定和调拌刀的位置关系

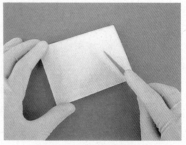

图Ⅰ-5-140 调拌纸板和塑料调拌刀的位置关系

（二）一次性调拌（粉、液型）

玻璃调拌板、金属调拌刀会和黏接剂结合，导致很难清除；使用玻璃调拌板、金属调拌刀调拌玻璃离子水泥时，玻璃调拌板和金属调拌刀会和玻璃离子水泥反应，导致其性状和颜色的改变（图Ⅰ-5-141）。应常规使用调拌纸板和塑料调拌刀来调拌粉、液型黏接剂。

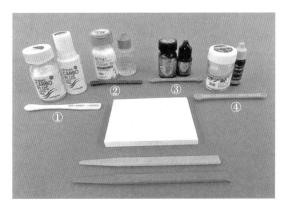

图Ⅰ-5-141　粉末、液剂型
①聚羧酸水泥；②传统型玻璃离子水泥；③黏接型树脂水泥；
④树脂增强型玻璃离子水泥、专用计量勺、调拌板、塑料调拌刀

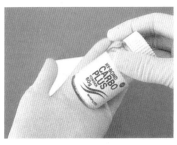

图Ⅰ-5-142　准备粉剂

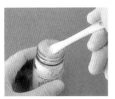

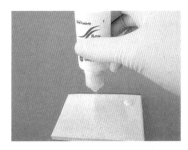

图Ⅰ-5-143　粉液比例与放置位置

操作流程

粉剂和液剂的计量

为了准确测量粉剂，先振荡容器使粉剂松散，打开后用专用计量勺取粉剂，放于调拌板右侧（图Ⅰ-5-142）。粉剂取用后及时盖好盖子密封，以免空气中的水汽进入。

液剂的滴管不能与调拌板接触，将液剂保持垂直倒置，排出气泡后在调拌板中央滴一滴液剂（图Ⅰ-5-143）。用纱布擦去滴管上附着的液剂，及时盖好盖子。

调拌

用调拌刀将全部粉剂（多数情况是分两次，每次加入一半）加入调拌板中央的液剂中，调拌成质地均匀无颗粒的奶油状，要在指定时间内反复碾压完成调拌，收集在调拌板中央（图Ⅰ-5-144，图Ⅰ-5-145）。调拌结束时，要达到拿起调拌刀能向上拉起 5cm 丝的程度（图Ⅰ-5-146）。

整理用物和保存

在水泥固化前，用酒精棉擦去调拌刀上的材料，撕下用过的调拌纸板，对折一下再扔掉，避免纸上的水泥黏到其他地方。

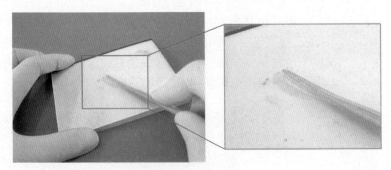

图 I -5-144　调拌（二分法）

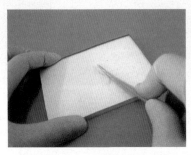

图 I -5-145　调拌（扩大调拌
接触面积、收集材料）

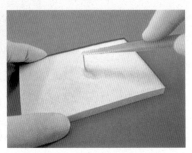

图 I -5-146　确认调拌后的
材料性状

（三）一次性调拌（糊剂型）

玻璃离子水泥（树脂加强型）（图 I -5-147），黏接性树脂水泥（黏接性复合树脂系）（图 I -5-148）等糊剂型水泥调拌时，与粉剂、液体型一样，使用纸板和塑料调拌刀。将两种糊剂从注射器或管芯的前端挤出到纸板上进行调拌，如是自动混合型，装好混合头后挤出的即为混合好的树脂。此类黏接剂是光固化和化学固化双重固化类型，需要使用光固化灯。通常黏接前需要对修复体进行预处理，以便更好地发挥材料的黏接性。

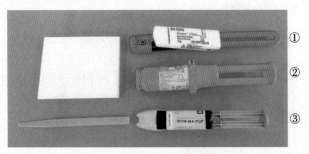

图 I -5-147　黏接剂类型
①、②树脂加强型玻璃离子　③黏接性树脂

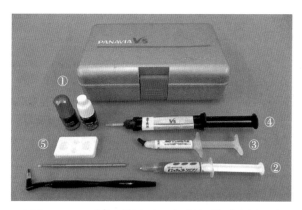

图 I-5-148　黏接型树脂水泥（黏接型复合树脂系）
①基质 -2 种　②酸蚀剂　③试色剂　④自动混合型树脂
⑤双碟

操作流程

预处理的准备

　　如果需要进行预处理,要根据黏接的修复体、填充物的种类、窝洞、基牙的形态来准备预处理的材料。同时准备好涂布所必需的海绵、小毛刷及双碟。

调拌

　　使用专用注射器,将两种材料等量地挤到调拌板中央（图 I-5-149）。材料长时间不使用时,前端会有空气混入导致树脂固化,必要时可在纸板上挤出少量材料以确认可用。取出材料后用纱布擦拭前端,盖好盖子。用塑料调拌刀将两种材料混合,在指定的时间内反复推开旋转调拌均匀后将材料收集在纸板中间（图 I-5-150,图 I-5-151）。

整理用物

　　在树脂硬化前,用酒精棉把调拌刀上的材料擦去。撕下用过的调拌纸板,对折一下再扔掉,避免纸上的水泥黏到其他地方。

自动混合型树脂的操作流程

　　先打开注射器的盖子,前端可能因为有空气混入导致树脂固化,因此先挤出少量材料,确认两种材料充分混合均匀（图 I-5-152）。使用专用的混合头并且注意混合头的安装方向（图 I-5-153）。

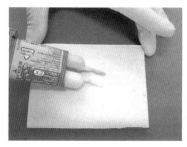
图 I-5-149　树脂量取

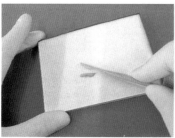
图 I-5-150　开始调拌

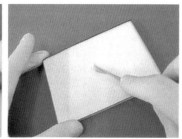
图 I-5-151　调拌结束

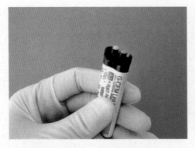
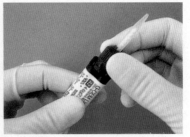

图 I -5-152　确认树脂性状　　　图 I -5-153　混合头的安装

使用后,重新盖回盖子前,应先将盖子内部和注射器前端的材料擦拭干净,拧紧盖子时注意方向。也有一些产品使用后带着混合头保存。

（四）笔堆积混合法

黏接性树脂预处理后,取定量的粉和液,将粉和液放入附带的陶瓷双碟中,用笔堆积法混合时,冷却的陶瓷双碟可以延长固化时间,但要注意,陶瓷器皿表面的水分达到露点以下时,会影响材料自身的性质（图 I -5-154,图 I -5-155）。

操作流程

预处理物品的准备

预处理物品要根据黏接的修复体、填充物的种类、窝洞、基牙的状态来准备。同时准备好涂布所必需的海绵、小毛刷及双碟。

笔堆积法和混合法

笔堆积法,在附带的专用双碟中分别放入粉剂和液剂。滴入液剂时,滴管不能与双碟接触,保持滴管倒置,排出气泡,滴入一滴液剂。单体和催化剂现用现取。准备好附带的笔堆积法专用笔和擦干用的干纱布（图 I -5-156,图 I -5-157）。

混合法,在专用双碟中加入粉和液,粉剂要用专用计量勺量取,量取时刮取一平勺。用附带的专用混合笔或调拌刀混合（图 I -5-158,图 I -5-159）。使用后立刻盖好盖子。

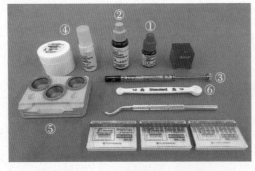

图 I -5-154　黏接性树脂、超级黏接剂
（super bond）笔堆积法、SE 套装
①基质　②单体 - 液　③催化剂　④聚合物 - 粉剂
（笔堆积法混合用）　⑤专用双碟　⑥计量勺

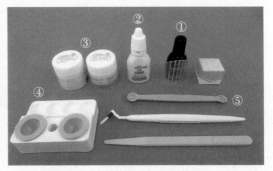

图 I -5-155　黏接性树脂
①基质　②液　③粉（透明色、象牙色）　④专用双碟
⑤计量勺

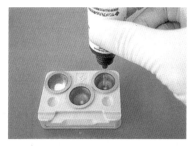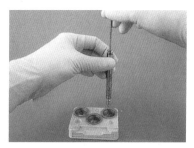

图Ⅰ-5-156　笔堆积法的计量（单体）　　图Ⅰ-5-157　笔堆积法的
计量（催化剂）

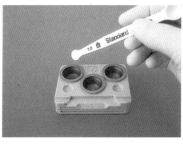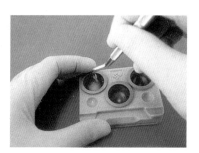

图Ⅰ-5-158　混合法的计量（粉剂）　　图Ⅰ-5-159　混合

＊催化剂接触干燥的棉花或纱布时有可能会引发火灾，因此在意外洒出时，需用湿的棉花或纱布擦拭。

整理用物

在树脂固化前，用酒精棉擦拭干净调拌刀、双碟和调拌笔上的材料，扔掉混合笔前端的毛刷。如果陶瓷双碟中的树脂硬化，未擦拭干净，可用水浸泡一段时间后再清洁。

（五）分次调拌

磷酸锌水泥（图Ⅰ-5-160）调拌时要使用厚的玻璃板和金属调拌刀。粉剂分成几份，分次加入液剂中，在玻璃板上进行大面积调拌。磷酸锌固化的过程中会放热，调拌过程中不能因为操作不当而影响散热，导致调拌时产热过多；同时要保证调拌时间，尽可能让粉剂和液剂充分接触反应，以确保水泥的质量。

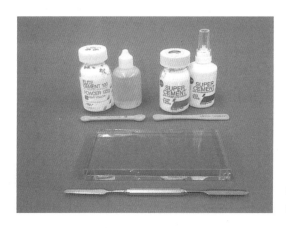

图Ⅰ-5-160　磷酸锌水泥
磷酸锌水泥、专用计量勺、玻璃调拌
板、金属调拌刀

操作流程

粉剂和液剂的计量

为了准确测量粉剂,先震荡容器将粉剂震松散,然后用专用计量勺取一平勺粉剂,将粉剂放在调拌板右上角。为了不让容器内粉剂受湿气影响,使用后要立刻盖好盖子。

液剂的滴管不能接触调拌板,保持滴管倒置,排出气泡,在纸板中央滴下一滴液剂(图Ⅰ-5-161)。用酒精棉擦去滴管上附着的液体,及时盖好盖子。

粉剂的分份

粉剂的分份和调拌时间,由 JIS、ADA(美国牙医协会)指定。JIS 规格是将粉剂分成 1/6、1/6、1/3、1/3 的 4 份(图Ⅰ-5-162)。

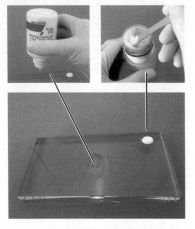

图Ⅰ-5-161　粉剂和液体的计量及位置

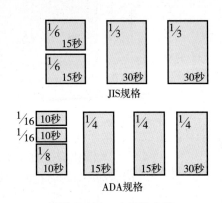

图Ⅰ-5-162　水泥的分类
磷酸锌水泥调拌时粉剂的分份标准和调拌时间,由 JIS 和 ADA(美国牙医协会)指定

调拌

①用调拌刀将 1/6 的粉剂加入纸板中央全部的液剂中,调拌 15s 达到均匀的乳状,在调板中央收集(图Ⅰ-5-163)。

②接着加入 1/6 的粉剂,在玻璃板上以画圆的方式大面积调拌 15s,在中央收集好,再加入 1/3 的粉剂用同样的方法调拌 30s。要翻转碾压调拌,注意调拌刀要大面积在玻璃板上进行充分调拌,不能有未调拌或调拌不均匀的材料(图Ⅰ-5-164)。

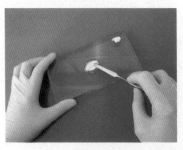

图Ⅰ-5-163　调拌①

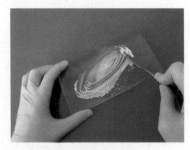

图Ⅰ-5-164　调拌②

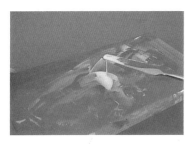

③剩下的粉剂加入前,要先确认水泥的流动性,加入粉剂调拌 30s,在中央收集。调拌结束时,要达到拿起调拌刀能向上拉丝 5cm 的程度(图Ⅰ-5-165)。

整理用物

用酒精棉球擦去剩余的水泥,用水清洗调拌刀和玻璃板并干燥。如果水泥固化难以清洁,在水中浸泡一段时间后再清洁。

临床要点

冠内洞型和冠外洞型黏接材料使用的区别

冠内洞型的周围被牙体组织所包围(图①),冠外洞型要用修复体、填充物覆盖窝洞的形态(图②)。用嵌体修复冠内洞型时,用调拌刀在调拌板上调拌水泥并收集好,用探针将窝洞内面涂满水泥。冠外洞型黏接时,在修复体内面均匀的涂一层水泥,要注意就位的方向和握持的手法。但冠内洞型在黏接时,有些窝洞经过了基质处理,窝洞内不能再涂水泥,以免加速固化。

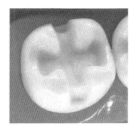
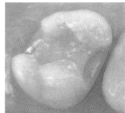
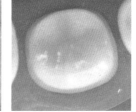

图①冠内洞型　　　　　　　　　　图②冠外洞型

(六)剩余水泥的去除

去除剩余水泥的操作,应在固化前的半固化状态,用探针或洁治器快速去除。要注意在去除修复体周围黏接剂的时候不要伤到牙龈;使用牙线清洁邻面。龈沟附近的水泥要清洁干净,否则有可能会导致牙龈炎。用牙线清洁固定桥桥体组织面的水泥,也可以把牙线先从桥体下穿过后再黏接,然后使用该牙线来清洁桥体下方(图Ⅰ-5-166)。

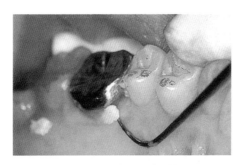

图Ⅰ-5-166 去除多余黏接剂

三、黏接后需向患者说明的注意事项

1. 修复体和充填体使用的注意事项

已经戴入的最终修复体和修复前形态并不完全一致,咀嚼时可能有不舒适的感觉,应及时来电预约复诊重新调试。

金属传导热量,金属修复体戴入后在吃冷或热的食物时可能会有感觉。

黏接时使用的黏接剂成分不同,有时会散发出酸或甜的味道,这是正常现象不必担心。黏接剂完全固化需要一定时间,黏接后不要立即吃黏性太大的食物。

2. 口腔清洁及定期检查的必要性

修复体戴入后,自我口腔清洁和专业的定期检查非常重要。

①嵌体

在修复体和牙齿的交界处很容易发生继发龋,因此需要认真刷牙。特别是邻面有窝洞的情况,菌斑附着在牙齿间,可能会引起继发龋和牙周病。

②牙冠

牙冠边缘附近如果有菌斑附着,可能导致继发龋、根面龋、牙周病。因此,认真刷牙非常重要。

③固定桥

一定要仔细刷牙,尤其是边缘附近,以防止菌斑产生。除了刷牙外,固定桥还要用牙缝刷或桥体牙线来进行清洁(图Ⅰ-5-167)。

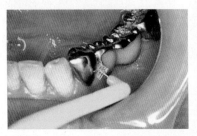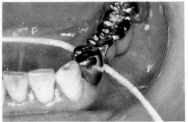

图Ⅰ-5-167　固定桥的清洁
左:牙间隙刷;右:桥体牙线

临床要点

关于预处理

为了增加黏接性而进行的处理。各个产品要求的处理步骤和使用材料不同,预处理必须根据说明书要求进行。

1. 牙面(釉质、牙本质)

可用磷酸、枸橼酸将牙表面进行酸处理和活化剂处理。

2. 非贵金属、贵金属

喷砂处理,贵金属活化剂处理。

3. 全瓷材料、复合树脂材料

含硅烷耦联剂的全瓷处理剂处理。

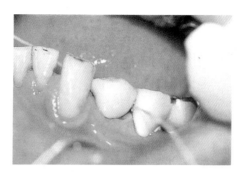

图 I -5-168　去除多余的水泥
用牙线清洁邻面的黏接剂

（代丽　译，王磊　审校）

第四节　牙体缺损直接修复的诊疗配合

一、基础知识

当出现龋齿或外伤而造成牙齿损坏等牙体缺损时，一般采用直接法进行修复。牙体缺损直接修复的材料有复合树脂和玻璃离子，在口腔治疗中，这是不可缺少的修复材料。

口腔材料技术的发展日新月异，目前正在开发对牙齿刺激性最小且颜色越来越接近牙齿颜色的新型可黏接材料。口腔卫生士必须熟悉这些材料的使用和性质。

二、直接修复材料的分类

（一）即时聚合型树脂（自凝树脂）

该材料曾经被用作牙体缺损直接修复，现在主要用于树脂基托义齿的修理和临时冠的制作。

（二）复合树脂

1. 根据固化方式分类

固化方式包括化学固化和光固化以及双重固化。目前，多使用光固化树脂。

①化学固化复合树脂

②光固化复合树脂

③双重固化（光、化学聚合）型复合树脂

2. 根据填料种类分类

在复合树脂中混合有大量的填料。

填料包括石英、硼酸玻璃、铝硅酸盐玻璃、生物玻璃有机填料等，根据填料的大小和形状分为3种。

①大颗粒填料（传统）复合树脂
②超微（MFR）复合树脂
③混合填料复合树脂

3. 根据黏接系统进行分类（表Ⅰ-5-5）

复合树脂本身没有黏接性，在修复操作时必须使用黏接系统对牙质进行黏接。目前，有4种黏接系统。

表Ⅰ-5-5　根据复合型树脂的黏接系统进行分类

三步系统	牙面处理系统	自酸蚀系统	一体化即用系统
在没有黏接性的釉质上使用磷酸进行酸蚀处理，使釉质表面出现细小凹凸面，准备黏接	磷酸处理后的牙本质，露出胶原纤维。若牙本质已干燥，致使黏接材料无法渗透，出现这种情况时则采用湿性黏接法	酸性功能单体可以使牙齿表面脱矿，功能性单体可以与牙齿进行化学性黏接	树脂中的功能性材料自身具备酸蚀和严密黏接的能力

传统的黏接方法，是将酸蚀剂（酸处理）和黏接剂依次涂布，然后用复合树脂材料进行充填；现在也可以将酸蚀材料和黏接材料融为一个过程同时进行。口腔卫生士必须了解材料的特性，并正确使用。

（三）玻璃离子水泥

玻璃离子水泥对牙齿有黏接性，同时具有美观效果，对牙髓刺激性弱，在口腔临床中广泛应用。

1. 硬化机制的分类和特征

固化方式，有化学固化、光固化和双重固化（光、化学聚合）。
①酸-碱反应型
②双重（光、化学）固化型

三、复合树脂的使用

（一）多功能一体式黏接系统（图Ⅰ-5-169～图Ⅰ-5-174）

操作流程

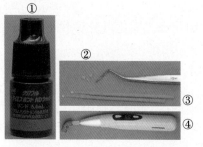

图Ⅰ-5-169　黏接预处理用物
①自酸蚀剂；②海绵；③毛刷；④光固化灯

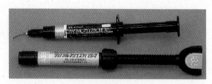

图Ⅰ-5-170　复合树脂的充填、成形材料
固体树脂、流动树脂

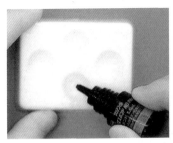

图 I -5-171　黏接预处理

黏接系统：自酸蚀底漆的涂布
● 将适量黏接材料滴入双碟中
● 用小海绵或毛刷蘸取
涂布后吹干，不要用水冲洗
光照：光固化灯垂直照射

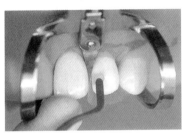
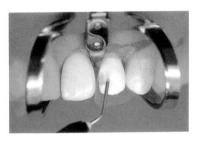

图 I -5-172　复合树脂的充填、成形：使用成形器充填

熟练地取用适量的树脂放在调拌纸板上。使用树脂充填器或者注射头进行充填

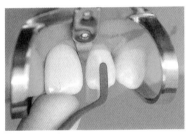
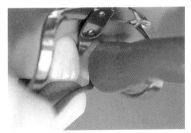

图 I -5-173　塑形充填

修整形态

图 I -5-174　光照

将光固化灯对准充填窝洞，照射适当时间

四、玻璃离子水泥的使用

（一）树脂增强型玻璃离子水泥（图 I -5-175~ 图 I -5-182 ）

操作流程

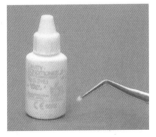
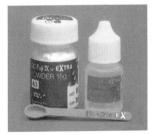

图 I -5-175　牙本质处理剂、
双碟、海绵刷、活化剂

图 I -5-176　玻璃离子水泥粉、
液、量勺、塑料调拌刀

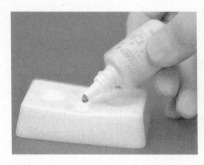

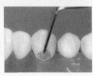

图I-5-177　黏接前处理

将牙本质处理剂滴入双碟中,用海绵刷蘸取涂布后,三用枪冲洗干净,吹干

用小海绵或者小毛刷涂布活化剂,处理后吹干(无须冲洗)

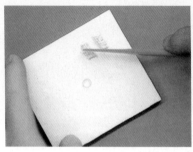
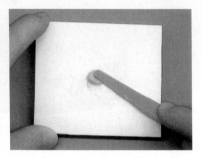

图I-5-178　计量　　　　　　　　　图I-5-179　混合

取适量的粉剂和液剂放在调拌纸板上,用塑料调拌刀调拌

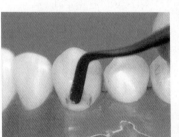
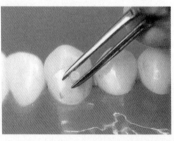

图I-5-180　充填、成形、修形　　　　　　图I-5-181　用小棉球

用成形器和玻璃离子水泥进行充填修形:用修形工具调整充填形态　　擦拭至表面光滑

使用小棉球、小海绵或毛刷

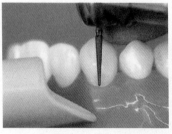
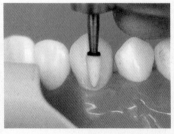
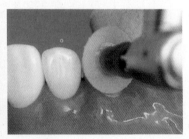

图I-5-182　去除多余部分,抛光

使用针状、点状等研磨钻针去除多余的水泥材料

（吴迪　译,李莉　审校）

第五节　暂时黏接与暂时封闭的诊疗配合

一、基础知识

在充填时使用的临时充填材料叫做暂封材料。窝洞形成后，牙体组织缺损的部分用它来临时填充。含一种材料的暂封称为单一暂封（图Ⅰ-5-183），含两种材料的暂封称为双重暂封（图Ⅰ-5-184）。此外，还有允许气体和脓液排出的开放性暂封材料（图Ⅰ-5-185）。暂封的目的是防止感染、防止根管内药物泄漏、保证咬合接触、阻断外来刺激。在根管治疗时，为了保持美观也需要使用暂封材料。

在暂时黏接时使用的黏接剂叫做暂时黏接剂。暂时黏接多用于临时冠与基牙之间，以及最终修复体在口内的试戴。

暂封材料和暂黏材料最终都要全部去除干净，它需要具有可以保持一段时间，但又容易去除的特点。

在选择材料时，要对材料的特征十分了解。在取用材料前，应详细学习使用说明书中的注意事项，特别是暂封材料和暂黏材料的封闭性以及使用时间要求等情况的差异。

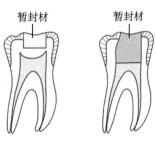

图Ⅰ-5-183　单一暂封

一种材料的暂封

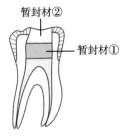

图Ⅰ-5-184　双重暂封

两种材料的暂封。在拔髓后或者
感染根管的治疗中使用。①容易
去除的材料；②封闭性好的材料

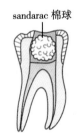

图Ⅰ-5-185　开放暂封

在牙髓治疗时，需要脓液
和气体排出时使用的暂封

二、暂封材料、暂黏材料的种类

暂封材料、暂黏材料的种类如表Ⅰ-5-6所示。

表Ⅰ-5-6　暂封材料及暂黏材料的特征

种类		主要成分	用途	特征
水泥类	丁香油类水泥	粉液型	暂封 暂黏	1. 牙髓的镇静 2. 阻止细菌滋生 3. 边缘封闭 4. 丁香油会阻碍树脂聚合,因此禁用于树脂水泥黏接或树脂类修复材料填充的前处理
		粉:氧化锌 液:丁香油		
	非丁香油类水泥	粉液型	暂封 暂黏	1. 不含丁香油,不会影响树脂聚合 2. 非丁香油类无牙髓镇静作用 3. 边缘封闭性较好 4. 可用于暂封,主要用于临时黏接
		粉:氧化锌 液:脂肪酸		
		糊剂型		
		糊剂:氧化锌 催化剂:脂肪酸诱导剂		
	羧酸类水泥	粉液型	暂封 暂黏	1. 牙齿、金属的黏接 2. 牙髓刺激小 3. 可用于暂封,主要用于临时黏接 4. 边缘封闭性较好
		粉:氧化锌 液:聚丙烯酸水溶液		
遇水硬化型暂封材料		泥状	暂封	1. 接触水分(唾液)后硬化 2. 牙髓刺激小 3. 耐久性差,不适合长期封存 4. 硬化时间大约30min,要向患者说明注意事项 5. 封闭性良好
		含有氧化锌、硫酸锌、硫酸钙的乙烯树脂		
树脂型暂封材料		化学固化型(粉液型)	暂封	1. 固化后也是软性材料,容易去除 2. 操作性、封闭性良好
		甲基丙烯酸甲酯、聚甲基丙烯酸甲酯、过氧化苯甲酰、第3级胺类、球状填充体		
		光固化型(1流动型)	暂封	
		甲基甲酯、填充物、樟脑酚		
暂封牙胶棒		氧化锌、牙胶、碳酸钙	暂封	1. 形状是细长的棒状,有白色、黄色、红色三种颜色 2. 当使用双重暂封时,通过颜色来与另一种材料区分 3. 封闭性差
Sandarac 树脂		溶于酒精的松脂	暂封	1. 接触空气后快速干燥,形成薄膜,与外部隔离 2. 开放暂封时使用,因此没有封闭性

三、水泥类黏接剂的应用

参见图Ⅰ-5-186。

（一）丁香油水泥（图Ⅰ-5-186）

氧化锌丁香油水泥分为粉-液型和双糊型。调拌时不放热,因此使用金属或塑料调拌刀都可以。

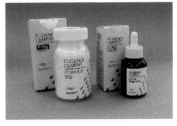 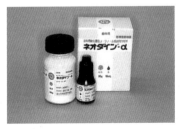 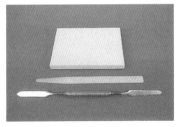

图Ⅰ-5-186　丁香油水泥、相关器械（调拌板、调拌刀）

（二）非丁香油水泥（图Ⅰ-5-187）

非丁香油水泥和氧化锌丁香油一样,也分为粉-液型和双糊型。调拌时不放热,因此可以使用纸板,金属或塑料调拌刀。

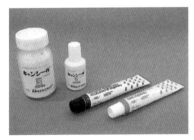 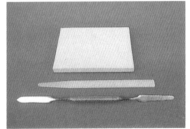

图Ⅰ-5-187　非丁香油水泥、相关器械（调拌板、调拌刀）

（三）聚羧酸水泥（图Ⅰ-5-188,图Ⅰ-5-189）

调拌时产热量较少,在室温范围内调拌时对黏稠度的影响较小,也可以使用纸板调拌。其附着于金属调拌刀上很难清洁,一般使用塑料调拌刀。

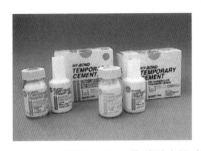 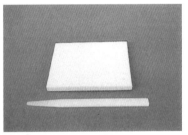

图Ⅰ-5-188　聚羧酸水泥、相关器械（调拌板、调拌刀）

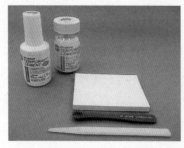
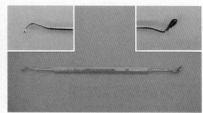

图 I-5-189 聚羧酸水泥
相关器械:充填器

1. 水泥类黏接剂的应用（暂封）（图 I-5-190~图 I-5-194）

操作流程（暂封）

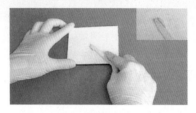

图 I-5-190 调拌
由于混合后不产热,液体具有挥发性,要尽快把粉剂和液剂混在一起调拌,以防止液体挥发导致黏稠度增加,除非某些特定的情况需要改变黏稠度

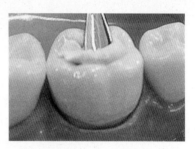

图 I-5-191 填入
固定充填器的头部,将适量的暂封材料填入窝洞内

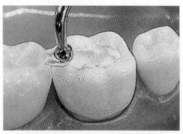

图 I-5-192 形态修整
用充填器球状的一端,将材料修平、无空隙,去除多余的材料

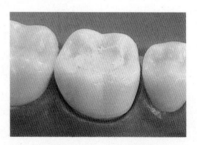

图 I-5-193 完成暂封
咬合高的地方,进行调整

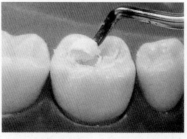
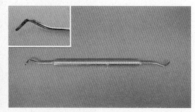

图 I-5-194 充填暂封后,用挖匙去除多余暂封材料
相关器械:挖匙

2. 水泥类黏接剂的应用（暂黏）（图Ⅰ-5-195~图Ⅰ-5-200）

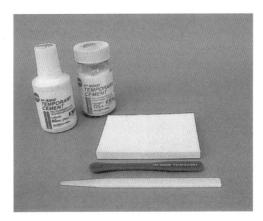

图Ⅰ-5-195　羧酸水泥

操作流程（暂黏）

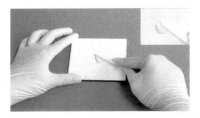

图Ⅰ-5-196　调拌

按照要求的时间调拌

混合后不产热，液体具有挥发性，要尽快把粉剂和液剂混在一起调拌，以防止液体挥发导致黏稠度增加，除非某些特定的情况需要改变黏稠度

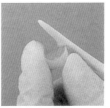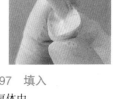

图Ⅰ-5-197　填入

用调拌刀将水泥放入修复体中

水泥调拌完成后，为了避免产生气泡，用调拌刀斜靠在牙冠边缘，迅速将材料放入牙冠内，并将材料均匀铺开

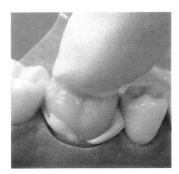

图Ⅰ-5-198　安装

黏接后，用棉球擦去多余的水泥，便于之后的操作

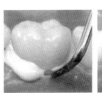

图Ⅰ-5-199　清除剩余水泥

用洁治器或探针去除多余的黏接剂

水泥的硬度较大，因此去除的时候一定要找好支点，避免损伤牙龈。龈下的黏接剂要使用专业的工具仔细去除

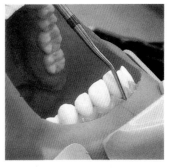

图Ⅰ-5-200　去除暂黏

去冠器用以取下暂黏的临时冠

去除时要注意避免临时冠掉在口中，且要将残留在牙齿表面的暂时黏接剂清除干净

第五章　口腔治疗相关材料

229

四、水固化型暂封材料的使用

参见图Ⅰ-5-201~图Ⅰ-5-206。

材料是胶泥状的,不需要调拌,可直接用充填器挖取后充填在窝洞里,操作简单。使用探针或者挖匙也能很容易地去除。

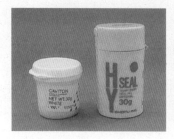
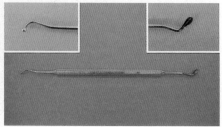

相关器械:充填器

图Ⅰ-5-201　水固化型暂封材料

操作流程

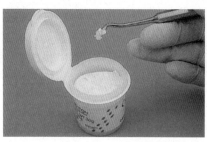

图Ⅰ-5-202　挖取

用充填器的头部挖取适量的材料

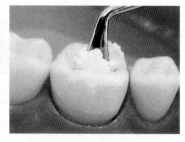

图Ⅰ-5-203　填入

将暂封材料填入窝洞的操作中应有支点。窝洞较深的时候,应先放入消毒液浸泡过的棉球后再充填

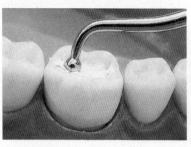

图Ⅰ-5-204　形态修整

用充填器球状的一端,将材料修平、无空隙,并去除多余的材料

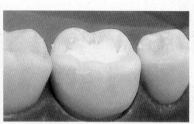

图Ⅰ-5-205　暂封完成

和水泥不同,暂封材料需要30min后才能硬化,因此要告知患者在此期间避免用力咬合

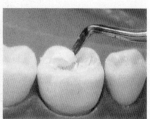

图Ⅰ-5-206　暂封材料的去除

下次诊疗开始前,用挖匙去除暂封材料。硬化后的暂封材料也不会像水泥那样硬,比较容易去除

五、暂封用软质树脂的使用

（一）化学固化型（粉液型）（图Ⅰ-5-207）的使用

粉液型，粉和液混合后固化，可以使用笔堆积法和混合法（图Ⅰ-5-208~图Ⅰ-5-212）。

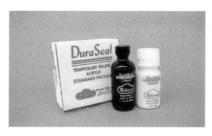 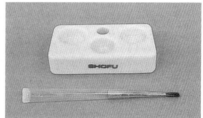

相关器械：双碟、小毛刷

图Ⅰ-5-207　化学固化型（粉液型）

操作流程

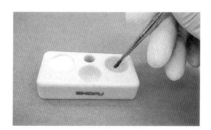 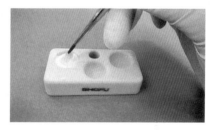

图Ⅰ-5-208　充填（笔堆积法）　　　图Ⅰ-5-209　将蘸好液的笔尖
把小毛刷在液剂中浸透　　　　　　在粉剂中旋转 1~2 次，取出使用

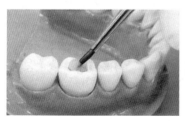 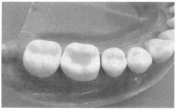 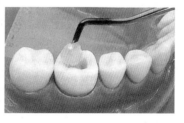

图Ⅰ-5-210

在笔尖毛端的树脂成滴状时充填到窝洞中，反复使用笔堆积法直至达到需要的量，完成充填

每次使用后重新蘸取前都要将毛端擦拭干净，防止笔的毛端硬化

图Ⅰ-5-211　暂封完成

图Ⅰ-5-212　暂封材料的去除

下次治疗开始时，用挖匙去除暂封材料。硬化后的暂封材料也是软的，很容易去除

（二）光固化型（单一糊剂型）（图 I-5-213）的使用

从注射器中取出适量糊状材料，用充填器将窝洞填满，光照固化（图 I-5-214~ 图 I-5-218）。

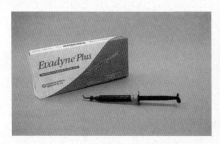
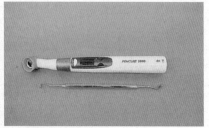

相关器械：光固化灯、充填器

图 I-5-213　光固化型（1 流动型）

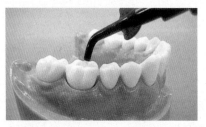

图 I-5-214　充填
将暂封材料充填到窝洞内。有的部位可以直接注射充填，有的部位需要用充填器的铲部平面充填

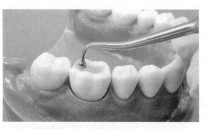

图 I-5-215　用充填器的球部将窝洞内的空隙填平

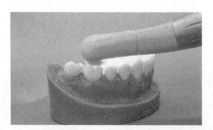

图 I-5-216　光照光固化

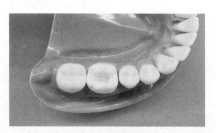

图 I-5-217　暂封完成

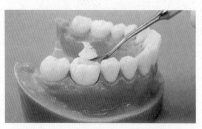

图 I-5-218　暂封材料的去除
暂封时间结束后，用挖匙去除暂封。暂封材料即使硬化后也是软的，很容易去除

六、暂封用牙胶的使用

参见图Ⅰ-5-219~ 图Ⅰ-5-232。

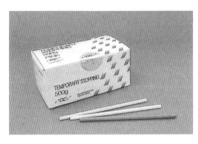
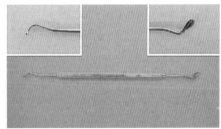

相关器械：充填器

图Ⅰ-5-219　暂封用牙胶

牙胶具有热塑性，用酒精灯的火焰加热后会软化和融化，具有黏着性。可反复加热融化，方便暂封使用。

加热后，可以使用充填器直接充填的方法（图Ⅰ-5-220~ 图Ⅰ-5-225），也可以使用注射器充填的方法（图Ⅰ-5-226~ 图Ⅰ-5-232）。无论哪种方式，都一定要保证窝洞内充分干燥。

（一）使用充填器暂封的方法

操作流程

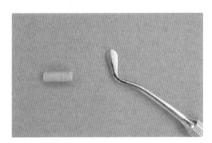

图Ⅰ-5-220　充填
选取适量的牙胶棒（5~7mm）

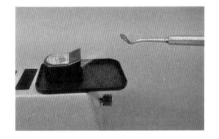

图Ⅰ-5-221
加热充填器的工作端，将牙胶棒放于充填器工作端

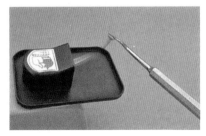

图Ⅰ-5-222
加热牙胶棒，使其软化后有可塑性

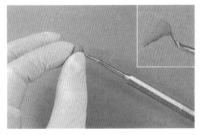

图Ⅰ-5-223
将牙胶棒修整成锥形以便于充填

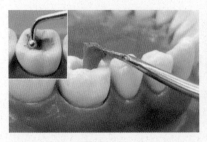

图 I-5-224

用充填器的头部整塑材料,使其平整,不能留有空隙,之后去除多余的暂封材料

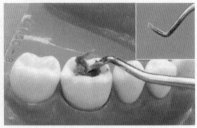

图 I-5-225　暂封材料的去除

暂封结束后,用加热的充填器使暂封材料软化后去除

(二)使用注射器暂封的方法

操作流程

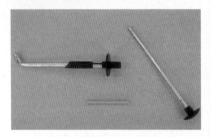

图 I-5-226　充填

折取适量的牙胶棒备用

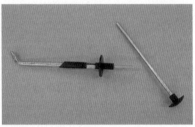

图 I-5-227

将暂封条(牙胶棒)放入注射器内

管套

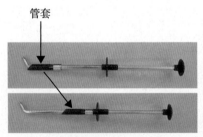

图 I-5-228

加热前必须把管套移到上部

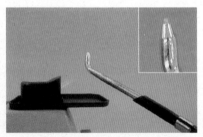

图 I-5-229

加热注射器的弯曲部,使注射器前端的材料软化以被挤出

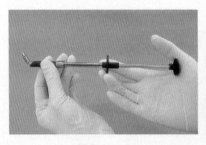

图 I-5-230

在放入口腔前,将管套向前移动,避免烫伤患者口角

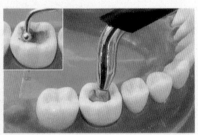

图 I-5-231

用充填器的头部整塑好暂封材料的外形,使其平整。去除多余的暂封材料

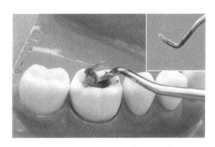

图Ⅰ-5-232　去除暂封材料

暂封结束后,用加热的充填器使暂封材料软化后去除

七、Sandarac 棉球

参见图Ⅰ-5-233~ 图Ⅰ-5-237。

该暂封材料为液体状,可以用棉球蘸取适量的溶液,直接在窝洞内充填。

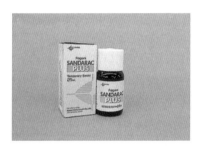
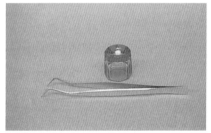

相关器械:小棉球、小玻璃杯、镊子

图Ⅰ-5-233　Sandarac 棉球

操作流程

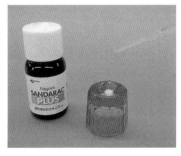

图Ⅰ-5-234　充填

将小棉球在 Sandarac 溶液中浸湿

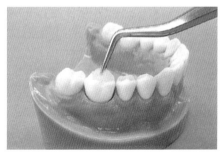

图Ⅰ-5-235

在窝洞内放置棉球

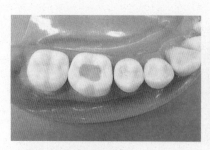

图Ⅰ-5-236
将棉球浸湿,固定在窝洞中

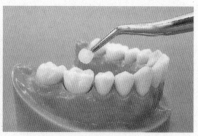

图Ⅰ-5-237 暂封材料的去除
暂封时间到后,用镊子将棉球取出

（代丽　译，马桂娟　审校）

第六节　蜡

一、基础知识

蜡有容易被雕刻和成型的优点,在口腔领域被广泛使用。其特点是加热后软化,具有热可塑性,操作方便。但也有操作方法不当会导致变形的缺点。

口腔用蜡可分为蜡型用(嵌体、牙冠、固定桥、基托、玻璃陶瓷等铸造体的蜡型),技工用和印模用(制取咬合关系、调整咬合、填补托盘边缘)等类型。蜡的功能广泛,为了正确使用,必须很好地理解其特性。

二、蜡的种类和用途

按蜡的原料不同分类,有矿物蜡,包括石蜡和地蜡;植物蜡,包括棕榈蜡、堪地里拉蜡(candelilla wax)、达玛(dammar)蜡;动物蜡;蜜蜡等。有各自的熔点,融化温度范围不同。口腔用蜡不是由单一成分组成的,是以上多种成分混合而成,需要根据用途不同选择不同的蜡。

（一）嵌体蜡（图Ⅰ-5-238）

作为铸造用蜡型材料,它是使用最多的。主要成分是石蜡,除此之外还有棕榈蜡和蜜蜡等。形状上会将其制作成棒状或装在容器中销售。

（二）铸造蜡（图Ⅰ-5-239）

铸造卡环、腭托、舌杆的蜡型材料,主要成分有石蜡、蜜蜡、达玛蜡,断面形状可以是圆形、半圆形或椭圆形等。

（三）薄蜡片（图Ⅰ-5-240）

作为铸造蜡的蜡型材料使用,成分与石蜡基本相同,成品形状制作成片状。

（四）红蜡片（图Ⅰ-5-241）

主要在制作义齿的基托时使用。成分主要是石蜡、蜜蜡、棕榈蜡、达玛蜡,成品形状制作成片状。

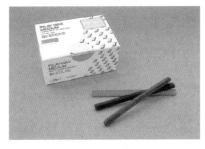

图Ⅰ-5-238　嵌体蜡

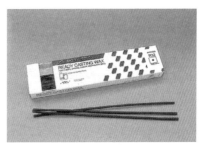

图Ⅰ-5-239　铸造蜡

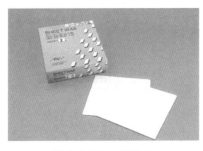

图Ⅰ-5-240　薄蜡片

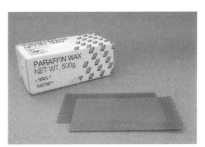

图Ⅰ-5-241　红蜡片

（五）黏蜡（sticking）（图Ⅰ-5-242）

在修复体的固定、义齿修理暂时固定时使用,成分主要是蜜蜡、松香、达玛蜡,成品形状制作成棒状。

（六）围模灌注用蜡（图Ⅰ-5-243）

围在模型周围,避免石膏流走,在需要用蜡围绕模型（围模灌注）的时候使用。成分主要是松香酯、达玛蜡,成品形状制作成片状。

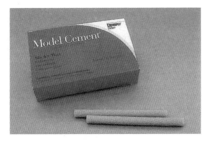

图Ⅰ-5-242　固定蜡

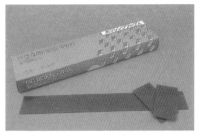

图Ⅰ-5-243　围模灌注用蜡

（七）多用途蜡（图Ⅰ-5-244,图Ⅰ-5-245）

用于调整印模用托盘的边缘,主要成分是蜜蜡,此外还加入了凡士林、软蜡等成分。成品形状制作成棒状。

（八）咬合蜡（图Ⅰ-5-246,图Ⅰ-5-247）

在制取咬合记录时使用,记录上下颌的咬合关系。主要成分是石蜡、蜜蜡、达马蜡、棕榈蜡等。成品形状制作成片状。

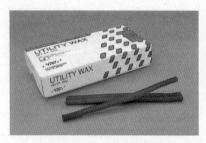
图Ⅰ-5-244　多用途蜡

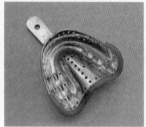
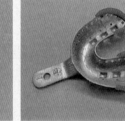
图Ⅰ-5-245　多用途蜡做边缘修整

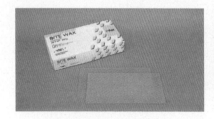
图Ⅰ-5-246　咬合蜡

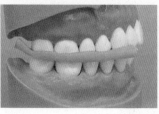
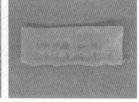
图Ⅰ-5-247　咬合蜡（制取咬合记录）

参 考 文 献

1) 全国歯科衛生士教育協議会監修：最新歯科衛生士教本　歯科診療補助論. 医歯薬出版，東京，2007.
2) 全国歯科衛生士教育協議会編：新歯科衛生士教本　歯科診療補助　歯科材料の知識と取り扱い. 医歯薬出版，東京，1999.
3) 全国歯科衛生士教育協議会編：新歯科衛生士教本　歯科診療補助. 医歯薬出版，東京，1995.
4) 川原春幸ほか：第2版　わかりやすい歯科材料学　チェアーサイド　デンタルマテリアル. 医歯薬出版，東京，1987.
5) 竹澤保政監修：改訂版　イラストと写真でわかる　歯科材料の基礎. 永末書店，京都，2009.
6) 江澤庸博：新人歯科衛生士・デンタルスタッフ　ポケットマニュアル. 医歯薬出版，東京，2012.
7) 小田豊編：新編歯科理工学　第5版，学建書院，東京，2012.
8) 小倉英夫ほか編：コア歯科理工学. 医歯薬出版，東京，2008.
9) E・Mウィルキンス：歯科衛生士の臨床 原著第11版. 医歯薬出版，東京，2015.
10) 千田　彰，寺下正道，寺中敏夫，宮崎真至編：保存修復学　第6版. 医歯薬出版，東京，2013，109，181-191.
11) 佐藤　亨，羽賀通夫，腰原　好：クラウン・ブリッジ補綴学. 学建書院，東京，2003，120-125.
12) 千田　彰，寺下正道，田上順次，奈良陽一郎，宮崎真至，片山　直：保存修復クリニカルガイド　第2版. 医歯薬出版，東京，2009，86-99.
13) 石橋寛二，川添堯彬，川和忠治，福島俊士，三浦宏之，矢谷博文編：クラウンブリッジ補綴学　第4版. 医歯薬出版，東京，2009，271-286.
14) 宮崎　隆，中嶌　裕，河合達志，小田　豊：臨床歯科理工学. 医歯薬出版，東京，2006，224-240.
15) 小倉英夫，高橋英和，宮崎　隆，小田　豊，楳本貢三，小園凱夫編：コア歯科理工学. 医歯薬出版，東京，2008，104-123.
16) 日比野　靖：ライブ歯科理工学―よくわかるやさしい講義中継―第2版. 学建書院，東京，

2009, 225-247.

17) 全国歯科衛生士教育協議会監修：最新歯科衛生士教本 咀嚼障害・咬合異常1 歯科補綴. 医歯
薬出版, 東京, 2009, 76-85, 158.

18) 全国歯科衛生士教育協議会監修：最新歯科衛生士教本 歯の硬組織・歯髄疾患 保存修復・歯
内療法. 医歯薬出版, 東京, 2010, 61-82.

19) 長谷川二郎, 福井壽男, 高橋好文ほか：明解歯科理工学 第2版. 学建書院, 東京, 2005.

20) 日比野靖：ライブ歯科理工学. 学建書院, 東京, 2004.

21) 全国歯科衛生士教育協議会編：歯科衛生士教本 歯科診療補助 歯科材料の知識と取り扱い.
医歯薬出版, 東京, 1984.

（代丽 译，王磊 审校）

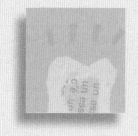

第二篇

口腔卫生士与
全身系统疾病患者

第一章　主要全身系统疾病及其特征

学 习 目 标

1. 熟悉代谢及内分泌系统疾病的概要、口腔检查的特征及诊疗注意事项
2. 熟悉消化系统疾病的概要、口腔检查的特征及诊疗注意事项
3. 熟悉循环系统疾病的概要、口腔检查的特征及诊疗注意事项
4. 熟悉血液系统疾病的概要、口腔检查的特征及诊疗注意事项
5. 熟悉呼吸系统疾病的概要、口腔检查的特征及诊疗注意事项
6. 熟悉肾及泌尿系统疾病的概要、口腔检查的特征及诊疗注意事项
7. 熟悉胶原病及免疫系统疾病的概要、口腔检查的特征及诊疗注意事项
8. 熟悉传染性疾病的概要、口腔检查的特征及诊疗注意事项
9. 熟悉神经系统疾病的概要、口腔检查的特征及诊疗注意事项
10. 熟悉精神疾病的概要、口腔检查的特征及诊疗注意事项
11. 熟悉癌症的概要、口腔检查的特征及诊疗注意事项
12. 掌握口腔癌的概要、口腔检查的特征及口腔护理措施
13. 熟悉妇产科疾病的概要、口腔检查的特征及诊疗注意事项

2011 年 7 月日本厚生劳动省制订了重点针对指定的"五大疾病"——癌症、卒中、急性心肌梗死、糖尿病、精神疾病的医疗体制及其对策。表面上看这些疾病和口腔医疗从业人员的业务及关系不大,但癌症的化疗或放疗会引起口腔黏膜疾病,卒中会引起进食吞咽障碍,急性心肌梗死、糖尿病与牙周疾病密切相关,治疗精神疾病的药物引起口腔干燥等,口腔医疗和这些疾病之间的关系备受关注。另外,各种各样的全身系统疾病也可能由于口腔的治疗导致病情的进一步恶化。本章概述了各种全身系统疾病在口腔检查中的特征性表现及在口腔诊疗时的注意事项。

一、内分泌系统疾病

(一)糖尿病

1. 糖尿病定义

胰岛素分泌或作用不足导致的慢性、以高血糖为特征的代谢异常疾病。

通常血液中的糖,特别是葡萄糖是人体所需的必要能源。从食物中获得的葡萄糖大部分由胰腺分泌的胰岛素进行降解,其余的部分被储藏在脂肪细胞里。糖尿病是由于胰岛素的分泌量减少或其作用减弱,导致血液中的高血糖状态。在日本,每5人中就有1人患有糖尿病或者是"准糖尿病患者"。糖尿病分为1型和2型,以2型为主。1型是胰脏分泌细胞破坏导致的绝对胰岛素分泌不足,多在儿童期发病,治疗以胰岛素注射为主,辅以饮食、运动疗法。2型糖尿病占多数,除胰岛素的分泌下降,对胰岛素的敏感性下降等遗传因素外,暴食、肥胖、缺乏运动、压力等环境因素,随着年龄的增长发病也会增加。早期几乎无任何症状,或仅有口渴、体重减轻、下肢乏力、倦怠感、视力障碍、创伤愈合延迟等。后期除了合并低血糖和高血糖外,还有肾病、神经障碍、视网膜症三大并发症,以及心肌梗死、脑梗死等动脉硬化性疾病导致的并发症。

2. 口腔检查特征

慢性牙周病患者患有糖尿病的概率高,根据口腔内的炎症症状和牙齿松动可以推测可能患有糖尿病。另外,糖尿病还会引起拔牙窝愈合延迟。因此,合并糖尿病的口腔患者在拔牙术和牙周手术后容易出现明显的肿胀、疼痛、充血等感染症状,口腔治疗难以达到预期效果。

3. 口腔诊疗注意事项

诊疗患有糖尿病的口腔患者时,应询问治疗方法和过程,血糖值、糖化血红蛋白(HbA1c)值、心脏与肾脏的并发症、是否出现低血糖及高血糖发作等情况,必要时向内科医生获取信息并予以确认。

心肌梗死、狭心症(指心脏肌肉因冠状动脉狭窄而血液循环不足所导致的症状)、脑梗死等动脉硬化性疾病的口腔患者,在进行拔牙等侵入性治疗时,如病情急剧恶化,要迅速采取适当的措施,监测血压、脉搏、心电图、动脉血血氧饱和度等指标。此类患者最好在心电监护下进行口腔治疗。

如果使用胰岛素治疗,诊疗当天按照以往剂量进行注射(自我胰岛素注射较为常见),还需确认当日进食情况。

为了预防感染,应术前口服或者静脉注射抗菌药物,手术后通常长期服用,在治疗次日确认治愈的情况。最近糖尿病和牙周疾病的相关性引起了广大学者的关注,有报告提出通过治疗牙周疾病,可缓解糖尿病病情。

(二)骨质疏松症

1. 骨质疏松症的定义

骨质疏松症是一种骨吸收超过骨形成,导致骨内部骨小梁间隔加大的全身性骨病,虽无骨头变形等形态变化,但单位体积的骨量却在减少。一般来说,骨强度由骨密度和骨质决定,这两者降低均可导致骨强度下降,继而诱发骨折。65岁以上的闭经女性,因骨质疏松症导致的骨折多发生在脊椎椎体、股骨头、长骨骨干端。由于骨质疏松摔倒骨折,导致长期卧床不起的老年人很多。

骨质疏松症的对症治疗,包括维持骨质和促进骨形成的运动疗法,还包括补充钙、维生素 D、维生素 K 等的饮食疗法,以及双膦酸盐药物、选择性雌激素受体调节剂、雌激素制剂、维生素 D₃ 活性型、钙制剂等药物疗法。

2. 口腔检查特征

骨质疏松症的药物疗法,首选双膦酸盐药物,使用后易口腔卫生状况不良、牙周疾病的炎症,往往被误认为和患者原有的癌症、肾透析、糖尿病、肥胖相关。实施拔牙术和种植牙、牙周手术等侵入性口腔操作的治疗后,可能会发生颌骨坏死(双膦酸盐药物相关颌骨坏死,BRONJ),已有多例相关报告(图Ⅱ-1-1)。双膦酸盐药物相关颌骨坏死会在口腔内露出骨头,产生疼痛与知觉的异常,这与颌骨骨髓炎的鉴别十分困难。

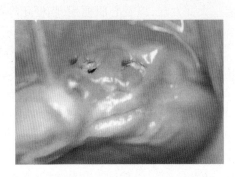

图Ⅱ-1-1　颌骨坏死(双膦酸盐药物相关颌骨坏死,BRONJ)

71 岁的男性,因内服一种双膦酸盐药物二羧酸而产生的颌骨坏死。(写真是九州齿科大学大渡凡人教授提供)

3. 口腔诊疗注意事项

● 使用双膦酸盐制剂时,应充分评估是否要进行侵入性口腔操作。

● 指导患者进行良好的口内清洁,应根据医嘱至少做到每 3 个月停药一次。

● 治疗后的创面在完全被黏膜覆盖 2~3 周,确认可以骨性愈合后才可继续使用本药。

(三)甲状腺疾患

1. 甲状腺疾病定义

作为内分泌器官的甲状腺,其功能异常时自身形态会发生改变。内分泌性眼球突出症又称 Basedow 病或 Grave 病,桥本甲状腺炎等是代表性的疾病。甲状腺肿是甲状腺功能亢进,因此分泌出过剩的甲状腺素,出现甲状腺肿大、心跳过速、心悸、发汗、皮肤湿润、手抖、眼球突出、体重减少、月经异常、腹泻等症状。甲状腺功能亢进时,手术、外伤、感染等对身体造成强烈刺激的情况下,患者容易出现病情不稳定、兴奋、发热、心跳过速、腹泻、呕吐等症状,严重者可陷入休克或昏迷。

另一方面,桥本甲状腺炎是甲状腺功能减退,甲状腺素合成减少,甲状腺病态肿大,出现脉搏减弱、皮肤干燥、乏力、活动减慢、水肿(黏液水肿)、体重增加等症状。

2. 口腔检查特征

嘴唇变厚或舌部肥大,可以协助诊断甲状腺功能低下症。另外,有时候也会出现嘶哑的声音。

3. 口腔诊疗注意事项

● 当多种症状得到缓解时,才可以做口腔治疗。

● 在治疗过程中出现症状时应及时停止治疗,并到相应医疗机构就诊。

● 此类患者多数长期内服肾上腺皮质激素,所以在处置合并发生侵袭性炎症的口腔患者时要增加类固醇类药物的用量。

二、消化系统疾病

（一）胃食管反流性疾病（GERD）

1. 胃食管反流性疾病（GERD）定义

指胃内容物和胃酸或十二指肠内容物从胃、食管逆流发生食管炎症,包括非糜烂性胃食管反流（NERD）、反流性食管炎、巴雷特食管。非糜烂性胃食管反流无糜烂和黏膜障碍,反流性食管炎则有上述障碍,巴雷特食管是食管下段的鳞状上皮被柱状上皮覆盖。逆流的内容物进入胸腔,可出现嗳气、吞咽困难、糜烂性溃疡、胸痛、呕血等明显的诊断症状。如果病情进一步加重,还会出现逆流物误吸而引发肺炎的情况。

2. 口腔检查特征

作为强酸的胃酸逆流到口腔内,引发酸蚀症,常引起牙齿的龋坏、过敏、磨牙症。另外,睡眠呼吸暂停综合征（SAS）时胸腔内负压增加,容易导致胃内容物逆流,这被认为是造成 GERD 的原因。

3. 口腔诊疗注意事项

● 饮示指南建议:减少每顿用餐量,在就寝 2h 前禁食,避免服用咖啡因。

● 药物疗法建议:采用降低胃酸 pH 值,减少胃酸分泌量的药物疗法。

● 大多数患者出现牙齿龋坏、过敏反应、磨牙症,定期检查的间隔要比常规更短。

（二）胃炎和胃癌

1. 症状

胃炎分为急性和慢性。急性胃炎时突发胃出血、糜烂、浅表溃疡、引起剧烈的腹部绞痛,这是其诊断特征。此外,还有食欲缺乏、恶心呕吐、呕血、便血等症状,急性恶化者将陷入休克。口服非甾体抗炎药（NSAID）,酒精、细菌、病毒、真菌、寄生虫引起的感染或过敏,压力等多种因素都是病因。慢性胃炎时出现上腹部疼痛、腹部重压感、食欲缺乏、恶心呕吐、腹部烧灼感等症状。幽门螺旋杆菌与发病有直接关系。此外,胃液和胆汁的逆流、营养障碍、内分泌、自我免疫异常、血流障碍作为内在因子,酒精、香烟、香辛料、药物作为外在因子都成为慢性胃炎的病因。不管哪种胃炎的治疗,一是要消除内外因子,二是药物治疗,包括抑制幽门螺旋杆菌感染的抗菌药、抑制胃酸分泌药、胃黏膜保护药。

胃癌早期无明显症状,随着病情发展,出现腹部不适、腹痛、饭后腹部膨胀感、腹部烧灼感、食欲缺乏、恶心呕吐等症状。进而出现黑便、腹水、体重减轻。病因可能与幽门螺旋杆菌相关,除此之外摄入高盐分的食物、酒精、香烟也是诱因。对早期癌症可采取内视镜治疗,外科手术有胃切除术和淋巴结清扫术,还有分子靶向治疗的化学治疗、放射治疗。

2. 口腔检查特征

因胃癌而接受胃切除手术者,常会发生反流性食管炎,还容易发生酸蚀症、龋齿、过敏等症状。

3. 口腔诊疗注意事项

● 服用 NSAID 可引发胃炎,或导致原有病情进一步恶化,因此应在服用 NSAID 时一同使用抗溃疡药治疗。

● 胃切除术后,易发生反流性食管炎、酸蚀症、龋齿、过敏等症状。

● 容易发生骨质疏松症,可以配合使用双膦酸盐药物治疗。

● 由于胃酸分泌减少,有可能引发缺铁性贫血。

(三)胃溃疡、十二指肠溃疡

1. 症状

主要是胃酸作用于胃和十二指肠深部组织造成的糜烂性损伤,形成溃疡的疾病。胃酸、幽门螺旋杆菌等攻击因子和黏液、黏膜的抵抗力及血液等黏膜保护作用、前列腺素的防御因子失衡导致,防御因子低下的原因包括酒精、香烟、高盐、精神压力、NSAID 等。

2. 口腔检查特征

没有明显特征。

3. 口腔诊疗注意事项

口腔治疗后需服用 NSAID 者,常导致症状加重。

(四)肝炎及肝硬化

1. 症状

肝的主要功能是将食物中的糖、脂肪、蛋白质、维生素等营养成分进行分解、合成、储存,以及将有毒物质分解、解毒、分泌胆汁。肝炎是由于炎症引起的肝脏功能下降,其中很多为病毒性肝炎,后面会阐述感染症的对应处理。除了病毒性肝炎之外,还有酒精性肝炎、非酒精性脂肪性肝炎、药物性肝炎、自身免疫性肝炎等。症状表现为发热、黄疸、全身倦怠感、疲劳感、食欲缺乏。病变继续发展恶化,大量肝细胞坏死,可引起急性重型肝炎,出现意识障碍。

肝硬化是肝细胞反复坏死、再生,导致肝细胞纤维化、结节性再生,肝细胞数量减少,并导致肝功能下降,出现门脉高压。除了和肝炎同样的症状外,还有乳房女性化、蜘蛛痣、肝掌、震颤、出血倾向、脾脏肿大、食管动脉瘤、静脉曲张、水肿、腹水等,进一步加重可引发肝性脑病(肝细胞功能不全引起的意识障碍)。

2. 口腔检查特征

肝炎、肝硬化严重者,有出血倾向,口腔检查时也可以观察到易出血性。

3. 口腔诊疗注意事项

● 首先进行止血。

● 由于药物的代谢延迟,因此要参考肝功能检查结果调整抗菌药物和镇痛药的服用量。

三、循环系统疾病

（一）心脏病

1. 症状

心脏病有很多种,比如有代表性的缺血性心脏病、先天性心脏病、感染性心内膜炎。心肌梗死、心脏瓣膜病以及各种导致心脏泵血功能下降、心功不全的状态被称为心力衰竭,如果不采取恰当的措施将会造成生命危险。

缺血性心脏病是指心肌梗死和狭心症。心肌梗死指冠状动脉闭塞、持续性缺血导致的心肌坏死。一旦患者在口腔诊疗中发病,应迅速吸氧并立刻送往相应的医疗机构。狭心症指冠状动脉痉挛或狭窄,心肌一时的缺血状态。两者都会出现胸前区绞痛,但如果狭心症缺血症状消失的话,疼痛也会随之消失。

心脏瓣膜症是指三尖瓣、肺动脉瓣、二尖瓣、主动脉瓣等瓣膜狭窄,闭锁不全等,导致心力衰竭和细菌性心内膜炎。多发生在二尖瓣和主动脉瓣。

一般先天性心脏病在出生时的发病率为1%。包括房间隔缺损、室间隔缺损、动脉导管未闭,心内膜不全,艾森门格综合征（Eisenmenger syndrome）,法洛四联症等各种各样的疾病,大多会在新生儿时期进行手术,并且在成年之后再次手术。

心律失常指心脏的电活动不规则,可见多种心电图。心律失常的分类,见表Ⅱ-1-1。口腔诊疗时可能出现期前收缩、房颤、心肌梗死、心脏起搏器、室性心动过速、心室纤颤等各种心律失常,有时会出现心力衰竭,陷入生命危险的状态,应特别注意。

表Ⅱ-1-1　心律失常的分类

部位	窦房结	心房	房室结	心室
心动过缓（心率低于正常）	窦性心动过缓	心房细颤 心房粗颤	房室传导阻滞	末梢传导阻滞
心动过速（心率高于正常）	窦性心动过速	心房细颤 心房粗颤	发作性上室频颤	室速
心律不齐	窦房传导阻滞	心房细颤 心房粗颤 窦房传导阻滞	窦房传导阻滞	室性期前收缩 心室细颤 心室粗颤 窦房传导阻滞

2. 口腔检查特征

合并心脏病者会长期内服抗血小板药和抗凝剂,所以在一些外界刺激下会出血、止血困难。

3. 口腔诊疗注意事项

- 心脏病直接威胁生命,所以心脏病的治疗要优先于口腔治疗。

- 口腔内的细菌可能会引起感染性心内膜炎,导致病情进一步恶化,所以有时要同时进行口腔诊疗。

- 心脏病多采用抗血小板疗法和抗凝疗法,在侵入性的口腔处置时要注意观察出血情况,如有术后出血应及时缝合,使用止血保护垫。

- 心律失常下即使进行微小的侵入性口腔治疗,也可能会出现心功能下降、心律失常加重、意识丧失,甚至心搏骤停等需要急救的情况。

- 在口腔诊疗中,应作好充分准备,随时监测血压,监测心电图。

(二)高血压及低血压

1. 症状

血压是血液作用于血管壁的侧压力,受每搏输出量、外周阻力、血管的弹性、血液性状4个要素的影响。正常血压,成人收缩期高压低于130mmHg,扩张时期低压低于85mmHg。如果高于这个血压值,定义为高血压。日本多达4 000万人患有高血压,其中90%以上是原因不明的原发性高血压,其余的是肾脏、内分泌及血管疾病来源的继发性高血压,高血压分类见表Ⅱ-1-2。高血压多无明显症状,但高血压会伴有左心室肥大、缺血性心脏病、心力衰竭、脑血管疾病、高血压性脑病、痴呆、肾衰、主动脉疾病、高血压性视网膜症等各种各样的并发症。治疗方法包括控制食盐和酒精的摄取量、控制体重、戒烟、运动疗法、饮食疗法、口服降压药等。

表Ⅱ-1-2 高血压的分类 /mmHg

分类	收缩压		舒张压
最佳血压	<120	并且	<80
正常血压	120~129	且 / 或	80~84
正常高值血压	130~139	且 / 或	85~89
1 级高血压	140~159	且 / 或	90~99
2 级高血压	160~179	且 / 或	100~109
3 级高血压	≥180	且 / 或	≥110
(孤立性)收缩期高血压	≥140	且 / 或	<90

(日本高血压学会:高血压治疗ガイドライン2014. ライフサイエンス出版, 2014[1])より)

反之,血压低于低值则为低血压,表现为收缩期高压低于100mmHg。低血压也和高血压一样,分为原发性和继发性,后者是自主神经紊乱、肾脏、内分泌、血液循环量减少、心排出量减少、药物等原因导致。症状有眩晕、体位性头晕、头痛、恶心、腹痛、倦怠感、失眠、气促、胸痛等。

2. 口腔检查特征

血压极高时,进行侵入型操作时出血量大、术野不清晰、止血耗时多。

3. 口腔诊疗注意事项

● 由于紧张、不安、疼痛会导致血压上升,所以诊疗时尽量给予无痛治疗,使患者放松,消除其不安情绪。

● 在诊疗前,确认患者是否像平时那样服用降压药,并测定血压。

● 使用局部麻醉控制疼痛,避免血压升高。

● 很多局麻药中含有可升高血压的肾上腺素,因此高血压患者要使用不含肾上腺素的局麻药。

● 作为降血压使用的钙拮抗药,有牙龈增生的副作用,诊疗前需确认是否服用。

● 低血压很容易产生眩晕、体位性头晕等症状,特别是侵入性口腔疾病处理时,可能会出现晕厥和意识丧失的情况。

● 即使是轻微的疼痛或刺激导致的神经反射,也能产生相同的状态,因此要注意观察。

四、血液系统疾病

（一）贫血

1. 定义

血液担任着运送氧气的重要工作,红细胞发挥携氧作用。红细胞中血红蛋白（血红蛋白）发挥氧合作用,当血红蛋白浓度下降,血液运送氧气的能力随之下降,各组织处于低氧状态。贫血分为合成血红蛋白的铁不足造成的缺铁性贫血,维生素 B_{12}、叶酸不足的恶性贫血,骨髓中红细胞产生障碍的再生障碍性贫血、白血病、慢性、急性出血,红细胞本身被破坏的溶血性贫血。贫血患者各组织处于低氧状态,代偿性地出现脉搏增加、心跳过速、出现心悸和气喘,其结果是出现头晕,站立性眩晕、易疲劳、面部苍白等症状。

2. 口腔检查特征

血红蛋白减少,牙龈颜色变白,出现普卢默 - 文森综合征（Plummer-Vinson syndrome）,即缺铁性吞咽困难,表现为舌头发炎赤红、舌头疼痛、吞咽困难伴缺铁性贫血。恶性贫血时,患者主诉舌尖部烧灼感,舌面光滑,即亨特（Hunter）舌炎。

3. 口腔诊疗注意事项

● 贫血很容易发生心绞痛等缺血性心脏病,最好保持血红蛋白浓度在 8g/dl 以上。

● 治疗过程中过度紧张,容易发生头晕、直立性低血压等症状,要随时观察。

（二）白血病

1. 定义

又被称为血癌,是骨髓中的造血干细胞和白血病细胞增殖,并浸润到血液、骨髓及各脏器的疾病。骨髓不再产生红细胞、白细胞、血小板，导致贫血、感染、易出血、心悸、气促、易疲劳、面部苍白。另外，由于感染、发热，也容易患上肺炎、败血症。因有出血倾向可观察到点状出血。

2. 口腔检查特征

有出血倾向，侵入性处置时止血困难。另外，口腔内的处置容易引起感染，创伤愈合延迟。化学治疗也有出血的问题。此外放射疗法引起口腔黏膜障碍、咽痛、张口障碍、唾液分泌量下降、味觉异常。由于白细胞减少，还会有病毒、细菌、真菌引起的口腔内感染。

3. 口腔诊疗注意事项

- 急性白血病是口腔治疗的禁忌证。
- 针对出血倾向要确认血小板数量；为预防感染，在术后使用抗菌药物。
- 为了预防口腔内感染，务必保持口腔清洁，并迅速行口腔治疗。

（三）血友病

1. 定义

是指先天性的凝血因子Ⅷ或者Ⅸ缺乏，导致血液不能正常凝固的一组遗传性凝血功能障碍的出血性疾病。患者几乎都是男性，第Ⅷ因子缺乏为血友病A，第Ⅸ因子缺乏为血友病B。出血除了发生在外伤部位、关节内、组织间、鼻部、尿液中、消化道、颅内、腰大肌之外，也会形成血肿。治疗方法包括补充第Ⅷ因子和第Ⅸ因子，用去氨加压素促进第Ⅷ因子释放，还可以注射凝血因子Ⅷ、Ⅸ浓缩剂。

2. 口腔检查特征

口内显著的牙龈出血。

3. 口腔诊疗注意事项

- 血友病A中，侵入性处置时，把凝血因子Ⅷ控制在100%，并在术后10~14d保持在50%以上。
- 血友病B中，进行同样的处置时，把凝血因子Ⅸ提高到50%以上，并每24h补充一次。

五、呼吸系统疾病

（一）肺炎、误吸性肺炎及呼吸系统感染

1. 症状

肺炎是指肺泡炎症，吞咽功能障碍引起的肺炎称为误吸性肺炎。呼吸系统感染包含肺炎和误吸性肺炎。按照症状发生的部位，除了肺炎外，还有上呼吸道感染（鼻、咽、喉部的炎症）、下呼吸道感染（气管、支气管、细支气管的炎症）、间质性肺炎（肺间质的炎症）、胸膜炎。呼吸系统感染的原因是病原微生物，含多种病毒、支原体，还有以肺炎球菌为主的多种细菌、真菌等分支。另外，医院获得性肺炎和院外感染性肺炎致病细菌大不相同：医院获得性肺炎的主要致病菌为耐甲氧西林金黄色葡萄球菌（MRSA），肺炎球菌常

为引起医院内老年人肺炎的发病原因。为了缓解发热、恶寒等炎症症状,咳嗽、咳痰、胸痛、呼吸困难等呼吸系统症状,应针对性使用抗菌药和抗真菌药治疗。

误吸性肺炎是由于不明原因的吞咽功能障碍,导致食物、唾液、呕吐物等胃内容物及义齿等误吸入呼吸道引起的肺炎,过去被称为吸入性肺炎。常由口腔、咽部的细菌被吸入肺内,和包括酸性的胃液在内的胃内容物一同到达肺泡引起。吞咽功能障碍发生的部位及原因见表Ⅱ-1-3。进食中呛咳,是误吞的显性因素,对老年人来说,容易发生原因不明的非显性感染。

表Ⅱ-1-3 吞咽功能障碍的原因

	原因
口腔异常	义齿不合适、口腔干燥、恶性肿瘤
神经系统疾患	咽部及喉头疾病、胃及食管疾病、脑血管疾病、帕金森、老年痴呆症
其他疾病	意识障碍、卧床不起、气管切开、鼻饲

2. 口腔检查特征

肺炎、误吸性肺炎、呼吸系统感染的患者,口腔没有特征出现。但不良修复体、口腔干燥、口腔内的恶性肿瘤、脑血管疾病、帕金森病、痴呆、意识障碍、卧床不起、鼻饲、气管切开术的患者很难保持口腔清洁,这些是误吸性肺炎的主要原因。特别是脑血管疾病、饭后食物潴留者,易诱发误吸性肺炎。

3. 口腔诊疗注意事项

● 接诊时询问其有无误吞障碍及程度,必要时要找内科医生或者摄食吞咽功能障碍专科医生进行评估。

● 口腔治疗时,要考虑到磨牙时的水及碎片不要流入咽部,考虑到治疗体位,确认及时吸出口内积水,取出口内碎片,必要时监测血氧饱和度。

● 保持良好的口腔卫生状态,预防误吸性肺炎等在内的呼吸系统感染疾病是口腔卫生士的重要任务。

(二)支气管哮喘

1. 定义

又称哮喘,是急性的过敏性反应伴慢性炎症,表现为可逆的气道狭窄、哮鸣音、剧烈咳嗽等呼吸困难症状的疾病。病因有遗传因素、花粉、灰尘、冷空气、螨虫、动物的毛发、头皮屑、香烟、香水、镇痛药、酒精、压力、疲劳等。支气管平滑肌收缩,气管内径变窄,同时呼吸道分泌亢进也使呼吸道更加狭窄,进一步发展导致氧气吸入不足。疾病长期、反复发作,产生气道不可逆性缩窄,进行性呼吸困难。特别是有些所谓的感冒症状,其实是呼吸道黏膜过敏所致的哮喘发作,它是重症化的表现。持续大发作称作重型哮喘发作,发作时氧气不足、意识丧失,威胁生命。

药物治疗包括吸入类固醇药、抗过敏药、口服类固醇药、β2受体激动剂、经口黄嘌呤制剂、祛痰剂等,哮喘发作危及生命时还可以进行肾上腺素皮下注射。

2. 口腔检查特征

哮喘病情恶化时,呼气时表现为张口度变小,气道内压增大。

3. 口腔诊疗注意事项

- 哮喘发作时避免口腔诊疗,转诊到内科医生处诊治。
- 如疾病季节性发作,则推迟口腔治疗。
- 患者备有支气管扩张药的,口腔治疗时要携带。
- 长期持续的慢性呼吸困难,需要准备吸氧,并准备呼吸器以维持呼吸。
- 处方中的非甾体抗炎药(NSAID)有引发哮喘症状(称为阿司匹林哮喘)的可能。

(三)慢性阻塞性肺疾病(COPD)

1. 定义

主要是吸入香烟和大气污染等有毒的粒子和气体,导致肺炎、气流障碍的疾病。炎症波及到肺泡,破坏肺泡间隔,内部出现空腔,里面的空气潴留造成肺气肿。正常肺泡的数量减少,所以出现气体交换障碍。另外,香烟和大气污染等有毒气体的粒子也是支气管炎症的诱因,慢性咳嗽和痰液的分泌功能亢进,进而发展成慢性支气管炎的状态。这两种疾病在同一患者身上同时发生时,要考虑COPD。

症状是慢性咳嗽、咳痰、气喘等呼吸困难症状,进行性发展,特别是劳动时,呼吸道感染的症状明显。初期的COPD阶段,在爬楼梯和坡道登山时感到呼吸有些受阻,进一步发展为平地步行时都气喘吁吁,进而说话、穿脱衣服也会出现气喘、呼吸困难。在临床检查中,肺功能检查(1s用力呼气量),胸部X线影像可见肺过度膨胀,心电图中可见重症肺动脉高压,这些都可以协助诊断COPD。COPD治疗中最重要的是禁烟,此外还需进行家庭氧气疗法、支气管扩张剂和吸入类固醇等药物的治疗以及呼吸康复治疗。

2. 口腔检查特征

无特殊特征。

3. 口腔诊疗注意事项

- 轻中度COPD症状平稳的可以进行口腔治疗。
- 病情严重时确认是否合并了心血管疾病,如有呼吸困难应推迟诊疗时间。
- 口腔治疗时,应监测呼吸状态,必要时吸入氧气。

(四)肺结核

1. 定义

肺结核是结核菌感染肺部引起的呼吸系统疾病。结核菌会感染体内各个部位,在日本90%是肺结核感染。结核菌通过打喷嚏和咳嗽产生的飞沫以空气传播的形式到达肺泡。结核菌大多数被巨噬细胞吞噬,但如果抵抗力弱或结核菌增殖能力强则会发病,称之为原发型肺结核。结核菌存在于肺泡内,几年后免疫力低下时发病,为继发型肺结核。炎症达到胸膜腔,胸腔积液潴留导致胸膜炎。肺和肾脏的多数病变,形成了粟粒结核。症状是长期咳嗽、咳痰、血痰、胸痛、低热、食欲缺乏、易疲劳、体重减轻。

临床诊断检查包括胸部 X 线影像、痰检查、结核菌素实验。

治疗需多种药物联合用药,持续 6 个月。

2. 口腔检查特征

如果结核菌感染口腔,则口腔内可能出现溃疡,伴颈部及颌下区淋巴结肿胀。

3. 口腔诊疗注意事项

- 对排菌期患者进行口腔治疗时,需进行戴手套、口罩,穿防护服等标准防护,而且口腔治疗仅限于紧急处理。
- 如果不在排菌期,可行一般的口腔治疗、定期检查。

（五）睡眠呼吸暂停综合征（SAS）

1. 定义

7h 的睡眠中出现 30 次以上大于 10s 的无呼吸即换气停止,或每 1h 的睡眠中出现 5 次以上无呼吸的病态。闭塞型是上呼吸道阻塞引起的,中枢型是呼吸中枢的异常所引起。闭塞型睡眠呼吸暂停的原因有肥胖、腭咽扁桃体肥大、舌体肥大、鼻中隔膜弯曲、小下颌、上呼吸道扩张肌群的保持能力低下等。中枢型与老年人、脑血管疾病、脑水肿、心力衰竭、肌肉萎缩症、皮克韦坎综合征、慢性阻塞性肺疾病等原因相关。SAS 除了突然入眠而影响正常生活外,还有可能出现高血压、心律失常、脑血管疾病、缺血性心脏病等重症从而影响生活。

治疗方法有减肥,关于睡眠姿势的生活指导,软腭成形术、下颌前移术等外科疗法,佩戴口腔矫治器使下颌前移,经鼻持续气道正压通气（nCPAP）等。

2. 口腔检查特征

经口呼吸,可见前牙间隙,口腔内干燥,牙龈暴露。

3. 口腔诊疗注意事项

- 必要时,联合内科、呼吸科、耳鼻喉等多科诊疗。
- 除了一般的口腔诊疗外,也可以制作口腔矫治器。

六、肾及泌尿系统疾病

（一）肾脏疾病

1. 定义

肾功能障碍疾病。肾衰竭期持续 3 个月以上,被称作慢性肾病的一系列疾病,还包括急性肾炎综合征、慢性肾小球肾炎、肾病综合征、糖尿病性肾病、药物性肾损害、肾硬化症。这些疾病缓慢发展,肾功能逐渐下降,发展成慢性肾衰,急剧恶化的状态称为急性肾衰。肾衰是废弃物积累的过程,会出现倦怠感、食欲缺乏、恶心、水肿、呼吸困难、高血压、尿量减少等所谓的尿毒症症状。对此,有透析疗法和肾脏移植疗法,透析疗法有血透和腹膜透析两种方法。

2. 口腔检查特征

贫血可能出现牙龈颜色发白,血小板功能下降可能存在出血倾向。

3. 口腔诊疗注意事项

- 充分实施控制感染对策。

- 侵入性口腔处置时,必须使用抗菌药物,但是要特别注意药物的肾毒性。

- 注意观察出血倾向。

- 血液透析时,透析 6h 后或者第二天再开始做口腔处置。

（二）前列腺疾病

1. 定义

前列腺疾病主要分为肿瘤性疾病和炎症性疾病。前列腺肥大症多见于老年人,常见排尿障碍和尿急。排尿障碍有尿道不通、排尿困难、尿不尽、尿后沥滴、尿闭、尿失禁等症状,以及白天、夜间的尿频、残尿感、尿急、尿失禁等刺激症状。前列腺癌多发生于老年人,在初期没有自觉症状。急性前列腺炎中,一般认为是由细菌感染引起的发热、脓尿、排尿障碍。而慢性前列腺炎患者多主诉会阴部疼痛、下腹部疼痛以及排尿功能障碍。

2. 口腔检查特征

无特殊特征。

3. 口腔诊疗注意事项

因为经常会发生排尿障碍,所以尽量缩短诊疗时间,不让患者负担过重。

七、免疫及胶原病

（一）过敏

1. 定义

为了排除外来异物,机体免疫系统作出反应,这是对人体来说不可缺少的功能,但是被称为抗原的特定的物质在人体会产生过度反应,即为过敏。过敏性疾病有过敏性皮肤炎、过敏性鼻炎、过敏性结膜炎、过敏性胃肠炎、支气管哮喘、食物过敏、药物过敏、荨麻疹等。这些多是 I 型过敏,即刻可见水肿、痘疹、风团、瘙痒症状等。抗原（过敏原）可以列举出来的有尘螨、真菌、动物的皮肤、杉木、丝柏、禾木科等的花粉、鸡蛋、牛奶、小麦、水果、甲壳类、鱼类等食物、抗菌药、镇痛药等药物、乳胶。另外,遗传因素是过敏反应发病的重要因素。I 型过敏的严重状态是过敏性休克,出现这种情况需要迅速处理,纠正血压下降和气道狭窄等症状,避免威胁生命。过敏疾病的药物治疗包括口服或外用类固醇药、抗过敏药、白三烯受体拮抗剂、β2 受体激活剂、免疫抑制药等。

2. 口腔检查特征

过敏会出现风团、发痒等,所以口腔诊疗使用的各种各样的器械、材料和药物要注意观察过敏反应情况。例如,安装橡皮障时接触到的口唇、颊部出现的红疹,口腔科使用的金属切削工具和接触金属部分的口角、牙龈、颊黏膜发红。

3. 口腔诊疗注意事项

● 确认抗原(过敏原)后,禁止再行接触。

● 特征相似的抗原也会产生过敏反应,这一现象被称为交叉反应,应给予重视。

(二)胶原病("舍格伦综合征"除外)

1. 定义

也被称为自身免疫疾病,机体对自身抗原发生免疫反应,导致将自身组织误以为是异物而产生抗体,发生过度免疫反应的疾病。胶原病包括系统性红斑狼疮(SLE)、类风湿关节炎(RA)、系统性硬化症、多发性肌炎、皮肌炎、混合性组织疾病等。

系统性红斑狼疮的主要病因是遗传因素,另外环境感染、激素、紫外线、药物等也都是发病因素。其全身发病的特点为发热、倦怠感、关节痛等,还伴有皮肤红斑、蛋白尿、中枢神经系统的表现,也会出现心外膜炎、胸膜炎、溶血性贫血、淋巴结节肿胀等表现。治疗药物有非甾体抗炎药(NSAID)、糖皮质激素药物、免疫抑制剂。此病症易反复,但生存率高。

类风湿关节炎的炎症侵及关节、滑膜,"晨僵"为典型的关节症状。表现为多发、对称、移动性的关节炎症,伴随着疼痛、运动受限、发红、肿胀、发热,发展到四肢、关节内压力增加、恶化,可见进行性的关节变形、挛缩。关节外症状有低热、倦怠感、体重减轻、间质性肺炎、肺纤维化、胸膜炎、末梢神经障碍等。

药物疗法有非甾体抗炎药(NSAID)、抗风湿药、肾糖皮质激素药、TNF类药物、IL-6受体针对性药物等。疼痛伴关节破坏进行性发展的情况下,还可以使用外科疗法。

2. 口腔检查特征

全身炎症症状波及到口内,表现为牙龈炎,且关节挛缩累计颞颌关节,有时会出现开口障碍。

3. 口腔诊疗注意事项

如果有关节痛或挛缩,在诊疗时要考虑到体位,避免疼痛。

(三)舍格伦综合征

1. 定义

自身免疫疾病的一种,由于唾液腺和泪腺炎症导致分泌障碍。分为原发性疾病和合并胶原病。中年女性多见,表现为关节痛、易疲劳、皮肤炎症、眼睛充血干燥(干眼症),经常需要滴眼药水,口腔干燥导致频繁饮水等诊断性特征。其他的胶原病在关节、皮肤、肺、心脏表现上有同样的特征。

药物疗法包括肾上腺糖皮质激素和免疫抑制剂等。其他症状表现在眼睛、口腔时,对症疗法有人工泪液点眼、药水洗眼、保护性眼镜及人工唾液、口腔冲洗液等。

2. 口腔检查特征

口干显著,甚至会变成干燥综合征,其结果还容易引起龋齿和牙周疾病。

3. 口腔诊疗注意事项

● 有可能从干燥综合征的主诉和观察中发现本证候群。

● 使用人工唾液、口腔洗液,必要时对龋齿和牙周疾病进行处置。

（四）特异性皮炎

1. 定义

有支气管哮喘、过敏性鼻炎、特异性皮炎家族史或既往史的患者,因容易产生 IgE 抗体等过敏因素,表现为皮肤瘙痒、湿疹反复发作的一种疾病。湿疹最初可见红斑、小水疱、脓疱,病变加重可见渗出、糜烂、血痂、脱落性皮屑,症状改善时皮肤变得干燥。瘙痒引发炎症,皮肤破坏进一步加重。有时候发痒会引起睡眠障碍。治疗方法包括找到诱因、皮肤护理、药物治疗,尽量去除食物、汗液、物理刺激、环境因子、细菌、真菌、接触抗原、压力等诱因。

在皮肤护理方面,可以通过保湿来保持清洁。

药物疗法是将类固醇外用药和免疫抑制软膏涂抹在皮肤上,同时口服抗组胺药、抗过敏药、类固醇药和免疫抑制剂。

2. 口腔检查特征

无特殊特征。

3. 口腔诊疗注意事项

对有过敏反应的患者,在口腔处置中要注意口腔科器械、材料和药剂是否会引发过敏反应。

八、传染病

（一）病毒性肝炎（急性、慢性）

1. 定义

肝炎病毒感染引起的肝脏炎症,分为甲、乙、丙、丁、戊五型,均有炎症感染,肝细胞被破坏而发生功能性障碍。甲肝感染是经口感染,有 2~6 周的潜伏期,之后出现倦怠感、食欲缺乏、发热、黄疸,病情急性发作可暴发极严重的肝功不全、意识障碍,但不会转为慢性。乙肝经由血液等体液感染或母婴传播,症状类似甲肝,有时表现为急性发作,有时表现为无明确症状的慢性肝炎。丙肝经由医疗器械和血液、体液感染,慢性发病,相当比例可引发肝硬化及肝癌。

2. 口腔检查特征

肝功不全加剧时可能出现出血倾向,检查时注意确认口腔内出血情况。

3. 口腔诊疗注意事项

- 肝功能有严重缺陷时,应该考虑抗菌药物等的使用量。
- 有出血倾向者,侵入性处置时要注意止血。
- 对于乙肝、丙肝病毒携带者,应特别注意预防针刺伤等院内感染。
- 为了防止针刺伤事故,注射器等单手回帽。

（二）念珠菌症

1. 定义

白色念珠菌等在内的念珠菌属引起的感染,常见于口内。耐药菌替代正常菌群的现象,常见于口腔长期使用类固醇软膏、吸入型类固醇激素后,也见于有恶性肿瘤、血液疾病、糖尿病等基础疾病的老人。

2. 口腔检查特征

口腔卫生状况不良的情况下发生点状的白色苔藓样假膜为特征的假膜型念珠菌症。义齿覆盖的龈下及舌头上出现红斑,为萎缩性念珠菌症。黏膜上皮肥厚角化的为肥厚型念珠菌症。口角发生龟裂者,为念珠菌性口角炎。

3. 口腔诊疗注意事项

- 要改善口腔卫生状态,局部、全身使用抗真菌药。
- 口腔处理时容易发生接触性疼痛、黏膜龟裂和剥离,因此需用凡士林保护黏膜。

（三）艾滋病

1. 定义

以人类免疫缺陷病毒（HIV）感染为特征,容易引发机会感染和肿瘤创伤的后天性免疫缺陷综合征（AIDS）。1981 年首次报告,初期是在含 HIV 的血液制剂感染者身上发现的。目前可以进行抗体检查,感染后出现发热、倦怠感、头痛、疱疹,进行性发展成肺炎、恶性肿瘤、痴呆。

2. 口腔检查特征

口腔干燥,特征性的念珠菌感染症状。此外,还有溃疡、水疱、白斑、白斑症、牙龈炎、牙周炎等疾病,发展出现卡波西肉瘤。

3. 口腔诊疗注意事项

注意针刺伤事故,提倡按照标准防护操作。

九、神经系统疾病

（一）脑血管疾病

1. 定义

脑血管阻塞或血管破裂,可造成麻痹和语言障碍。脑卒中也称中风,分为脑梗死、脑出血和蛛网膜下腔出血。

脑梗死是脑部血管闭塞或者缺血引发的脑组织坏死、麻痹、语言障碍,原因是动脉硬化和栓塞。高血压、高脂血症、糖尿病、吸烟、家族脑梗死病史、房颤、缺血性心脏病、肥胖等是脑梗死发病的危险因素。分为糖尿病、高脂血症动脉粥样硬化血栓性脑梗死、高血压的微小粥样破坏或微栓塞引起的腔隙性脑梗死、心脏栓塞引起的心源性脑栓塞四类。根据梗死部位，可出现局部麻痹、语言障碍、意识障碍为主的症状。

通过 CT 和 MRI 检查发现了一个直径为 2~15mm 左右的较小脑梗死，但并无症状，我们把它叫做无症状性脑梗死，考虑与脑梗死、记忆障碍、老年痴呆症有关。

大脑血管一时狭窄或阻塞、面部麻痹、语言障碍、走路障碍等神经症症状短时间内发生，叫做"一过性脑缺血发作"，容易转变为脑梗死，需要迅速采取措施处理。

突发的脑实质内出血被称作脑出血，多由高血压、脑动脉畸形和脑动脉破裂、外伤、脑肿瘤等原因导致。出血部位有丘脑、皮质下、脑桥、小脑，症状各不相同。

蛛网膜下腔出血是指脑动脉瘤、脑动静脉畸形破裂，出血到蛛网膜下腔，出现剧烈头痛、恶心呕吐、意识消失等症状。

2. 口腔检查特征

脑血管疾病导致运动受限，如果口腔护理不充分，容易导致卫生状态变差。在脑血管病中，有些障碍部位会造成口腔内的感觉麻痹，导致容易残留食物残渣。如出现咽肌瘫痪、咽后壁的运动障碍，被刺激或发音时，咽后壁从麻痹的一侧垂向非麻痹侧，像窗帘一样，此为"窗帘"样改变（图Ⅱ-1-2）。

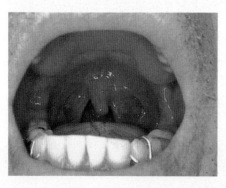

图Ⅱ-1-2 "窗帘"样改变
悬雍垂偏向非麻痹侧，麻痹侧就像罩上了帘子一样（写真は藤井航先生提供による）

3. 口腔诊疗注意事项

● 急性期禁止口腔治疗。

● 因为口服抗血小板药和抗凝剂，因此侵入性处置时要注意止血。

● 可能会有运动麻痹、吞咽障碍、认知障碍等后遗症，要关注患者的理解反应力。

● 血压变动有可能再次诱发，故处置中一定注意保持血压的稳定。

（二）癫痫

1. 定义

大脑神经元过度放电，反复发作，即以癫痫发作为主要症状的脑疾患。其原因包括遗传性的神经疾病、胎儿期发育障碍、出生时异常、头部外伤、脑炎、脑膜炎、脑病、脑血管疾病等。癫痫发作有两种形式：从脑的特定部分发生的部分发作和从全脑发生的全脑发作，发作时出现意识障碍。癫痫有特定的发作时间和诱因，且有特定的初始症状。

2. 口腔检查特征

发作时意识丧失、摔倒，可伴有前牙外伤。另外，抗癫痫药的长期服用，会引起牙龈增生、唾液分泌过剩。

3. 口腔诊疗注意事项

癫痫发作时需要服药控制病情，确认服药后再进行口腔处置。

癫痫发作时，及时中断诊疗，防止摔倒，松解衣服，小心治疗器械的误吞，确保气道通畅，必要时服用药物。

（三）痴呆

1. 定义

先天正常发育的精神、认知功能由于后天的脑功能障碍，导致慢性的功能减退、消失，日常生活和社会生活变得不活跃，即可以被定义为痴呆。痴呆分为阿尔茨海默病、血管性痴呆、路易体痴呆、额颞痴呆4种。

阿尔茨海默病占60%，是缓慢出现的记忆力障碍、记忆力和回忆力逐渐低下。即时记忆，即对在数分钟或数日内发生的近期事件的记忆减退，但远期记忆还能保持。

血管性痴呆是由于脑血管疾病引起的，多发性脑梗死是病因。脑血管疾病恶化，认知功能随之出现障碍，疾病呈现阶段性的发展。

路易体痴呆是在精神和认知障碍之前出现的，常见帕金森症状、自律神经症状、REM睡眠行为异常。

额颞痴呆常以失控、无意义的动作、饮食行为异常为特征，发展下去会有语言迟滞。

2. 口腔检查特征

轻度的认知功能障碍时，刷牙等自身口腔卫生管理变得困难，卫生状况变差。中度障碍时，自我护理困难加重。重度障碍时，需要口腔卫生士承担口腔护理。另外，出现摄食吞咽障碍，可能导致窒息。

3. 口腔诊疗注意事项

● 根据认知功能程度采取刷牙等不同的口腔护理。

● 诊疗时，必须多名医疗人员参与，尽可能详尽的作好诊疗记录。

● 向服务人员和监护人充分地说明情况，告知必要时需束缚身体。

痴呆和口腔的关系见本章节附表所示。

（四）神经疑难病

1. 定义

原因不明，没有特定的治疗方法，慢性病程，留下后遗症的可能性高，为此带来经济和精神双重负担并且需要护理的一系列疾病。包括肌萎缩侧索硬化（amyotrophic lateral sclerosis, ALS）、脊髓性肌萎缩症、脊髓小脑变性症、多系统萎缩症、多发性硬化症、重症肌无力症（myasthenia Gravis, MG）、帕金

笔记：**FAST**

FAST 功能阶段评估：评估认知功能低下重症化发展的各阶段出现的问题及日常活动（activity of daily living, ADL）。

森、进行性核上性麻痹等。

2. 口腔检查特征

手指和胳膊的运动障碍,不能刷牙,导致多发龋齿以及急剧恶化的牙周病。下颌和舌头的不随意运动带来口腔颞下颌关节错位和磨牙症,特别是帕金森病更显著,如果病情恶化,将很难使用活动义齿,也有可能出现摄食吞咽障碍。

因为神经疑难病有磨牙症存在而且还会导致牙齿松动和磨耗,从而导致活动义齿无法使用。如果疾病继续发展,还会引起习惯性的颞下颌关节脱臼。

3. 口腔诊疗注意事项

- 根据运动障碍程度,医生会指导刷牙,并将电动牙刷的使用纳入考虑范围。
- 龋齿和牙周病都需要专业人员进行口腔卫生管理。
- 口腔颞下颌关节错位引起的义齿佩戴不适、摄食吞咽障碍、牙齿松动、磨耗、颞下颌关节脱臼等情况要迅速对症处理。

十、精神疾患

（一）癔症及神经官能症

1. 临床表现

癔症是"身体疾病中,其发病、进展与心理和社会因子密切相关,非器质性而是病态的智力功能障碍（日本身心医学会）"。比如,小学生不想上学（心理和社会因素）,所以起床时发生腹痛（身体疾病）。公司职员在业务上面对客户（社会因素）,就会发生心律失常（身体疾病）等。

所谓神经症多是由于不安而导致不适为特征的一种病症,有惊恐障碍、整体性不安障碍、抑郁症、臆想症、焦虑症、分离性障碍、转换性障碍（歇斯底里）、强迫症等。

2. 口腔诊断特征

癔症和神经症会导致患者对口腔的关注下降,口腔卫生情况变差。对口腔诊疗的不安导致反复去多家医疗机构就诊,选医生、换医生给自己想象出来的病情看病,并且执拗地请求医生给予诊治。

3. 口腔诊疗注意事项

- 避免轻易判断口腔疾病以外身体不适的情况,不轻易认同或否定。
- 所谓口腔癔症,尽管没有明确的口腔疾患,但与牙齿相关的疼痛、咬合异常、舌痛、失眠、肩部疼痛、头痛常伴随发生,要与癔症及神经症区别开。

（二）抑郁症

1. 定义

说到抑郁症就是"忧郁""心情低落""对任何事情都没有兴趣",症状严重、长期病程,终身患病率为3%~7%。作为精神症状,会出现寂寞、抑郁、消沉、没有自信、悲观、想自杀等抑郁状态。身体症状会出现入睡困难、睡眠质量不佳、早醒、没有胃口、酒量增加、性欲降低、容易疲劳、头痛、头重感、头晕、口干、沉默寡言、脚步不稳等。

被精神科诊断为抑郁症后，给予生活指导，告知患者及其家属，保证充足的休息和睡眠，确保其不自杀。药物疗法包括三环和四环类抗抑郁药、单胺氧化酶抑制剂（MAOI）、5-羟色胺再摄取抑制剂（SSRI）、5-羟色胺和去甲肾上腺素再摄取抑制剂（SNRI）。

2. 口腔检查特征

非典型牙痛、舌头疼痛、口腔干燥、口腔异味、口臭（包括自觉和他人察觉），不仅如此，还会出现咬合异常、主诉义齿不适感，因此与抑郁症有关的背景调查很有必要。另外，因为患病后很容易忽略口腔卫生情况，所以牙周炎和龋齿罹患率增高。

3. 口腔诊疗注意事项

- 和精神科医师的合作必不可少，不要轻易作出同意和承诺。
- 口腔卫生士和患者接触比较多，要多加注意。
- 精神症状恶化时，保持口腔现状，不再进行进一步的口腔治疗。
- 药物疗法中使用三环抗抑郁剂和单胺氧化酶抑制剂（MAOI）时，因局部麻醉药中含有的肾上腺素能增强药效，因此要使用不含肾上腺素的局部麻醉药。

（三）精神分裂症

1. 定义

这是一种脑内的思维、情感、感知等精神功能网络无法正常运行的病态，一般在20多岁发病，以男性居多，发病率在1%左右。症状很多，包括幻听、幻视、被害妄想、兴奋等阳性症状，在急性期出现。此后，没有感情起伏、意志下降、不爱思考、宅在家拒绝社交（消耗期）等阴性症状反复。另外，知觉、记忆、学习、思考、判断等认知功能障碍还会给患者的社会生活带来许多不便。

在病型分类中，30多岁的人有固化的妄想和幻听，分为以下3类：

妄想型：可以维持社会生活。

破灭型：发病较早，妄想或幻觉只是暂时的，思考障碍明显，不能正常对话，人格低下。

紧张型：20多岁的时候发病，反复兴奋和昏迷，不过消退很快。

另外，妄想和幻觉变得活跃的疾病期，患者自己不能认识到自己已经发病，这也是本病的障碍。

2. 口腔检查特征

虽然没有特殊的口腔表现，但和其他精神疾病一样，不关注口腔卫生，疾病发展，容易患上牙周病、龋齿等疾病。如果接受口腔治疗，就会患上类似「嘴里被装了钥匙」等被害妄想症。

3. 口腔诊疗注意事项

- 急性期要避免口腔治疗。
- 医疗行为要多人参与，以保证医疗的安全妥当。

- 过于急切的治疗和口腔卫生指导,反而可能导致治疗被拒绝或不得不终止口腔护理。

(四)发育障碍

1. 定义

发育障碍包括广泛性发育障碍、学习障碍(LD)、注意力缺陷多动障碍(ADHD)。广泛性发育障碍分为自闭症、阿斯伯格综合征和雷特综合征。分类见表Ⅱ-1-4。

表Ⅱ-1-4　发育障碍的分类

		自闭症
发育障碍	广泛性发育障碍	阿斯伯格综合征
		雷特综合征
	学习障碍(LD)	
	注意力缺陷多动障碍(ADHD)	

自闭症的语言发育迟缓,对语言没有要求,对呼叫无反应,不理解语言的意思。还伴有社会性问题、不敢同别人对视、表情贫乏、不理解现场氛围、固执、经常摇晃身体、往返于同一个地方、坚持顺序性,被认为是先天性的脑功能不全导致。阿斯伯格综合征和自闭症相似,同样被认为是先天性的脑功能不全,但无语言发育和认知延迟,更恰当地说,在某些领域反而有特别的高能力表现。但患者很难理解现场的气氛,和他人说话不自然,所以社会生活上很困难。雷特综合征是突发且不规则的快速运动痉挛和咳嗽、出怪声、不恰当的发声、嘶叫等特征性的发育障碍。学习障碍是指智力的发育是正常的,但存在无法读取字等特定的能力未发育的病态。注意力缺陷多动性障碍是缺乏注意力,经常会有身体活动,以冲动的行动为特征的脑功能障碍。

2. 口腔检查特征

没有因发育障碍而出现器质性的口腔特征。由于有上述症状,与健康正常人相比,需要特别照顾以保持口腔卫生。

3. 口腔诊疗注意事项

- 行动调整:除通常的方法以外,经常使用行动疗法,行动控制法之前还要有口服药物疗法、氧化亚氮吸入镇静法、静脉内镇静法以及全身麻醉法等。
- 随着成长,上述症状大多缓解,行动调整方法要随之变化。

十一、癌症

(一)癌症

1. 定义

严格来说,是指生物的正常细胞改变其自律属性,过度增殖导致恶性肿瘤。良性肿瘤和恶性肿瘤的比较如表Ⅱ-1-5中所示。癌症容易发生的部位依次为胃、大肠、肺、乳房、前列腺,致死的癌症部位以肺、胃、大肠、肝、胰脏较多。初诊时,根据影像学检查、血液检查、细胞诊断等进行诊治。癌细胞会通过血液或淋巴转移到其他器官(远程转移),这会对预后产生巨大影响。治疗方法多采用通过外科切除肿瘤的手术治疗,通过抗癌剂和各种药剂控制癌症的化学治疗,以及通过放射线控制癌细胞的放射线疗法及3种方法联合治疗。

表Ⅱ-1-5　良性肿瘤与恶性肿瘤的比较

诊断	良性肿瘤	恶性肿瘤
发展速度	缓慢	快速
疼痛	无	神经浸润引起
和其他组织的粘连	无	有
对全身的影响	无	进行性的后果
功能障碍	变大后的局部压迫后果	很多
转移	无	有
复发	无	有
预后	良好	不良

2. 口腔检查特征

手术治疗后人工呼吸道的管理是必要的。由于口腔卫生情况的管理相对困难,口腔内的细菌数量增加,龋齿和牙周疾病罹患率增加。另外,无意识状态下张口时间延长,所以易发口腔干燥综合征。除了口腔癌以外,化疗和放射线疗法对口腔内的影响还包括易发口腔炎、龋齿、牙周疾病、味觉异常、干燥综合征等。

3. 口腔诊疗注意事项

不管哪种治疗方法,都要在治疗开始前进行口腔卫生的治疗和管理,保持良好的口腔卫生,以免治疗后发生上述情况。

(二)口腔癌

口腔癌症指发生在颊黏膜、上下颌牙龈、硬腭、舌头、口底、口唇部的癌症,在日本男性发病率为女性的1.5~2倍,年龄大于50岁的占80%以上,直观下可视的恶性新生物是其一大特点。口腔癌症容易发生的部位中,牙龈和颊黏膜多发于60岁以上的老年人,20多岁的年轻人可见于舌头,整个舌头发病(舌癌)的占50%~60%,还有下颌牙龈、口底、颊黏膜等处。口腔癌的组织型,大部分是由原来口腔黏膜处的鳞状上皮发展成的鳞状上皮癌,少有腺癌、恶性淋巴瘤、恶性黑色素瘤、肉瘤。

口腔癌的原因有吸烟、饮酒、机械性刺激、化学性刺激、炎症、病毒感染以及老龄化等。这些因素中,吸烟作为主要病因被关注,研究者发现和非吸烟者相比,吸烟者口腔癌症发生的危险性高出6倍。饮酒因素中,威士忌被列为危险因子,机械性刺激如义齿和不合适的充填物刺激舌头等,导致舌癌的发生率较高。

口腔癌初期自觉症状少,只是有肿胀和肿物等不适感,发展到某种程度上出现疼痛,肿瘤侵犯导致牙齿松动,义齿不适合,进行性地出现开口障碍、咀嚼、吞咽障碍。一旦形成溃疡,就会出现出血伴随恶臭。如有感觉神经被浸润,则会主诉感觉迟钝、麻痹。源自唾液腺的腺癌容易沿着血管进展、扩大,出现类似神经痛的疼痛,有血行性转移。

最多见的原发性舌癌首选外科切除作为根治方法,还会联合应用放射线治疗和化学治疗。当肿瘤扩散至头颈部淋巴结,要根据影像诊断和病理组织鉴定等综合研究,正确把握术式,决定治疗方法。

下颌牙龈癌的治疗与舌癌一样,优先选择外科手术切除,同时使用放射线治疗和化学治疗。肿瘤很容易浸润,所以必要时切除下颌骨,使用腓骨或者结合金属夹板行吻合血管的游离腓骨瓣移植下颌骨重建术。

口底癌常导致舌头的运动障碍和舌头的疼痛,CT及MRI等的影像诊断是非常重要的预后及功能恢复程度推测的依据。未侵犯牙龈的浅在癌变,可以使用局部密封放射源进行放射线治疗,进展期可以进行化疗、放疗。另外,很多情况下也选择根治性的外科疗法,行游离皮瓣即时重建术。

颊黏膜癌,依据CT和MRI的影像诊断可以确认原发性肿瘤是否扩散,基于病理组织鉴定可以确诊。治疗是外科疗法和放射线疗法并用,前者行皮瓣重建术,后者采用小型密封放射源治疗。

1. 口腔检查特征

口内所见,根据发生部位、组织分型、病程等不同差异很大。早期的鳞状上皮癌有黏膜白斑或红斑,表层有肉芽、乳头、溃疡、糜烂或者这些表现并存。进展期,肿瘤周围可触到硬结,分为向表层扩大的浅表性和深部浸润性。腺癌初期,可触及局限性、可活动的肿瘤包块;发展浸润后,可见溃疡以及触及与周围组织的粘连。

口腔癌中舌癌占50%~60%,舌缘和舌背是易发部位,初期容易发生伴有疼痛的溃疡,糜烂,是易出血的肿瘤。进一步发展疼痛加剧,出血持续,舌活动受限,进一步出现温度感觉障碍和咀嚼、吞咽障碍。分为厚度5mm以下、在表面生长的表在型、向外发展的外向型和向深部发展的内向型3种,内向型较多,远距离转移较少。

下颌牙龈癌,初期自觉症状不明显,有时会发现牙齿松动、拔牙后伤口愈合不全、义齿不适合等。牙槽部则可检查出肉芽、乳头、溃疡、糜烂、白斑等肿瘤的外观,还能看到肿胀,并有触痛。

口底癌在舌头和下颌骨之间的狭窄部位发生,自己很难看到,因此在无症状的初期很少自己发现。随着发展会出现深溃疡、肿块、硬结等表现。除此之外还会伴有不适感、说话时疼痛、舌运动障碍导致的发音障碍、摄食吞咽障碍。

颊黏膜癌是指颊黏膜后方有浅表性的硬结产生,或出现膨隆、疣赘、溃疡等,周围有白色病变或伴随白斑症。肿瘤进展,浸润到齿槽部和下颌黏膜,可引起颌骨的吸收。

2. 口腔诊疗注意事项

做口腔诊疗时,应避开肿瘤部位。

如果牙齿和义齿作为机械性刺激可能加速口腔癌的发展,则要拔牙,调改义齿。

注意尽量控制由于拔牙和摘除义齿对患者进食的影响。

口腔癌的外科处置和放射治疗会对口腔造成极大的影响,与患者的生活质量有很大的关系。

由于外科手术,人工呼吸管理期延长,持续鼻饲,有时还会行气管切开,口腔内与手术前相比变化很大,因此要提前考虑到术后的口腔内状态,提前进行口腔诊疗。

口腔卫生士有最多的机会发现口腔黏膜的变化和异常,所以要掌握并正确记录它们的特征,必要时通知口腔医生和相关人员。口腔癌作为恶性肿瘤的一大特征是直观可视性,这就为口腔卫生士发现它们提供了更多机会。

十二、妇产科疾病

(一)妊娠变化

1. 口腔检查特征

妊娠不是疾病,但对孕妇(母体)会产生各种各样的影响。例如,激素分泌的变化、牙周疾病(妊娠性龈炎)和龋齿的增加、引起的妊娠性龈瘤(牙龈的反应性或炎症性增生)。很多时候由于恶心、呕吐等妊娠反应,会造成刷牙等口腔护理困难,每次的饮食摄取量减少,相反吃饭的次数会增加,也是口腔卫生状况不良的原因。

2. 口腔诊疗注意事项

尽量在妊娠 16~31 周(5~8 个月)比较稳定的时期进行治疗,在此之前的妊娠初期,要考虑到口腔治疗药物或刺激、疼痛对胎儿的影响。

31 周以后,胎儿长大,很难找到合适的姿势进行口腔治疗,调整到水平位时胎儿会压着孕妇的肺部,导致呼吸困难。

生产后接受口腔治疗的机会会减少,所以如果要备孕,最好是提前做口腔护理和口腔诊疗。

(二)更年期综合征

1. 定义

随着年龄增长造成的压力,女性分泌雌激素减少,男性则是睾酮减少,出现自主神经紊乱和精神症状等。作为自主神经症状的血管运动神经症状,除了骤热、发汗、发冷之外,还有头晕、失眠、心悸、心跳过速、头痛、腹痛、耳鸣。精神症状有歇斯底里、抑郁、情绪不稳定、意志下降、不安、记忆力下降等，与癔症的症状类似，除此之外，也会出现易疲劳、皮肤瘙痒感。

治疗时，采用激素替代疗法（hormone replacement therapy，HRT），主要补充不足的雌激素或睾酮。

2. 口腔检查特征

由于女性分泌雌激素受抑制，唾液分泌量将下降引发干燥综合征，容易患上牙周炎和龋齿。

3. 口腔诊疗注意事项

可以同时进行干燥综合征的治疗和一般的口腔处置。

参 考 文 献

1) 日本高血圧学会：高血圧治療ガイドライン2014. ライフサイエンス出版，東京，2014.
2) 平野浩彦ほか：実践！認知症を支える口腔のケア. 52. 東京都高齢者研究福祉振興財団，東京，2007.

（马桂娟　译，李茜　审校）

*附表　FAST（functional assessment staging）对应的口腔功能的变化

FAST 阶段	临床诊断	FAST 的特征	自我护理	摄食吞咽障碍	支援帮助
1：无认知功能障碍	正常	无主观、客观的功能低下	正常	正常	同健康者
2：非常轻度的认知功能障碍	和年龄相符	主诉忘记物品放置位置、口头语言表达困难	正常	正常	同健康者
3：轻度认知功能障碍	临界状态	同事反映在熟悉的工作场合中，患者认知能力低下；很难适应新地方的旅行	保持原有的刷牙方法，口腔清洁状况较差；对新清洁工具的使用指导接受比较困难	正常	多无认知症诊断病史，但可能由于口腔清洁能力低下而被诊断为认知症
4：中度认知功能障碍	轻度阿尔茨海默病（AD）	不会招待客人，家庭管理、购物等有不同程度的障碍	保持原有的刷牙方法，口腔清洁状况低下；对新清洁工具的使用指导接受极其困难	正常	很难接受复杂的指导；需要通过部分简单的指导，使其能自理清洁口腔。这时，接受帮助往往会伤害自尊心。
5：中高度认知功能障碍	中度 AD	无法自行挑选合适的衣服；有可能需要劝其洗澡	自行刷牙困难	认知功能低下，早期即出现障碍；摄食障碍，只按照喜好进食	自理能力差，较难自行清洁口腔、保持口腔卫生；必要时需要帮助，但不恰当的帮助可能会被拒绝；提供帮助时需考虑其饮食习惯
6：高度认知功能障碍	中高度 AD	不正确的着装；需要在帮助下洗澡；讨厌洗澡；上完厕所不会冲水；尿失禁、便失禁	自我护理和口腔清洁更加困难；不自主刷牙，用牙刷提示后会刷牙；对清洁行为的认识下降	早期即有显著吞咽障碍；对餐具的使用受限；保持一定的食物摄入方式，但由于口腔开合、吞咽功能不良，只能小口进食；要防止呛咳、食物掉落	口腔清洁时需要部分帮助，必要时需要完全辅助，但必须最大限度地减轻患者的不快；餐具的选择要控制到一口量或提供单品饮食
7：极高认知功能障碍	高度 AD	言语功能低下，理解词汇有限；丧失步行、落座、笑的能力；昏迷或昏睡	自我护理能力显著低下	餐具使用困难；多数情况吞咽反射延迟；有咀嚼功能和吞咽功能，但较难保持一定的进食姿势；出现摄食吞咽障碍等失用症状	口腔清洁需全面帮助；需整体考虑引起口腔不适的因素，如进食前口腔护理效果、进食环境（配餐、食物形态、进食姿势等）；需部分或全部辅助进食；经口进食困难时需考虑鼻饲

（平野浩彦ほか：実践！ 認知症を支える口腔のケア．52．東京都高齢者研究福祉振興財団，2007²⁾を改変）

第一章　主要全身系统疾病及其特征

第二章　围术期的口腔诊疗配合

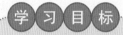

1. 熟悉围术期的口腔功能管理
2. 熟悉围术期的疾病及其治疗方法
3. 熟悉围术期口腔治疗的职责
4. 掌握口腔卫生士在术前、术中、术后的处理措施

围术期是指手术前、手术中和手术后的一段时间。围术期口腔功能管理的目的是减少减轻手术中的问题和手术后的并发症，以此提高患者的生活质量(quality of life，QOL)。

一、围术期口腔功能管理概述

(一)目标患者

1. 全身麻醉后实施恶性肿瘤手术的患者

- 头颈部、呼吸系统、消化系统等恶性肿瘤手术
- 心脏血管外科手术
- 人工骨关节置换术等整形外科手术
- 器官移植手术
- 造血干细胞移植术
- 脑卒中相关手术

2. 接受放射治疗或化学治疗的患者(包括预约的患者)

3. 接受姑息治疗的患者

(二)围术期口腔功能管理的流程

围术期口腔功能管理的内容如表Ⅱ-2-1所示。医院内有口腔科的情况下，由医院内的口腔科医生或口腔卫生士实施，如果没有口腔科，则由与医院合作的口腔诊所实施。

实施手术(放射治疗和化学治疗)的保险医疗机构的医生，委托口腔科医生制订围术期口腔功能管理计划，根据制作的计划书，实施口腔治疗和口腔卫生处理。

表Ⅱ-2-1　围术期口腔功能管理诊疗付费款项

收费项目名称	收费项目对应内容
围术期口腔功能管理计划书制订费	围术期一系列的口腔功能管理方案的制订
围术期口腔功能管理费（Ⅰ）	入院前后的口腔功能管理
围术期口腔功能管理费（Ⅱ）	住院时的口腔功能管理
围术期口腔功能管理费（Ⅲ）	实施放射治疗和化学治疗患者的口腔功能管理
围术期专业口腔卫生治疗费	口腔卫生士对围术期住院患者进行的专业口腔卫生治疗

2018 年 4 月

口腔卫生士接到口腔科医生的医嘱,将根据患者的口腔卫生状况,使用口腔清洁工具等对牙齿表面、舌、口腔黏膜等实施专业的口腔清洁。

（三）围术期的医疗合作

在围术期,要求有临床医学和口腔医学专业的医疗团队合作。今后,随着患有全身性疾病患者的增多,预计围术期口腔功能管理的需求会增加。口腔诊所作为与缺少口腔科的综合性医院合作的口腔医疗机构,必须联合综合性医院对围术期患者进行诊疗,同时有必要对具有口腔科的综合性医院的住院患者增加上门诊疗等。

二、掌握病情

（一）化学治疗和放射治疗

导致日本人死亡的疾病中恶性肿瘤高居第一位,需要单独行化学治疗、放射治疗和外科手术治疗或组合治疗。目前每 2 名男性中有 1 人,每 3 名女性中有 1 人罹患恶性肿瘤。一般认为接受化学治疗和放射治疗的患者到口腔医院接受治疗的概率较高,口腔卫生士应该了解由于化学治疗和放射治疗引起的口腔问题并给予措施。

1. 化学治疗（抗癌药物治疗）

化学治疗分为口服药物治疗和静脉输液或注射。近年来,越来越多的患者不选择住院而选择通过门诊进行化学治疗。

化学治疗的目的是通过抑制癌细胞的增殖来治愈或者缓解症状。另外,它也会损害正常细胞,称为副作用。主要的副作用包括:恶心、呕吐、脱发、骨髓抑制、口腔黏膜炎。

病变发展为重症口腔黏膜炎和败血症时,患者呈易感染状态,可能危及生命。预防发病的方法尚未明确时,口腔卫生士实施口腔卫生管理以缓解发病时的疼痛和预防继发感染。化学治疗过程中口腔内出现的味觉障碍、口腔干燥、末梢神经炎和免疫抑制所致病毒感染等副作用是可逆的,治疗结束后症状逐渐得到改善。

尽管化疗时副作用发生的时间和程度存在个体差异,但化疗开始后1~2周内,白细胞计数达到最低值(nadir期),容易发生口腔黏膜炎。因此,在最低点时期(nadir期)时应避免进行口腔治疗,等待相关症状恢复后,在下一次化疗开始前的稳定期进行口腔卫生治疗。

2. 放射治疗

放射治疗是一种通过向恶性肿瘤照射放射线,以破坏癌细胞增殖的方法。大部分口腔癌是鳞状细胞癌,对放射线中度到高度敏感,因此大多数选择放射治疗。外科手术治疗切除恶性肿瘤的方式会导致器官的功能或形态受损,但是放射治疗能够保留器官的功能或形态,治疗后可以保持良好的生活质量。

放射治疗中照射的剂量是每一到两个月照射少量的放射线,这种短期照射不伴随痛苦。

放射治疗引起的并发症仅发生在辐射部位,包括在照射后立即发病的急性期和晚期并发症(照射治疗完成后6个月以上发生)。

头颈部恶性肿瘤应用放射治疗时,会发生以下并发症。

- 急性期并发症:口腔黏膜炎、皮炎、味觉障碍、唾液腺疾病(口干)
- 晚期并发症:唾液腺疾病(口干)、放射性骨髓炎、放射性龋病

因此,接受放射治疗的患者必须在治疗开始前改善口腔内环境,治疗后持续进行口腔管理。

(二)全身麻醉下恶性肿瘤患者的外科疗法

不仅仅是头颈癌,在进行食管癌、肺癌、消化系统癌等手术时,术前进行口腔卫生管理可有效预防术后手术部位的感染和吸入性肺炎。此外,口腔管理对于预防术中医疗事故(在气管插管期间牙齿脱落和牙折裂)非常重要。

三、治疗措施

(一)围术期口腔治疗措施

临床主治医师委托口腔卫生士进行口腔治疗时,通常患者已经制订了手术治疗、放射治疗、化学治疗计划,口腔卫生士需要在有限的时间内,协助顺利完成口腔治疗,以配合患者进行手术等治疗。

牙齿脱落是导致插管时不良事件的主要原因,为预防这种情况的发生需要提前拔除牙齿,但这可能会增加患者精神方面的痛苦,给予癌症治疗患者精神支持,也是口腔卫生士的重要工作之一。

(二)实施专业的口腔卫生措施

口腔卫生士实施专业的口腔卫生措施对手术治疗前保持口腔内环境至关重要。

口腔卫生士需遵医嘱,按照围术期患者口腔功能管理计划的指导来实施专业的口腔卫生措施,还需要与主治医生和护士等其他专业人士共享信息,以便进行合作。

1. 信息采集

实施专业的口腔卫生措施时，通过问诊和病历收集信息（表Ⅱ-2-2）。

表Ⅱ-2-2　信息采集项目

- 现病史和既往史
- 掌握治疗内容
- 手术内容和用药类型
- 掌握治疗方案

   预约手术日期

   化学治疗预约的日期和周期

   放射治疗开始日期和次数
- 掌握检查数据

   血压、体温、呼吸频率、SpO_2、脉搏、感染、血液检查（贫血、感染、凝血能力、葡萄糖代谢、肝功能等问题）。

   特别是在接受化学治疗、放射治疗的情况下，由于骨髓活动受抑制，白细胞和血小板的数量减少，因此会出现易感染、易出血的状态，实施口腔卫生处理时，确认检查化验值非常重要。
- 掌握口腔内的情况

   菌斑附着状况、牙石沉积状况、有无牙周袋、牙周袋的溢脓等。

2. 术前（图Ⅱ-2-1）

- 解释围术期口腔卫生措施的必要性，经患者同意后实施。
- 实施前，先确认患者的既往史、用药史、检查数据，掌握麻痹状态、免疫功能、有无出血倾向。
- 在手术日或开始放化疗预约的日期前，彻底清理牙石，减少口腔内的细菌数。

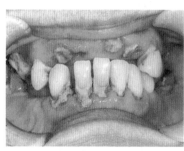 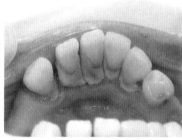 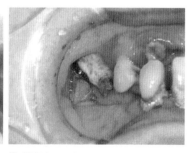

①正面　　　　　　　　②前牙舌侧面　　　　　　③后牙区

图Ⅱ-2-1　术前的口腔内状态（胸部外科〈瓣膜置换术〉）

（神户市立医疗センター中央市民病院歯科衛生士　石井美和氏提供）

口腔初诊：患者以需要进行胸部外科手术收入院，口腔初诊时检查患者口腔内状态，发现残根数量多且有大量的菌斑软垢附着，在手术之前需尽快按计划进行洁治、刮治和抛光（PTC）。

- 进行 PTC，使牙面光滑，防止牙菌斑和牙石的再沉积。

- 口腔癌患者要避免接触病变部位,进行处理时应考虑疼痛等情况。
- 在接受放射治疗的患者中,积极应用氟化物以防止与放射有关的龋齿的发生(牙面涂氟、使用氟化物漱口水、含氟牙膏等)。

〈自我护理指导〉

- 向患者解释化学治疗,放射治疗和手术可能导致的不良事件及口腔问题,强调通过每天持续的自我护理以改善口腔内环境是至关重要的。
- 接受化学治疗和放射治疗的患者,指导其每天用镜子观察口内情况,尽早发现异常。
- 推荐专业的牙刷和其他清洁用具,并指导患者正确的使用方法。
- 使用不含酒精的含漱液漱口,尽可能多次含漱,保证口腔内的清洁。
- 口腔干燥的患者,应注意经常使用具有保湿效果的含漱液漱口。
- 佩戴义齿的患者,指导其义齿的清洁和保存方法。

3. 术中至术后期间的注意事项(化学治疗和放射治疗)

- 定期检查口腔内状态(图Ⅱ-2-2)。
- 自我护理不到位的部分由口腔卫生士实施口腔清洁。

〈自我护理指导〉

- 根据口腔状况选择清洁工具。如果因口腔黏膜炎引起疼痛,需使用小头软毛牙刷。如需预防舌苔黏着,建议使用舌刷。
- 如果因为疼痛不能充分漱口,指导患者用海绵刷清理黏膜。
- 建议使用不含泡沫剂、研磨剂的低刺激性牙膏。
- 如果患者口腔干燥,建议其在口腔清洁前用有保湿效果的含漱液进行含漱,然后进行口腔清洁,口腔清洁后在黏膜、牙龈、舌、嘴唇等处涂抹保湿剂。

4. 术后口腔维护

- 手术后患者的自我护理变得困难,所以由口腔卫生士或者病房护士实施口腔清洁。
- 应使用海绵牙刷对口腔癌术后的患者小心仔细地进行口腔清洁。

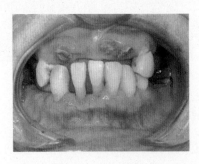

图Ⅱ-2-2　术后口腔内的情况
(瓣膜置换术后第 11d,正面照)
术后,由病房护士和口腔卫生士定期实施口腔清洁,保持口腔清洁状态
(神户市立医疗センター中央市民病院歯科衛生士　石井美和氏提供)

附录：保险制度下的围术期口腔功能管理

　　日本从 2012 年 4 月开始，围术期的口腔功能管理加入了保险，其目的不是为了治疗和预防口腔疾病，而是为了减轻临床医学中涉及手术等的并发症，使治疗能够顺利进行。围术期口腔功能管理作为迄今为止才有的诊疗报酬项目而备受重视。

参 考 文 献

1) 全国歯科衛生士教育協議会編：最新歯科衛生士教本 高齢者歯科 第2版. 医歯薬出版，東京，2015.
2) 全国歯科衛生士教育協議会編：最新歯科衛生士教本 口腔外科・歯科麻酔. 医歯薬出版，東京，2015.
3) 唐澤久美子ほか：がん放射線治療の理解とケア. 学習研究社，東京，2007.
4) 梅田正博ほか：周術期口腔機能管理の基本がわかる本. クインテッセンス出版，東京，2013.
5) 白川正順ほか："医療連携" に役立つ有病者歯科マニュアル. 医学情報社，東京，2013.
6) 厚生労働省ホームページ：平成24年度診療報酬改定，平成26年度診療報酬改定.

（息思扬　译，周倩妹　审校）

第三章　口腔家庭访问诊疗的配合

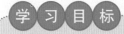

1. 熟悉口腔家庭访问诊疗的概念
2. 掌握重要的器械、材料、药剂和治疗流程
3. 掌握在诊疗时如何正确的应对患者的情况
4. 掌握访问诊疗中感染预防的措施
5. 掌握访问诊疗中口腔健康的管理

一、口腔家庭访问诊疗配合的概念

（一）口腔家庭访问诊疗的概念

所谓的家庭访问诊疗是指对于那些需要在家里疗养的,很难(定期)去医院的患者,经他们的同意后,医生在有计划的医学管理下进行家庭访问和诊疗的工作。口腔家庭访问诊疗是以口腔医学诊断和评估为基础,进行口腔卫生管理,口腔功能管理,口腔治疗,给予进食吞咽训练以及帮助其(可以进行)经口进食等,主要是在其生活的场所提供口腔科诊疗服务。

截止到 2014 年 9 月,实施口腔家庭访问诊疗的口腔医疗机构有 14 069 家,占整体的 20.5%,可以实施口腔家庭访问诊疗的口腔医疗机构的比率存在地域性差异。对于 75 岁以上的高龄者来说,居家医疗的概率显著增加,估计今后需求也会越来越多。

医院是"医疗场所",居家以及养老设施属于"生活场所"。口腔家庭访问诊疗时不能仅仅站在医疗视角,还有必要站在生活者的视角上去处理。在理解场所不同的基础上进行诊疗是非常重要的。

表Ⅱ-3-1　口腔家庭访问诊疗的相关机构

机构	住宅	
● 老人护理福利机构（特殊老人护理之家） ● 老人护理保健机构 ● 护理疗养型医疗机构 ● 无口腔科的医疗机构（医院或诊所） ● 养老院 ● 康复机构 ● 分娩机构 ● 临时居住场所	● 患者居家独立住宅 ● 患者的集中驻地（养老机构） ● 免费养老院 ● 部分收费养老院 ● 全额养老居住机构 ● 小规模多功能驻地（只提供住宿服务） ● 托老所 ● 为高龄者提供服务的住宅 ● 疗养院	⎫ ⎬ 住宅区机构 ⎭

（前田実男：歯科訪問診療・はじめの一歩から〈保険点数2014年改定対応〉. 日本歯科新聞社, 2014[16] より）

笔记

口腔家庭访问诊疗费支付范围是从医院到直线距离 16km 为半径以内的范围。

就餐状况的观察：在就餐时，要注意观察进食食物的状态、摄取的方式、就餐的姿势、每口就餐量、就餐速度以及进食困难原因等具体情况。

讨论会是指在帮助患者的过程中，由多名专业人员组成的小组会议。在会议上，各个成员之间可以交换意见，共享信息，通过多方面的评估，加深对患者的理解，同时讨论更加有效的帮助方法。建立良好信任关系的团队，使之不断成长也是非常重要的。

（二）口腔家庭访问诊疗的对象

口腔家庭访问诊疗的对象是因疾病、伤病很难通过去医院进行口腔科治疗的患者。不仅仅是卧床不起，也包括身心障碍等很难前往医院诊疗的患者。

（三）口腔家庭访问诊疗的内容

1. 口腔诊疗

口腔家庭访问诊疗在义齿调整、牙周治疗、口腔卫生指导上实施的比率比较高，确保诊疗器械和材料到位并打造良好的诊疗环境，尽可能做到和诊疗机构诊疗的同质化。

2. 口腔健康管理

口腔卫生士除了提供专业的口腔健康管理，还为患者、家属、医院等医疗机构的工作人员等提供专业指导和建议。要立足于患者的全身状态、设备、护理水平以及经济状况，为其提供适合的口腔护理方法和指导。

3. 进食吞咽功能的训练

在口腔家庭访问诊疗上，需要给予进食吞咽功能评价和训练指导的患者数量在增加。如果吞咽内视镜检查（VE）携带方便，也可以在口腔家庭访问诊疗时实施内视镜检查。主要内容是观察患者就餐情况并参加讨论会。

二、口腔家庭访问诊疗的流程

（一）口腔家庭访问诊疗的基本流程（图Ⅱ-3-1）

1. 口腔家庭访问诊疗的接待

提前准备口腔家庭访问诊疗申请书，根据患者的需求填写必要事项或由患者自己填写（图Ⅱ-3-2）。询问姓名、性别、出生日期、住址、电话号码、护理级别、既往史、所服药物（图Ⅱ-3-3）、是否有传染病、主诉、希望就诊的时间日期等。

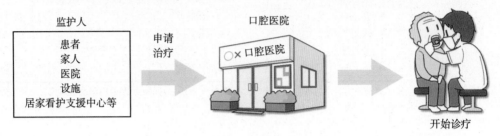

图Ⅱ-3-1 口腔家庭访问诊疗的申请流程

日本口腔家庭访问诊疗申请书

治疗申请期___年__月__日

* 请填写此表格

注音		房间号	
姓名			

出生日期 _____ 年 ___ 月 ___ 日　　　性别：□男　　□女

家庭住址：　　　　　　　　　　　　　　　　电话：

高龄者（10%/30%）　国保（本人/亲属）　社保（本人/亲属）　残疾

生活保障（___市/___镇___街道/村）　　负责人（　　　　　）

护理保险（没有　支援1　支援2　护理1　护理2　护理3　护理4　护理5）

既往病史

现病史

传染病 □无 □有：□ HAV □ HBV □ HCV □ MRSA（□其他_____）

服用的药物（* 请附上药物手册的复印件，不需记入）

禁忌事项（药物等）（　　　　　　　　　　　　）

口腔症状

牙龈（疼痛、肿胀、出血），牙齿（疼痛、缺损、松动），覆盖物、填塞物的脱离

义齿（不合适、疼痛、破溃、缺失、制作），舌（舌苔、疼痛、肿胀、出血），口臭

牙石，牙垢进食情况（容易浪费、义齿容易脱落、进食困难、残留）

其他（　　　　　）

其他医院就诊　　　　　有（　　）　　　　　无（　　）

联系人姓名

与本人关系（　　　　　　　）

联系地址、电话

家属确认是否	备注：

机构名称：　　　　　　　　　　　　负责人：

图Ⅱ-3-2 日本口腔家庭访问诊疗申请书示例

医疗机构：
医生：
电话：
姓名：

此表为药物服用时间及服用方法的相关说明

No	药品名称	图	起	早	晚	白天	睡前	药物作用	注意事项、配伍禁忌、药物副作用等
1	番泻苷片剂 12mg 粉红色的粉剂 SW157 一般药名：番泻苷片剂 价格：5日元 本药品属后发药品§		一天一次睡觉前 七天用量（一天用量1片）				2	便秘	可能会分泌黄褐色或红色尿液 请置于干燥处存放
22	艾格伦片 100mg 白色粉末剂 P132 一般药名：唑尼沙胺 药品价格：32.2日元 存有后发药品 没有办理		一天两次早上及餐后 七天用量（一天用量2片）	1		1		防止痉挛发作 抑制癫痫发作	会出现困倦现象，注意力、集中力、反射运动等会下降。应避免驾驶车辆或操作危险机器 如果出现发汗减少、体温上升等症状，请及时联系主治医生或药剂师 请在常温下保存
33	多巴酚复合片 L100 浅红色的粒剂 DK026 一般药名：左旋多巴 100mg 卡比多巴组合片 药物价格：13日元 本药品属后发药品◆		一天两次 早上及餐后 七天用量（一天用量2片）	1		1		治疗帕金森药物 抑制手足颤抖、肌肉紧张的药物	会排出黑色尿液或汗液 唾液如会到到其他医疗机构就诊时，请务必将此药品的名称告知医生或药剂师 此药品会出现睡意或调节眼睛部调节障碍，注意力、集中力、反射功能等也会下降，应避免驾驶车辆或操作危险机器 请避光保存
44	屈西多巴胶囊 200mg 白色胶囊 N076 一般药名：屈西多巴胶囊 药品价格：87.8日元 本药品属后发药品◆		一天三次每餐后 七天用量（一天用量3C）	1	1	1		治疗帕金森的药物 可改善直立性低血压，起立后眩晕等症状；减少手足颤动，缓解肌肉紧张	如到其他医疗机构就诊时，请务必将此药品的名称告知医生或药剂师 此药品请用白开水服用，不要事先将药物从胶囊中取出服用 请在常温下保存

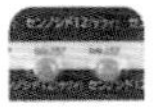

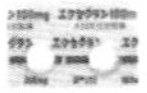

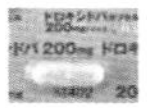

详细的药品信息，请在以下网页进行浏览 http://www.info.pmda.go.jp/jppan.html。

§ 译者注：在日本，后发药品指新药品指新药品的发售许可期到期以后，其他医药公司也可以生产的一类药物。

如果到其他医疗机构就诊时，请出示此表。
药店名称：
药剂师：
电话：
如有不明白的地方，请咨询。

药剂师盖章

图 II-3-3 用药手册示例

277

2. 诊疗前的准备

根据接待处的确认信息准备诊疗器械,如果过去有就诊经历,还要准备就诊记录和 X 线片。

开车前往时,提前确认是否有停车场。

3. 家庭访问时的仪容礼节(表Ⅱ-3-2)

表Ⅱ-3-2 家庭访问时的仪容礼节

- 白大衣没有污秽、没有褶皱、干净整洁,注意衣领系扣
- 头发的颜色要显得清洁,长发要梳起来
- 鞋子容易穿脱,干净但不要过于华丽
- 将指甲剪短
- 不化浓妆,不喷香水
- 不要佩戴危险性的耳环、戒指、项链等华丽的装饰
- 开车去家庭访问时,要确认有无停车场及停车地点

- 如果不能按照日程进行访问时,需提前告知。
- 无论是见到家属、医院或机构的工作人员都要打招呼问好,见到患者同室的人也应致以关心和问候。
- 将鞋子整齐摆放在门口。
- 搬运物品时不要碰撞到家具、墙壁以及门窗等,小心注意不要磨坏地板,对于可能会损坏地板的仪器不要直接放于地面,要垫上垫子。
- 有关患者诊疗记录的文件,存放在其他无关人员及患者本人接触不到的位置。
- 携带手机时应根据医疗机构或设施的规定,关机或静音。

4. 收集信息

由于高龄者缺乏自觉症状,要对面色、声音、回答情况等不同的方面进行观察,当与平时感觉不同时,应向家属或工作人员进行状态确认。备注:
- 当天的身体状况(生命体征等)
- 全身状态
- 有无不自主活动或麻痹
- 患者的理解程度
- 服药情况
- 确认主诉
- 当日治疗内容的说明和知情同意
- 确认保险投保情况

5. 口腔家庭访问诊疗的配合

部分患者非常恐惧口腔治疗,应积极地与患者沟通,去除患者的不安情绪,使患者可以安心接受治疗。

①术者、配合助手、患者的位置和姿势

ⅰ）患者的姿势

进行口腔家庭访问诊疗时根据患者日常生活的自理程度,可以分别在椅子、轮椅（图Ⅱ-3-4）和床上进行（图Ⅱ-3-5）。询问患者以确认采取的姿势是否勉强,当沟通困难时,要和负责人员或家属进行确认,保持头部和躯干固定,注意不要出现误吞。

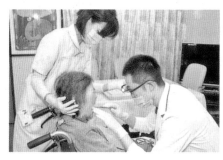

图Ⅱ-3-4　轮椅上的诊疗

用腕部固定患者头部,保持安全、舒适的姿势

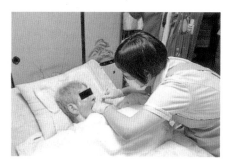

图Ⅱ-3-5　在床上进行口腔清洁

在床上进行口腔清洁时,当有肌肉收缩或颈前倾麻痹的情况下,要采用健侧朝下等不易误吞的姿势

ⅱ）术者以及配合助手的位置和姿势

当患者处于坐位治疗时,术者及配合助手常位于4点到8点的位置;当患者处于仰卧位时,术者及配合助手常位于3点至4点或9点至10点的位置。坐位时,将患者头部固定,配合助手位于12点的位置进行配合。术者或配合助手几乎都是处于立位弯腰的状态。

②诊疗时的环境设计

与口腔科诊室不同,访问诊疗的环境受到限制,根据治疗内容的不同,可能需要借助桌子准备器械和材料（图Ⅱ-3-6）。将每个诊疗内容所需的器械和材料放入塑料盒内,可以提高效率。很多机器需要电源,所以最好准备一个带延长线的接线板。避免器械和材料过大妨碍通过。

为了确保照明,打开屋内的照明灯,尽量保持明亮状态,也可使用手电筒照亮口腔内或操作区域。

自来水、电源等必须经过同意后才可以使用。

在调整义齿时,容易产生喷溅,因此要使用垃圾袋,注意不要溅到周围（图Ⅱ-3-7）。

③张口困难患者的处理措施

对于有沟通困难、恐惧心理、戒备心理和羞耻心强或不愿意张口的情况,要采取如下处理,不要强行让患者张口。

- 边说边做会给人一种安心的感觉。
- 采取肢体放松动作（牵手掌→手腕→肩膀→面颊→口腔）。
- 让患者适应（适应周围的人,适应周围环境）。
- 使患者愉悦地接受治疗。

- 寻找不张口的原因。
- 利用 K-Point* 诱导开口（图Ⅱ-3-8）。
- 使用开口保持器或开口器（图Ⅱ-3-9）。

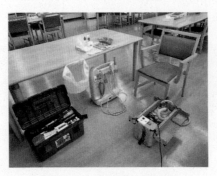

图Ⅱ-3-6　诊疗器材的布置

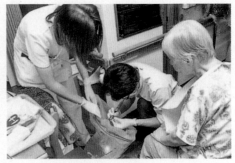

图Ⅱ-3-7　义齿调整时的诊疗配合

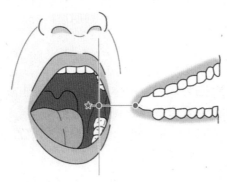

图Ⅱ-3-8　利用 K-Piont 的位置

（藤島一郎監著：嚥下障害ポケットマニュアル
第3版. 医歯薬出版, 2011[10]. より）

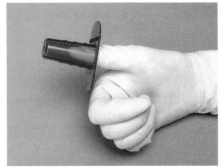

图Ⅱ-3-9　开口器

笔记：K-point 刺激法

是指通过张口、咀嚼样运动诱发的吞咽运动的方法。利用张口来进行口腔诊疗和口腔护理。K-point 刺激引起张口和吞咽反射，从而诱发脑延髓的神经核和孤束核损伤，引起球麻痹。K-point 刺激是通过轻轻触压刺激部位，不得使用强力按压手法或强行的撬开，要注意使用的力度不要伤及黏膜。

④协助漱口（图Ⅱ-3-10）
要求漱口时,应向家属和负责人员确认身体状况是否存在风险。
对于漱口后不能吐水的情况,应采取以下措施。

- 使面部朝下倾斜,用手指下压嘴唇,从而使水吐出（图Ⅱ-3-11）。
- 使用海绵刷或者口腔清洁纸巾擦去水分。
- 用吸引器吸引。

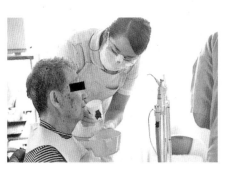
图Ⅱ-3-10 协助漱口

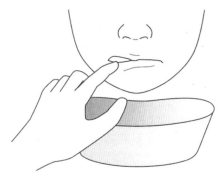
图Ⅱ-3-11 漱口时,不能吐水患者的处理

残留在咽部的痰液或食物残渣、分泌物等,一般可以通过漱口、咳嗽或者吞咽去除。但对于呼吸或吞咽功能低下的患者来说是非常困难的,所以进行口腔咽部吸引很有必要。口腔卫生士在口腔科医生的指导下,依照口腔卫生法第2条第2项规定采取吸唾行为。一旦出现病情突然变化等,为了避免危险,口腔卫生士应立即采取吸引的措施,实施后应立即报告医生。

⑤口腔卫生管理

在口腔家庭访问诊疗中,用于口腔清洁的工具很有限,在这种情况下,应正确把握病情,充分考虑被照顾者的状态,用可持续的方法进行口腔清洁(图Ⅱ-3-12)。

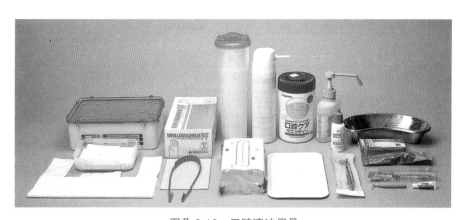
图Ⅱ-3-12 口腔清洁用具

在进行口腔清洁的同时还可以做很多评估工作,不仅是确认口腔清洁的状态或治疗过的牙齿及充填的情况,还可以对口腔干燥、口臭以及口周肌肉等方面进行评估。这样患者的负担小,所需时间短(图Ⅱ-3-13)。(对于其他的评价在别的章节进行说明)

关于进食吞咽功能评价报告

注音		男 女		年 月 日	岁
姓名		护理程度 疾病名称		支援等级 1 2 护理等级 1 2 3 4 5 脑梗死心脏病高血压糖尿病其他	
口腔科就诊 情况		1. 就诊中（治疗、口腔护理） 2. 现在未就诊（过去有就诊经历）			
主诉		1. 曾经引起吸入性肺炎，2. 呛咳，3. 食物残留，4. 进食时间延长，5. 体重下降，6. 想经口进食，7. 声音嘶哑，8. 其他			
期望		1. 想知道进食以及吞咽功能相关问题的关键点 2. 想知道吞咽训练方法 3. 希望经口进食 4.其他（ ）			

1. 关于口腔的问题（记录日期： 年 月 日记录人： ）

进食中或餐后有痰液溢出		1. 无	2. 不太有	3. 有
口腔卫生状态	菌斑附着状况	1. 无	2. 中度	3. 重度
	舌苔	1. 无	2. 淡薄	3. 浓厚
	口腔干燥程度（主观印象）	1. 无	2. 勉强	3. 显著
	口臭	1. 无	2. 轻度	3. 重度
口腔功能的状态	脸颊肿胀	1. 非常肿胀	2. 肿胀不明显	3. 不肿胀
	舌的活动	下嘴唇的锻炼	1. 可以	2. 不可以
		左右活动	1. 可以	2. 不可以
		上下活动	1. 可以	2. 不可以
口腔内保持水分		1. 可以 2. 不可以	*不可以的原因 a. 呛咳 b. 含不住 c. 从口内流出 d. 食物残留 e. 没有理解医生意图	
饮水测试（3ml）实施不实施		1. 不呛咳 2. 呛咳	3. 没有吞咽	4. 其他

2. 总评和今后的课题

口腔科诊疗的必要性	1. 有 2. 没有 定期确认	义齿、龋齿、牙周病、其他、口腔护理、口腔功能确认、定期检查
①口腔内卫生状况不好 ②无义齿 ③舌头的活动功能低下 ④面颊力量和活动功能低下 ⑤口内感觉低下 ⑥口腔干燥 ⑦软腭力量低下 ⑧其他		
评语		

3. 进食及吞咽功能提高训练（实施方法请咨询口腔科医生或口腔科卫生士）

唾液腺按摩	口内体操	用冷水做黏膜清洁	其他
	a yi wu bei pa ta ka la		

图 II-3-13 口腔功能评价表示例

i）口腔干燥（表Ⅱ-3-3）

由于年龄的增加,疾病、药物的副作用及口呼吸等的存在,口腔干燥的患者较多,缺乏自觉症状的情况也不少,口腔干燥的发生会使口腔黏膜容易受损,也会影响吞咽功能。

表Ⅱ-3-3　口腔干燥的临床诊断标准

诊断	严重程度	临床诊断标准
0度	正常	口腔干燥或没有唾液的黏液性亢进
1度	轻度	唾液黏液性亢进,唾液减少,唾液拉丝
2度	中度	唾液极少,有细小的泡沫
3度	重度	舌黏膜上没有唾液

（安細敏弘ほか編著：今日からはじめる！口腔乾燥症の臨床　この主訴にこのアプローチ. 医歯薬出版, 2008[12]より引用）

ii）口臭（表Ⅱ-3-4）

在正常交谈的距离内（30~40cm左右的距离）进行评估。

由于口腔卫生状态的恶化,经常会出现口臭。口臭的主要原因是存在菌斑、食物残渣、舌苔等附着物,同时由于咀嚼功能低下、吞咽功能低下、口腔干燥等原因使口腔内附着物增加,口臭加重。口臭是口腔功能低下的重要指标。

表Ⅱ-3-4　有无口臭的临床诊断标准

无	几乎没有感觉到口臭
轻度	有口臭,但口臭程度很轻,口臭程度对会话没有影响
重度	即使不靠近也能感受到口臭,口臭程度很重,难以进行会话

（厚生労働省「口腔機能向上マニュアル」分担研究班：口腔機能向上マニュアル～高齢者が一生おいしく, 楽しく, 安全な食生活を営むために～（改訂版）平成21年3月[13]より引用）

iii）漱口测试（表Ⅱ-3-5）

在口腔内没有含漱液的情况下进行漱口动作,在沟通困难的情况下,可参考日常口腔清洁后的漱口状况进行评估。

鼓起脸颊使其膨胀,口唇紧闭,抬高舌的后部,保持软腭向下,将口腔和咽喉隔绝。针对这个评价,筛查相关器官的运动是否正常,如果有不足的情况,则怀疑有口唇闭锁功能低下、软腭及舌部运动恶化等情况。

表Ⅱ-3-5　漱口测试

能够做到	脸颊可以多次膨胀,同时舌头也可以很快地进行运动
部分做到	脸颊的膨胀度较小,舌头运动迟缓,1~2次脸颊不能鼓起
不能做到	嘴唇不能闭合,脸颊无法膨胀,舌头不能进行运动

（厚生労働省「口腔機能向上マニュアル」分担研究班：口腔機能向上マニュアル～高齢者が一生おいしく, 楽しく, 安全な食生活を営むために～（改訂版）平成21年3月[13]より引用）

iv）舌运动（表Ⅱ-3-6）

评价在做舌清洁时是否可以完全伸舌,是否有偏斜。如有舌部运动不足,则很难进行食物的输送和口内停留。

表Ⅱ-3-6　舌运动

向前伸出	舌头伸出来
舌尖抬起	舌尖朝上
舌尖与口角接触	舌尖贴于嘴角
舌后方抬起	舌根抬起

（公益社团法人日本歯科衛生士会監修：歯科衛生士のための摂食嚥下リハビリテーション．医歯薬出版，2011[14]．より）

⑥进食吞咽训练

吞咽操（图Ⅱ-3-14）指导是进食训练的一种方式。养老机构中多在就餐前给予训练，通过进行准备运动，达到全身或颈部肌肉放松和促进唤醒的效果。

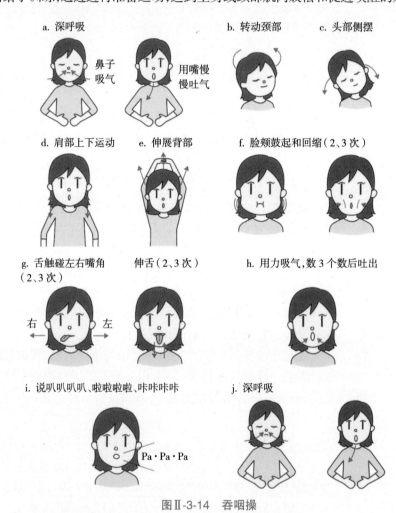

a. 深呼吸　　鼻子吸气　用嘴慢慢吐气　　b. 转动颈部　　c. 头部侧摆

d. 肩部上下运动　　e. 伸展背部　　f. 脸颊鼓起和回缩（2、3次）

g. 舌触碰左右嘴角（2、3次）　右　左　伸舌（2、3次）　　h. 用力吸气，数3个数后吐出

i. 说叭叭叭叭、啦啦啦啦、咔咔咔咔　Pa·Pa·Pa　　j. 深呼吸

图Ⅱ-3-14　吞咽操

（藤島一郎監著：嚥下障害ポケットマニュアル第3版．医歯薬出版，2011[10]より）

6. 诊疗过程中的注意事项

- 确保治疗部位的视野清晰，牙体切削时及时进行吸引，流畅的传递器械。
- 不要让器械或药剂放置于患者手能触碰到的地方。

- 走路时注意不要被设备的电线或延长线绊住。
- 让患者张口或摘除义齿的时候,注意避开外人视线。
- 对于强烈拒绝的患者,有必要去单独诊室或其他诊室进行诊疗。
- 要照顾到待诊的患者以及其他人的情况。
- 诊疗过程中要经常注意患者面色和呼吸情况。
- 说话时要与对方进行目光交流。
- 做诱导时要与患者同步。

7. 诊疗后的整理

①器械和材料物品的管理、整理

危险药品、器具等会造成事故的发生,诊疗后必须认真确认,不能懈怠。垃圾等需全部带走,将诊疗场所清理干净。

可以借助污水池或卫生间丢弃污物,丢弃后应清洁干净。

②灭菌及补充器械和材料

回到诊所,应对使用过的器械和材料进行消毒灭菌,补充器械和材料,为无线马达和光敏固化灯等充电。

(二)便携式的诊疗设备

口腔家庭访问诊疗时使用的有牙科手机、超声洁牙机和吸唾管等为一体的手提式设备(图Ⅱ-3-15,图Ⅱ-3-16)。

(三)诊疗必需的器械和材料(参见第 299 页附录 2)

口腔家庭访问诊疗时,最好准备一次性物品以及无绳器械,按诊疗内容将器械和材料放入塑料盒中(图Ⅱ-3-17),方便携带。

进行 X 线检查时,嘱患者佩戴 X 线防护围裙。照射时,要考虑将射线朝向没有人的地方(图Ⅱ-3-18,图Ⅱ-3-19)。

(四)口腔家庭访问诊疗时预防感染的措施

口腔家庭访问诊疗所排出的废弃物与口腔科诊所处理废弃物一样,特别是处理注射针头和手术刀片等利器时应特别注意,并装在盒子里带回。

操作基本上与诊室进行灭菌消毒相同(参照第一篇第二章)。

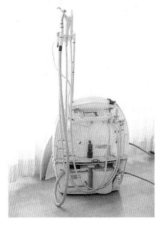

图Ⅱ-3-15　手提式设备

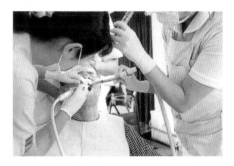

图Ⅱ-3-16　协助使用手提设备

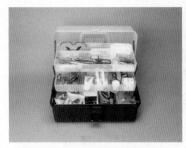
图Ⅱ-3-17 按诊疗内容将器械、材料集中放入盒子中

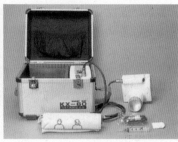
图Ⅱ-3-18 便携式X线装置

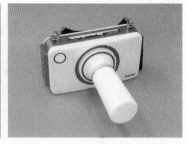
图Ⅱ-3-19 无线便携式X线装置

（五）与访问对象的交流

1. 与交流对象确定诊疗后的报告、收费、下次访问日期

需要口腔家庭访问诊疗的患者，大多存在沟通障碍，最好确定患者联系人，结束后进行诊疗后的告知或交流。

在书写报告书时，尽量避免使用专业术语，使用通俗易懂的内容（图Ⅱ-3-20）。

治疗内容报告书　　　　　　　　　　　　　　　　　　　No

姓名

年　月　日	口腔护理 牙周病的处置	□去除牙垢	□去除牙石	□清洁舌表面	龋齿处置	□龋齿的处置（　　　）	
		□去除残留牙膏	□保湿处理	□按摩		□牙根的治疗（　　　）	
		□涂抹抗生素	□清洁牙周袋		外科处置	□拔牙	□拔牙后的消毒 □拆线
	义齿的处置	□组织面调整	□咬合调整	□材料组织面重衬	其他	□X线（　张）	□用药
		□义齿制作	□义齿修理			□拔牙同意书 □麻醉同意书	
报告事项：					责任医生：		

访问名单

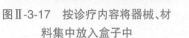

图Ⅱ-3-20 诊疗内容报告书示例

上图:报告书的部分内容　下图:完整报告书

第二篇　口腔卫生士与全身系统疾病患者

笔记

天使关怀是医生
确认死亡大约
2h后对患者进
行擦拭、剃须、化
妆、体腔中填充
棉绒的过程。要
根据家属的想
法、习惯、宗教
的不同，商讨后
实施。

- 治疗内容
- 注意要点（特别是麻醉时，交代拔牙后注意事项）
- 下次的治疗内容（使用麻醉的情况下，要向其家庭医生进行确认）
- 下次的诊疗日期和时间

2. 与多专业的合作

　　家庭访问诊疗不是一个独立的专业，而是以患者（和亲属）为中心进行的多专业的合作，以全面支持患者的生活。特别是口腔清洁和进食吞咽训练，是多专业共同实施才能达到的目标。

临床要点

临终护理的关系

　　在口腔访问诊疗中，与临终患者的接触也在随之增加。在临终口腔护理时，要与家属和多专业之间充分的协作，从而尽可能降低疼痛，缓解不适症状，并给予患者、家属综合性的医疗和护理等社会支持。作为天使关怀会为患者进行口腔清洁或是义齿佩戴。

参 考 文 献

1) 原　龍馬：厚生労働省平成27年度在宅医療関連講師人材養成事業．公益財団法人在宅医療助成勇美記念財団，東京，2015.

2) 厚生労働省：平成26年医療施設（静態・動態）調査上巻．145表http://www.e-stat.go.jp/SG1/estat/List.do？lid＝000001141080.

3) 中医協　総-3在宅医療（その3）平成27年10月7日　http://www.mhlw.go.jp/file/05-Shingikai-12404000-Hokenkyoku-Iryouka/0000099999.pdf.

4) 中医協　総-3歯科医療について（その1）　http://www.mhlw.go.jp/file/05-Shingikai-12404000-Hokenkyoku-Iryouka/0000092345.pdf.

5) 在宅歯科医療　実践ガイドブック　東京都福祉保健局，社団法人　東京都歯科医師会　http://www.fukushihoken.metro.tokyo.jp/iryo/iryo_hoken/shikahoken/pamphlet/hajimetenozaitakusikairyou.files/hajimetenozaitakusikairyou.pdf.

6) 高橋英登編：まずは行ってみよう！一般開業医のための訪問歯科診療入門第1版．医歯薬出版，東京，2013.

7) 中医協　総-2　在宅医療（その4）平成27年11月11日　http://www.mhlw.go.jp/file/05-Shingikai-12404000-Hokenkyoku-Iryouka/0000103907.pdf.

8) 池谷昌枝：「おいしいですか」と聞いているだけでは何も見えないミールラウンドの評価ポイントへの検討法．ヘルスケアレストラン，17(8)：16，2009.

9) 篠田道子：チームの連携力を高めるカンファレンスの進め方　第2版．日本看護協会出版，東京，2011.

10) 藤島一郎監著：嚥下障害ポケットマニュアル　第3版．医歯薬出版，東京，2011.

11) 安井利一，植田耕一郎，阪口英夫：解説 口腔ケアと摂食・嚥下リハビリテーション―基本から実践まで―第1版．口腔保健協会，東京，2009.

12) 安細敏弘ほか編著：今日からはじめる！口腔乾燥症の臨床　この主訴にこのアプローチ．医歯薬出版，東京，2008.

13) 厚生労働省「口腔機能向上マニュアル」分担研究班：口腔機能向上マニュアル～高齢者が一生おいしく，楽しく，安全な食生活を営むために～（改訂版）平成21年3月．http://www.

mhlw.go.jp/topics/2009/05/dl/tp0501-1f.pdf.

14) 公益社団法人日本歯科衛生士会監修：歯科衛生士のための摂食嚥下リハビリテーション．医歯薬出版，東京，2011.

15) 新田國夫編著：家で死ぬための医療とケア在宅看取り学の実践．医歯薬出版，東京，2007.

16) 前田実男：歯科訪問診療・はじめの一歩から＜保険点数2014年改定対応＞．日本歯科新聞社，東京，2014.

17) 公益社団法人日本歯科衛生士会：介護保険施設における口腔ケア推進マニュアル，2015. https://www.jdha.or.jp/pdf/oralcare_mnl.pdf.

18) 菊谷 武監修：活用しましょう！口腔衛生管理体制加算　口腔衛生管理加算〜安全・効果的な口腔ケアをめざして〜平成27年改訂版．和光堂，2015, http://www.wakodo.co.jp/senior/eiseikanritaiseikasan_2015.pdf.

19) 戸原 玄，中根 綾子，若杉 葉子監修：活用しましょう！経口維持加算〜"口から食べる"をみんなで支える〜平成27年改訂版．和光堂，2015. http://www.wakodo.co.jp/senior/keikouijikasan_2015.pdf.

20) 田中義弘　小正裕監修：訪問歯科診療　どうする？…こうする！義歯・口腔ケアの知恵と工夫—現場で役立つ"おさえどころ"．ヒョーロン　パブリッシャーズ，東京，2012.

附录1 临床检查值数据表

（应知缩写）
* 特别重要的数值和项目用红字标记

1. 血液学检查

1）血细胞检查
检查血液中细胞成分（红细胞、白细胞、血小板）的数量、质量的异常。

附表 1-1

检查项目	标准值	相关疾病
红细胞计数（RBC）	男：410~530 万 /μl 女：380~480 万 /μl	增加：真性红细胞增多症、脱水、缺氧 减少：贫血、慢性肝炎、慢性肾炎
血红蛋白（Hb）	男：14~18g/μl 女：12~16g/μl	
血细胞比容（Ht）	男：40%~48% 女：36%~42%	
红细胞平均容量（MCV）	男：83~101fl 女：79~99fl	MCV、MCHC↓（减少）：低色素性贫血（缺铁性贫血） MCV、MCH、MCHC 正常：正色素性贫血（急性出血、溶血性贫血、慢性肾炎、肝脏疾患、恶性肿瘤等引起的二次出血）
平均血红蛋白量（MCH）	男：28.1~34.5pg 女：26.3~33.6pg	
平均血红蛋白量浓度（MCHC）	男：31.6%~36.3% 女：30.7%~36.6%	MCV↑（增加），MCHC 正常：大细胞性正色素性贫血（恶性贫血、叶酸缺乏性贫血）（参照下图）

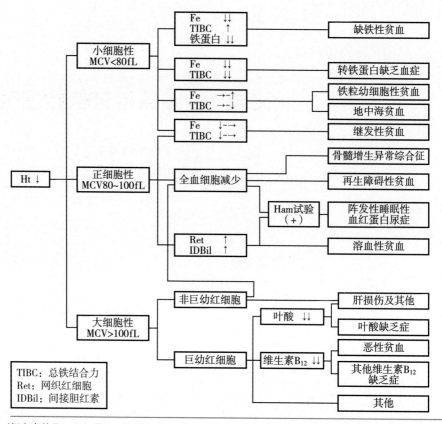

(飯島喜美子ほか：貧血. 臨床行動に結びつく検査戦略. Medicina. 41(5)：822-834, 2004. より)

附表 1-2

网织红细胞（Ret）		0.2%~2.6%	增加：大量出血后、贫血治疗开始时和恢复期 减少：再生障碍性贫血、急性白血病
白细胞（WBC）		4 000~9 000/μl	白细胞减少的问题在于中性粒细胞和淋巴细胞,而增加是要考虑分化及其绝对值
白细胞百分比	中性粒细胞 杆状细胞 分叶细胞	40%~60% 2%~13% 38%~58%	增加（7 500/μl↑）：感染、炎症、慢性骨髓细胞性白血病、心肌梗死、压力 减少：严重感染、急性白血病、恶性贫血、再生障碍性贫血、粒细胞减少症、肝硬化、病毒性疾病
	嗜酸性粒细胞	0.2%~6.8%	增加（700/μl↑）：慢性骨髓细胞性白血病、过敏性疾患、结节病、霍奇金病、寄生虫、水痘
	嗜碱性粒细胞	0~1%	增加（150/μl↑）：慢性骨髓细胞性白血病、黏液性水肿、水痘、流感
	单核细胞	2.3%~7.7%	增加（1 000/μl↑）：结核、亚急性心内膜炎、霍奇金病、单核性白血病、慢性肝炎、肝硬化、原虫症

白细胞百分比	淋巴细胞	26.2%~46.6%	增加（4 000/μl↑）：病毒性疾病、传染性单核症、急慢性淋巴细胞白血病 减少（1 000/μl↓）：急性感染初期、恶性淋巴肿瘤、艾滋病
血小板		12~41 万 /μl	增加：恶性肿瘤、慢性骨髓细胞性白血病、骨髓纤维化、急性炎症恢复期、急性出血后、慢性炎症 减少：ITP、TTP、急性白血病、DIC、肝硬化
红细胞沉降率		男：2~10mm/1h 女：3~15mm/1h	亢进：急慢性炎症、心肌梗死、胶质原病、慢性肝炎、肝硬化 降低：纤维蛋白原减少（DIC 等）、红细胞增加、球蛋白减少

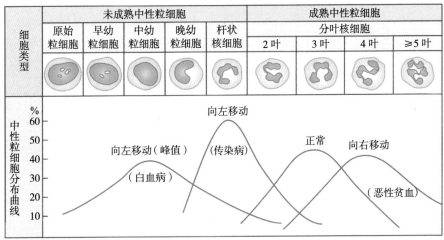

（河野均也ほか監修：臨床に役立つ検査値の読み方・考え方，血液一般検査．総合医学社，1988，39．より）

中性粒细胞分布曲线，中性粒细胞的成熟过程中从左（杆状细胞）到右（分叶细胞）用这个图表进行了比例分化。当发生感染时，体内的白细胞会产生供给不足，从而引起未成熟的杆状细胞中出现中性粒细胞核向左移动。

核向右移动时会出现比正常的分叶数量增加的状态，从而发生恶性贫血。

包括中性粒细胞在内，所有的血细胞都起源于骨髓中的造血干细胞，在骨髓中造血干细胞分化为红细胞、白细胞、血小板，但最终中性粒细胞分化为造血干细胞，按骨髓干细胞、颗粒细胞、骨髓芽细胞、前骨髓细胞、骨髓细胞、后骨髓细胞的顺序进一步进行分化，进而通过杆状核细胞向分叶细胞进行分化。

2）糖

附表 1-3

检查项目	标准值	相关疾病
空腹血糖值（FBS）	60~110mg/dl	增加：1 型糖尿病、2 型糖尿病、糖耐量异常、胃切除后、甲状腺功能亢进、库欣综合征、褐色纤维瘤、胰腺炎、医源性高血糖 减少：1 型糖尿病经口服用药物的使用、胃切除后证候群、胰腺 β 细胞囊肿、垂体功能低下症、肝脏肿瘤、酒精性低血糖
葡萄糖耐量试验 OGTT		人为进行糖耐量负荷试验。75g 葡萄糖耐量试验后测定负荷前后 30min、60min、120min 的血糖值和尿糖值。负荷前后 30min 进行 1 型糖尿病的测定，如果负荷后 2h 的血糖值超过 200mg/dl，空腹血糖在 140mg/dl 即可诊断为糖尿病。空腹血糖在 200mg/dl 时则有病情恶化的危险，因此必须引起注意

表 1　75g 口服葡萄糖耐量试验 2h 空腹血糖值
判定标准（静脉血，mg/dl）

	正常范围	糖尿病
空腹血糖值	<110	≥126
75gOGTT 2h	<140	≥200
75gOGTT 的判定	两者都满足为正常	满足任一个即为糖尿病
	介于两者之间的为临界型	

　＊当血糖值大于等于 200mg/dl 且 HbA1c 大于等于 6.5% 时即可诊断为糖尿病

　（日本糖尿病学会编：科学的根拠に基づく糖尿病診療ガイドライン2014，南江堂より）

检查项目	标准值	相关疾病
糖化血红蛋白	6.5% 以上为糖尿病	血液中葡萄糖和血红蛋白相结合。测定过去 1~2 个月的平均血糖值，达到 6.5% 时高度怀疑为糖尿病 增加：高血糖状态、肾衰竭、嗜酒 减少：红细胞寿命减短（失血或溶血）、肝硬化

空腹血糖值和 75g OGTT 的判定区别。

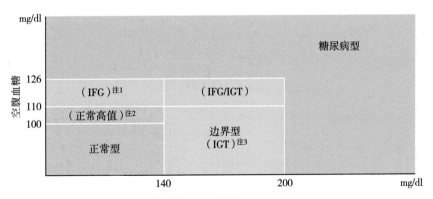

负荷后2h血糖值(静脉血)

注1）IFG(空腹血糖受损)是指空腹时血糖值为110~125mg/dl,2h测定值不满140mg/dl的范围(WHO)。但是在美国糖尿病学会仅根据空腹血糖值来进行判定,当空腹血糖为100~125mg/dl时即判定为糖尿病。

注2）空腹血糖值在100~109mg/dl时为正常范围。高于正常值,是糖尿病转型和OGTT时糖耐量障碍的范围,因此推荐进行OGTT。

注3）IGT(糖耐量减低)纳入了WHO中糖尿病诊断标准的分类,是指空腹血糖时血糖值不满126mg/dl时,75gOGTT 2h数值为140~199mg/dl的范围。

2. 生化检查

所谓生化检查,就是将血液用离心分离器分离成有形成分(红细胞、白细胞、血小板)和无形成分(血清),对血清中的物质进行化学分析。是一项对诊断疾病、判定及观察病情等不可或缺的检查。

1）蛋白质

是诊疗初期基本检查的项目之一,用来判定营养状态和全身状态的标准。

附表 1-4

检查项目		标准值	主要相关疾病
蛋白质	总蛋白	6.5~8.3g/dl	增加:多发性骨髓瘤、原发性微球蛋白血症、慢性炎症型疾病、脱水、恶性肿瘤、肝硬化初期 减少:肝硬化、重症肝脏疾病、营养障碍

2）含氮成分

是对肾功能筛查、透析患者的追踪以及痛风患者尿酸值等的检查。

附表 1-5

检查项目	标准值	相关疾病
尿素氮(UN)	7~18mg/dl	偏高:急性肾炎、慢性肾炎、肝硬化证候群前列腺炎 偏低:肝功能不全、尿崩症、低蛋白饮食
肌酐(Cr)	男:0.7~1.3mg/dl 女:0.6~1.0mg/dl	增高:肾功能障碍、肾功能不全、脱水、休克、心脏衰竭 降低:妊娠、肌营养不良

检查项目	标准值	相关疾病
尿酸（UA）	男：3.9~7.6mg/dl 女：2.5~5.7mg/dl	增高：痛风、高尿酸血症、肾衰竭、饥饿、白血病、骨髓炎、利尿剂 降低：肾性低尿酸血症、重症肝脏疾病

3）脂代谢

通过血液中的脂质对血清总胆固醇（TC）、甘油三酯（TG）进行调查，血清中的脂质是引起动脉硬化的原因之一，同时还会引发心绞痛、心肌梗死、脑梗死及脑出血等重大疾病，因此是一项重要检查。

附表 1-6

检查项目	标准值	相关疾病
血清总胆固醇	150~220mg/dl	心血管疾患、高血压等与动脉硬化高度相关 增高：家族性高胆固醇血症、甲状腺功能减低、糖尿病 减低：原发性肾上腺功能不足、脂蛋白血症、重症肝脏疾病
甘油三酯	50~150mg/dl	增加：是促进动脉硬化的因素，高胆固醇血症合并会使心血管疾患、脑卒中等动脉硬化疾患的危险增加。甘油三酯还是急性胰腺炎、脂肪肝、糖尿病、甲状腺功能减退、肾病、肥胖的危险因素 减少：甲状腺功能亢进、原发性肾上腺功能不足、肝硬化
高密度脂蛋白	男：38~60mg/dl 女：43~65mg/dl	增高：注射药物、长期大量饮酒、转基因传输蛋白缺损、肝性脑病、原发性胆汁性肝硬化 减少：糖尿病、慢性肾衰竭、动脉硬化、LCAT 缺乏综合征、载脂蛋白 A-1 异常症、高脂血症、肥胖

4）重要色素

附表 1-7

检查项目	标准值	相关疾病
总胆红素	0.2~1.0mg/dl	总胆红素浓度与黄疸的程度 1~2mg/dl：潜在性黄疸；2~10mg/dl：轻度黄疸 10~20mg/dl：中度黄疸；20mg/dl：重度黄疸 总胆红素浓度与黄疸的种类 阻塞型黄疸：不完全阻塞 10~15mg/dl 完全阻塞 20~30mg/dl 肝细胞性黄疸：1~70mg/dl 溶血性黄疸：超过 5mg/dl

检查项目	标准值	相关疾病
直接胆红素	0.4mg/dl	增高：肝炎、肝硬化、胆汁阻滞、胆管炎、闭塞性黄疸
间接胆红素	0.2~0.6mg/dl	增高：溶血性黄疸、药物性黄疸、Gilbert 综合征（体质性肝功能不良性黄疸）

5）酶

附表 1-8

检查项目		标准值	相关疾病
酶	谷草转氨酶（AST）	8~40IU	肝功能的指标。因肝功能障碍而在血液中脱离，对骨骼肌、心肌、红细胞等的破坏也会上升 高度增加（500IU↑）：急性肝炎、重症肝炎 中度增加（100~500IU）：慢性肝炎、酒精性肝炎、心肌梗死、肌肉疾患 轻度增加（100IU↓）：慢性肝炎、肝硬化、脂肪肝、肝癌
	谷丙转氨酶（ALT）	4~33IU	伴随着肝细胞的破坏，从血液中脱离，比 AST 对肝的特异性水平增高，因此用作肝脏疾病程度的指标。 高度增加（500IU↑）：急性肝炎、重症肝炎 中度增加（100~500IU）：慢性肝炎、酒精性肝炎、脂肪肝 轻度增加（100IU↓）：慢性肝炎、肝硬化、脂肪肝、肝癌

3. 免疫学检查

查看在血液中有无因感染而形成的抗体，从而用于诊断疾病。

1）感染性免疫抗体

附表 1-9

检查项目	标准值	相关疾病
C 反应蛋白（CRP）	0.3mg/dl 以下	炎症期上升 阳性：化脓性炎症、病毒性感染、高原病、白塞综合征（白塞综合征）、恶性肿瘤、心肌梗死、手术、损伤

4. 疾病与代表性检查之间的关系

各种疾病与检查项目的关系表。

化脓性炎症	白细胞、血沉、C 反应蛋白
感染症	ASO（抗链球菌溶血素 "O" 实验）、TPHA（梅毒）、HBV（乙型肝炎病毒）、HCV（丙型肝炎病毒）、HIV（艾滋病毒）等
贫血	红细胞、Hb（血红蛋白）、Ht、TIBC、Fe
出血性因素的检查	血小板计数、出血时间（Duke 法）、全血凝固时间（Lee-White 法）、毛细血管阻力测试（Rumpel-Leede 法）、血小板计数、血浆凝血酶原时间（PT）、活化部分的凝血活酶时间（ATPP）、血小板聚集率、血小板黏附率、血栓形成、血液凝固因子等
糖尿病	尿糖、酮体、血糖、空腹时血糖、NGSP 值（糖化血红蛋白标准）、果糖胺
肝功能障碍	血液检查：血清胆色素、葡萄糖、TP、白蛋白、A/G 比值（白蛋白球蛋白比值）、免疫球蛋白、胆碱酯酶、碱性磷酸酶、谷草转氨酶、谷丙转氨酶、血清 r- 谷氨酰转肽酶、亮氨酸氨基肽酶等
	尿液检查：胆色素、尿胆素
生活习惯性疾病	糖尿病（空腹血糖值、糖化血红蛋白值）、脂质代谢异常、高血压、高尿酸血症等发病原因，与生活习惯有密切关系

5. 特殊健康检查

在健康检查中特殊的健康检查是指内脏脂肪证候群的检查，实施如下表。

附表 1-11

基本的项目	○调查表（用药史、吸烟史）○身体测量（身高、体重、BMI、腰围） ○血压测定○生理检查（身体检查）○尿液检查（尿糖、尿蛋白） ○血液检查 ● 脂质检查（中性脂肪、高密度脂蛋白、低密度脂蛋白） ● 血糖检查（空腹血糖或者糖化血红蛋白值） ● 肝功能检查（谷草转氨酶、谷丙转氨酶、血清 r- 谷氨酰转肽酶）
详细的健康诊疗项目	● 根据一定的标准，需要在医师确定后实施 ○心电图○眼底检查○贫血检查（红细胞、血红蛋白、血细胞比容）

〈生活习惯性疾病〉

糖尿病、高脂血症、高血压、高尿酸血症等，与不良生活习惯有着很大关系疾病的总称。把这种疾病和肥胖综合起来的状态，在医学上我们把它称为代谢综合征。另外，癌症、脑血管疾病、心脏疾病这三大死亡原因也与生活习惯有着强烈的密切关系，肥胖可增加这些疾病的风险。

特别是以腹部周围内脏积累脂肪为主的 "内脏脂肪型肥胖" 中，如果反复出现糖尿病、高血压、脂质异常症等会加重动脉硬化，从而增加生命的危险性。

除了内脏脂肪型肥胖以外,还存在两种及以上危险因素的疾病称之为"代谢综合征"。

内脏脂肪(腹腔内脂肪)积累	
腰部围度(腹围) (内脏脂肪面积男女均≥100cm²)	男性≥85cm 女性≥90cm

以下3个项目中,只要符合2项以上

血糖值:	空腹血糖高	≥110mg/dl
血压:	收缩期血压 和/或 舒张期血压	≥130mmHg ≥85mmHg
血清脂肪:	甘油三酯(TG) 和/或 高密度脂蛋白(HDL-C)	≥150mg/dl <40mg/dl

内脏脂肪证候群的诊断标准

6. 肿瘤标志物

如果体内存在肿瘤,血液或尿液中的蛋白质、酶、激素等都会急剧增加,也会出现在健康时发现不了的物质,这种物质被称作为肿瘤标志物,这些物质的量和种类成为了发现肿瘤存在的线索,用于对癌症筛查或治疗效果的判定以及检查是否存在复发和转移的现象。

附表 1-12

肿瘤标志物	是癌细胞标志物质的总称。 根据肿瘤标志物的检查,来判断在身体某个部位癌细胞的性质、何种治疗有效、手术后是否有残留、是否会存在复发等。但很多的肿瘤标志物都存在着与癌症无关的增殖等不确定的地方,这个不能用来诊断有无癌症
肿瘤标志物的种类	鳞癌抗原(高值):子宫颈癌、肺癌(特别是扁平上皮癌) 阳性:食管癌、皮肤癌、头颈部癌症 CEA(癌胚抗原)(高值):大肠癌、胃癌、胆管癌、肺癌、原发性肝癌、转移性肝癌、食管癌、乳腺癌、甲状腺癌 甲胎蛋白(AFP)(高值):原发性肝癌、肝芽囊肿、肝母细胞瘤、卵黄囊肿瘤 CA19~9:胰腺癌、胆囊、胆管癌、结肠、直肠癌 PSA(高值):前列腺癌 其他:CA125、NSE、PIVKA-11、CA15-3

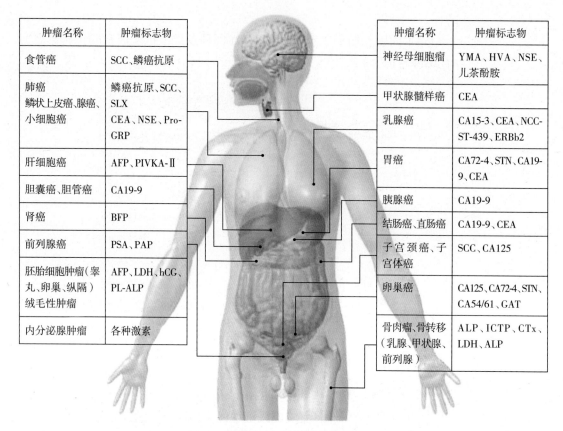

肿瘤名称	肿瘤标志物
食管癌	SCC、鳞癌抗原
肺癌 鳞状上皮癌、腺癌、小细胞癌	鳞癌抗原、SCC、SLX CEA、NSE、Pro-GRP
肝细胞癌	AFP、PIVKA-Ⅱ
胆囊癌、胆管癌	CA19-9
肾癌	BFP
前列腺癌	PSA、PAP
胚胎细胞肿瘤(睾丸、卵巢、纵隔) 绒毛性肿瘤	AFP、LDH、hCG、PL-ALP
内分泌腺肿瘤	各种激素

肿瘤名称	肿瘤标志物
神经母细胞瘤	YMA、HVA、NSE、儿茶酚胺
甲状腺髓样癌	CEA
乳腺癌	CA15-3、CEA、NCC-ST-439、ERBb2
胃癌	CA72-4、STN、CA19-9、CEA
胰腺癌	CA19-9
结肠癌、直肠癌	CA19-9、CEA
子宫颈癌、子宫体癌	SCC、CA125
卵巢癌	CA125、CA72-4、STN、CA54/61、GAT
骨肉瘤、骨转移(乳腺、甲状腺、前列腺)	ALP、ICTP、CTx、LDH、ALP

附图 1-1　肿瘤标志物
(「国立研究開発法人国立がん研究センターがん対策情報センター」より)
http://ganjoho.jp/public/dia_tre/diagnosis/tumor_marker.html

附录2　口腔家庭访问诊疗器械、材料及设备的范例

　　针对不同诊疗内容、将器械和材料分别放入塑料盒中,方便使用。除了医疗器械和材料外,准备便于诊疗的纸巾、湿纸巾、垃圾袋以及防止地面玷污的地垫。

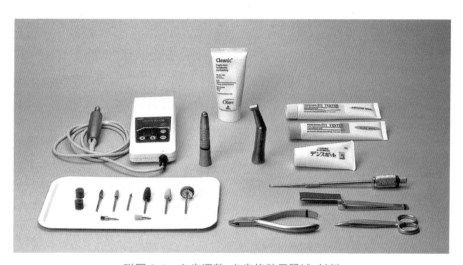

附图 2-1　义齿调整、义齿修整用器械、材料

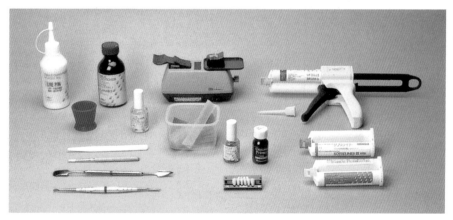

附图 2-2　义齿制作、义齿修整用器械、材料

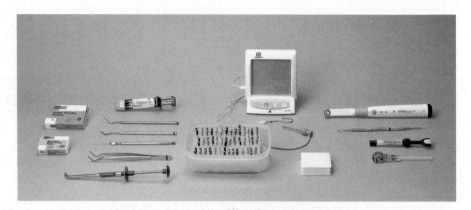

附图 2-3　根管治疗、复合树脂充填用器械、材料

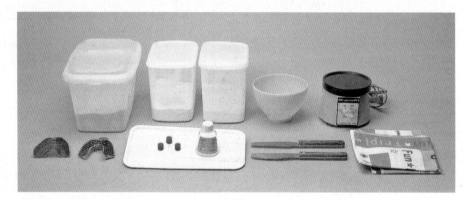

附图 2-4　印模材料、石膏

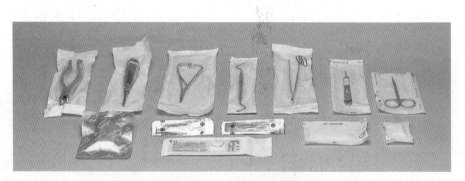

附图 2-5　外科用器械、材料

附录3 诊室环境及设备检查表

诊室环境配备检查项目

○○口腔医院○月○日（周一）~○月○日（周五）

	检查项目	检查
电源供给	院内局域网系统	
	空气压缩机	
	灭菌器、消毒液	
	空调	
	X线	
	自动显影机	
	总开关	
	BGM	
诊疗单元	椅子的运作	
	椅背	
	脚踏的运作	
	工作台的运作	
	涡轮手机的运作	
	微型马达手机的运作	
	三用枪的运作	
	吸唾管过滤网，吸唾管的运作和清洁	
	痰盂滤过网的清洁	
	残留水的排出	
	技工用物的管理（石膏灌注、技工单、订货等）	

其他	器械的消毒和灭菌	
	技工物品的管理（石膏灌注、技工单、订货等）	
	印模托盘的清洁	
	窗帘和百叶窗	
	留言电话	
	清洁（诊室、候诊室、卫生间等）	
	消耗品的补充	
	联系商业人员（修理、订货）	
	医疗废弃物的处理，丢弃垃圾	

每月一次确认	过滤排水通道	
	吸引器罐	
	涡轮回路保养	
	石膏的收集	
	介绍明信片的回收	

附图 3-1　诊室环境配备检查项目

（王春丽　梁天一　译，夏斌　审校）